育儿营养概论

主　编　戴　琼
副主编　杨　梅　陈晓红　郭　燕

武汉理工大学出版社
·武汉·

内 容 简 介

本书依据 DOHaD 理论,将育儿营养从着重关注婴幼儿营养扩展到以婴幼儿的营养需要为核心,妊娠期营养需求和哺乳期营养需求并重。全书共十一章,立足营养学基础,全面介绍了妊娠期营养需求、哺乳期营养需求和婴幼儿的营养需要以及婴幼儿喂养、饮食行为。同时对营养状况评价、儿童营养性疾病、食物过敏及部分疾病营养治疗和常见育儿营养问题进行了详细阐述。本书各章既相对独立,又尽量将相关知识点进行融会贯通,前后呼应,使读者在掌握营养学知识的基础上,进一步掌握相关知识。

图书在版编目(CIP)数据

育儿营养概论/戴琼主编. —武汉:武汉理工大学出版社,2019.6
ISBN 978-7-5629-5916-8

Ⅰ.①育… Ⅱ.①戴… Ⅲ.①妊娠期-营养卫生-概论 ②产褥期-营养卫生-概论 ③婴幼儿-营养卫生-概论 Ⅳ.①R153.1

中国版本图书馆 CIP 数据核字(2018)第 231974 号

项 目 负 责 人:张淑芳		**责 任 编 辑**:夏冬琴	
责 任 校 对:陈 平		**封 面 设 计**:匠心文化	

出 版 发 行:武汉理工大学出版社
社　　　址:武汉市洪山区珞狮路 122 号
邮　　　编:430070
网　　　址:http://www.wutp.com.cn
经　　　销:各地新华书店
印　　　刷:湖北恒泰印务有限公司
开　　　本:710×1000　1/16
印　　　张:17.25
字　　　数:268 千字
版　　　次:2019 年 6 月第 1 版
印　　　次:2019 年 6 月第 1 次印刷
定　　　价:48.00 元

编委会名单

序

　　儿童是祖国的未来,民族的希望。促进儿童健康,关注儿童营养,让儿童健康发展,赢在起跑线上! 中国目前 0～6 岁儿童约有 1.8 亿,仅城市 0～6 岁儿童就有近 4000 万名。每年新出生人口约 1800 万～2000 万,其中城市人口就有 600 多万。由此,促进和维护儿童的健康十分重要。影响儿童健康的因素很多,营养就是关键的因素之一。儿童营养不仅关系到儿童的健康成长,也关系到儿童一生的健康状况。人生命周期的每个阶段都很重要,而儿童早期,特别是从出生到 6 岁这个阶段尤为重要,这一阶段的健康发育水平和质量,不但影响儿童期的健康和成长,更为人的一生奠定基础。近年来在发展中国家完成的纵向生长发育研究表明,2 岁以内是营养不良的高发年龄段。6 个月内婴儿营养不良的发生率较低,但 6～24 月龄婴幼儿营养不良(特别是生长迟缓)的发生率迅速上升,并且在 2 岁以后就很难得以纠正。儿童在生长过程中所需要的营养量较大,且要均衡,包括蛋白质、脂类、碳水化合物、维生素、矿物质、膳食纤维和水。因此,促进儿童生长发育,迫切需要科学喂养和合理的辅食添加的指导,将营养摄入融入科学育儿及健康成长之中,以满足儿童生长发育中的营养需要。

　　营养尤其是微量营养,是保证儿童生长发育和身体健康的基础。营养的过量和不足,都会对身体造成不良影响,这些影响可能会持续到成年,甚至一生。所以,每位家长、托幼人员和保健工作者等都应懂得和掌握一些儿童各阶段的饮食调节与营养知识,以便能保证儿童营养的充足和均衡。《育儿营养概论》以营养学基本知识和技能为基础,全面介绍了妊娠期营养需求、哺乳期营养需求和婴幼儿的营养需要以及婴幼儿喂养、饮食行为。同时对营养状况评价、儿童营养性疾病、食物过敏及部分疾病营养治疗和常见育儿营养问题进行了详细阐述，其内容系统全面，使读者在掌握营养学知识的基础上，进一步掌握妊娠期营养需求、哺乳期营养需求和婴幼儿的营养需要，熟悉婴幼儿喂养、饮食行为规律，了解部分疾病营养治疗和常见育儿营养问题的相关知识，从而实现科学育儿的目的。

我相信，通过此书的出版发行，将会给众多的读者带来育儿营养的新知识、新方法和新的指导，为儿童的健康成长发挥积极的作用。

仅以此为序！

杜玉开

2018.10.10

前　　言

人体每天都需要从膳食中获取各种营养物质，以维持其生存、健康和社会生活。DOHaD 理论（Developmental Origins of Health and Disease），指人类在早期发育过程中（包括胎儿、婴儿、儿童时期）经历营养不良、营养过剩等，组织器官在结构和功能上会发生永久性或程序性改变，将会影响成年期糖尿病、代谢综合征、心血管疾病、精神行为异常、哮喘、肿瘤、骨质疏松、神经疾病等慢性非传染性疾病的发生发展。

《育儿营养概论》与市面上其他同类别书籍最大的不同在于依据 DOHaD 理论，将育儿营养从着重关注婴幼儿营养扩展到以儿童营养为核心，妊娠期营养和哺乳期营养并重，全面论述与育儿相关的营养问题。全书共十一章，以营养学为基础，全面介绍了妊娠期营养、哺乳期营养和婴幼儿的营养需要以及婴幼儿喂养、饮食行为的指导，同时对营养状况评价、儿童营养性疾病、食物过敏及部分疾病营养治疗和常见育儿营养问题进行了详细阐述。本书各章既相对独立，又尽量将相关知识点进行融会贯通，前后呼应，使读者在掌握营养学知识的基础上，进一步掌握相关知识。本书跟进国内外已经明确的一些新概念和进展，使内容更准确和完善。

本书不仅综合考虑到医学生、基层临床医生和各级保健医生等不同层次专业人员日常学习及临床工作需要，更能有效帮助众多父母和养育者解决育儿过程中遇到的相关营养喂养问题，促进广大婴幼儿健康成长。

在本书编写过程中，得到了很多相关人员的支持，每一章节都凝聚了大家独特的学术思想和成果，在此表示衷心的感谢。本书也参考了大量相关教程及专著,在此对其作者一并表示诚挚的谢意。本书得到中国疾病预防控制中心妇幼保健中心科研项目(2013FY006、2018FYH014)、湖北省卫生和计划生育委员会创新团队项目(WJ2018H0134)和湖北省卫生和计划生育委员会面上项目(WJ2018H0145)等基金经费资助,特此鸣谢!

由于时间紧、任务重,加之学习能力及理解水平有限,直至完稿,书中仍难免存在一些问题和不足,敬请同仁和读者不吝赐教和批评指正!

戴 琼

2018 年 7 月

目　录

绪 论

营养是人类优生学的物质基础,先天营养对胎儿体质非常重要。胎儿主要是通过胎盘来吸收母体血液中的营养成分。如果孕妇营养充分、合理,就能为胎儿的正常生长和出生后的健康打下良好基础。孕期营养对胎儿的发育很重要,如果母亲在怀孕期间营养不良,则会影响胎儿的正常生长发育,导致胎儿出生时体重偏低,严重的可引起流产、畸形、早产等不良后果。孕期营养过剩,则会造成胎儿在出生时体重过重,这会增加生产的困难并为将来形成肥胖症埋下隐患。营养是婴幼儿正常发育、健康成长的重要物质保证,如果饮食中提供的各种营养素不足,造成营养不良,会严重损害婴幼儿的健康。

儿童营养学是应用现代营养科学的基本原理指导婴幼儿身体发育和智力发育过程的一门应用性学科,它是随着儿科学和营养学的不断发展、研究领域的不断扩充而发展而来的。儿童营养学是研究婴幼儿营养规律及改善措施的科学。所谓营养规律,包括儿童在一般生活条件下和特殊生理条件下,或在特殊环境条件下的营养规律。改善措施包括科学性措施和社会性措施。因而儿童营养学是一门具有较强的社会性、实践性和应用性的学科,与孩子的身体素质和智力发育有着密切的关系,关系着孩子的将来。儿童营养状况影响儿童一辈子的健康状况,如儿童营养不良不仅造成体重减轻、身材矮小,而且影响其智力和免疫功能。而儿童营养过剩也会导致成人心血管疾病、糖尿病、高血压等疾患。所以,合理的营养对儿童来讲至关重要。

第一章　营养学基础

营养(nutrition)是指人体摄取、消化、吸收和利用食物中的营养物质以满足机体生理需要的生物学过程。食物中能被人体消化吸收并有一定生理功能的成分称为营养素(nutrient),营养素是人体赖以生存的物质基础。人体所必需的营养素归纳起来分为六大类,即蛋白质、脂类、碳水化合物、矿物质、维生素和水。这些营养素在人体内的功能各不相同,概括起来可分为三方面:①供给能量以满足人体生理和体力活动的需要;②作为建筑和修补身体组织的材料;③在体内物质代谢中起调节作用。

食物是合理营养的物质基础,没有任何一种食物可以包含所有的营养素,人体需要通过多种食物的合理搭配来满足机体的营养需要,维持正常生长发育和生理活动。营养素摄入不足或过量对人体健康都是有害的。

为了指导人们合理摄入各种营养素,避免营养不良或过剩所产生的危害,营养学家根据有关营养需要量的知识,提出了膳食营养素参考摄入量(dietary reference intakes,DRIs)。DRIs 共包含四项内容,即:估计平均需要量、推荐摄入量、适宜摄入量和可耐受最高摄入量。

1. 估计平均需要量(estimated average requirement,EAR)

估计平均需要量是指某一特定性别、年龄及生理状况群体对某种营养素需要量的平均值。营养素摄入量达到 EAR 水平时可以满足群体中 50% 个体的需要,但不能满足另一半个体的需要。EAR 主要用于制定推荐摄入量,评价或计划人群的膳食摄入量。

根据某一年龄、性别组中摄入量低于 EAR 的个体的百分比来评估群体中摄入不足的发生率,评价其营养素摄入情况是否适宜。针对个体,可检查其摄入不足的可能性,如某个体的摄入量低于 EAR 两个标准差,可断定不能达到该个体的需要量。

2. 推荐摄入量(recommended nutrient intake,RNI)

推荐摄入量是膳食营养素参考摄入量的组成部分。RNI 是指满足某一特定性别、年龄及生理状况群体中 97%～98% 个体需要量的推荐摄入水平,相当于传统使用的 RDA(recommended dietary allowances)。RNI 是健康个体膳食营养素的摄入目标,如果某个体的平均摄入量达到或超过了 RNI,可以认为该个体没有摄入不足的危险。

RNI 是以 EAR 为基础制定的。如果 EAR 呈正态分布,且 EAR 的标准差 SD 已知,则 RNI＝EAR＋2SD;如果无法计算 SD,一般估计其变异系数为 10%,即 SD＝0.1EAR,则 RNI＝EAR＋2SD＝1.2EAR。

RNI 是各个国家行政当局或者营养权威机构根据科学的证据,结合实际的情况,提出的关于特定状况下的正常人某种营养素的摄入参考量,不同国家和地区有各自的 RNI 值。

RNI 有两个作用:

(1)在做膳食计划时,可以依据 RNI 制定具体对象的供餐标准或者指导消费者来选择食物。

(2)在评估营养状态时,可以用于评估特定条件下个体的营养素摄入水平是否充分。

其中,第一个作用是 RNI 制定的初衷;第二个作用是 RNI 含义的扩展,因此在使用时有诸多限制,做结论时必须慎重。

在做膳食计划时,通常要保证所提供的食物中所含的营养素至少达到或者超过 RNI(也不是越多越好,是否过量可以通过可耐受最高摄入量来评估)。因为营养素的摄入量达到 RNI 水平意味着该个体有 97.5% 的概率摄入是充分的,缺乏的概率仅为 2.5%。在这种情况下我们有充分的理由认为个体的需求是得到满足的。当然,如果摄入量和 RNI 比较越小的话,缺乏的概率将越大,但要注意,这时候不能肯定该个体摄入不足。

在做膳食评价时,应注意以下问题:

(1)只能做个体的摄入水平的评价。个体的实际摄入水平达到 RNI,可以认为个体摄入充分;如果没有达到这个水平,就需要看实际摄入水平离 RNI 的距离,距离越远,个体缺乏的概率越大。但是概率大不能肯定实际的缺乏状况,这个要注意,理由同上。在没有其他检查结果的情况下,为了安全起见,或者为了减少个体营养素缺乏的风险,通常要建议摄入水平低于 RNI 的个体增加摄入量。

(2)不能用于群体评价。一个群体的摄入不足的概率通常与该群体中单独个体摄入量的分布形态和变异程度有关,需要用另外一个指标,即 EAR,而不能用 RNI。如果以 RNI 为基准,把低于 RNI 的个体判断为摄入不足,会严重高估摄入不足的比例。

(3)不是全部的营养素都制定有 RNI 值。这是因为有些营养素没有足够充分的数据为其制定 RNI 值。在这种情况下,可以用适宜摄入量来代替 RNI 做膳食计划或者做膳食评估,用法基本相同。

3. 适宜摄入量(adequate intake,AI)

适宜摄入量是指通过观察或实验获得的健康人群某种营养素的摄入量。例如纯母乳喂养的足月产健康婴儿,从出生到 4～6 个月,他们的营养素全部来自母乳,故母乳中的营养素含量就是婴儿的 AI。在个体需要量的研究资料不足而不能计算 EAR,因而不能得到 RNI 时,可设定 AI 来代替 RNI。AI 和 RNI 的相似之处是两者都能满足目标人群中几乎所有个体的需要。AI 和 RNI 的区别在于 AI 的准确性远不如 RNI,可能高于 RNI。

4. 可耐受最高摄入量(tolerable upper intake,UL)

可耐受最高摄入量是平均每日可以摄入某种营养素的最高限量。这个量对几乎所有个体健康都无任何副作用和危险,但超过 UL 时,产生副作用的危险性明显增加。

DRIs 随科学知识和社会经济的发展而不断完善,不同种族、不同国家的 DRIs 不尽相同。中国营养学会于 2014 年出版了最新的《中国居民膳食营养素参考摄入量(2013 版)》。

第一节 蛋 白 质

蛋白质(protein)是生命的物质基础,是有机大分子,是构成细胞的基本有机物,是生命活动的主要承担者。没有蛋白质就没有生命,它是与生命及各种形式的生命活动紧密联系在一起的物质。氨基酸是蛋白质的基本组成单位。机体中的每一个细胞和所有重要组成部分都有蛋白质参与。人体内蛋白质的种类很多，性质、功能各异，但都是由 20 种氨基酸(amino acid)按不同比例组合而成的，并在体内不断进行代谢与更新。

一、蛋白质的功能

蛋白质占人体重量的 16％～20％，即一个 60kg 重的成年人其体内约有蛋白质 9.6～12kg。人体除胆汁、尿液外，均由蛋白质合成。在细胞和生物体的生命活动过程中，蛋白质起着十分重要的作用。生物的结构和性状都与蛋白质有关。

蛋白质的生物功能如下：

(1)构成身体组织结构的主要成分，蛋白质参与制造肌肉、血液、皮肤和各种身体器官，帮助身体制造新组织以替代坏掉的组织，进而促进人体病后的康复。

(2)蛋白质中的酶具有催化的功能，可使细胞的新陈代谢沿着特定的方向进行，并完成各种生理活动。

(3)对抗病原体感染的关键物质，发挥免疫能力的重要物质抗体也属于蛋白质。

(4)具有抗疲劳、维持生物膜的功能。生物膜上含有各种生物活性的蛋白质，它们与脂质结合成复合体，是生物体内物质流、信息流和能量流的必经通道，是能量转换的场所，能够维持生物膜的正常生理活动。

(5)调节体内水分平衡，又是细胞基因表达的调控物质，并负责向细胞输送各种营养素。

二、氨基酸和必需氨基酸

(一)氨基酸、肽、蛋白质之间的关系

氨基酸是组成蛋白质的基本单位，存在于自然界的氨基酸有 300 多种，但组成人体蛋白质的仅有 20 种氨基酸。除甘氨酸外，均是 L-α-氨基酸。肽是由 2 个或 2 个以上的氨基酸组成的短链。2 个氨基酸组成的叫二肽，3 个氨基酸组成的叫三肽，以此类推。

（二）必需氨基酸

人体内的蛋白质主要由 20 种基本氨基酸组成，分别是丙氨酸（Ala）、缬氨酸（Val）、亮氨酸（Leu）、异亮氨酸（Ile）、脯氨酸（Pro）、苯丙氨酸（Phe）、色氨酸（Trp）、蛋氨酸（Met）、甘氨酸（Gly）、丝氨酸（Ser）、苏氨酸（Thr）、半胱氨酸（Cys）、酪氨酸（Tyr）、天冬酰胺（Asn）、谷氨酰胺（Gln）、赖氨酸（Lys）、精氨酸（Arg）、组氨酸（His）、天冬氨酸（Asp）和谷氨酸（Glu）。

必需氨基酸是人体不能合成或合成速度不能满足机体需要，必须从食物中直接获得的氨基酸，包括赖氨酸、蛋氨酸、亮氨酸、异亮氨酸、苏氨酸、缬氨酸、色氨酸、组氨酸、苯丙氨酸等 9 种。对婴幼儿来说，半胱氨酸、酪氨酸、精氨酸和牛磺酸也是必需氨基酸，即对特殊人群需外源性供给。

（三）氨基酸模式和限制氨基酸

（1）氨基酸模式：是指蛋白质中各种必需氨基酸的构成比例。

①将蛋白质中 Trp（色氨酸）的含量定为 1，分别计算出其他必需氨基酸的相应比值，这一系列比值就是该种蛋白质的氨基酸模式。

②食物蛋白质氨基酸模式与人体蛋白质氨基酸模式越接近，营养价值相对越高。

③实验中常以鸡蛋蛋白质作为参考蛋白。

（2）限制氨基酸：蛋白质中一种或几种必需氨基酸相对含量较低，导致其他的必需氨基酸在体内不能被充分利用而浪费，这些含量相对较低的必需氨基酸称为限制氨基酸。

（3）蛋白质互补作用：为了提高植物性蛋白质的营养价值，往往将两种或两种以上的食物混合食用，以相互补充必需氨基酸的不足。这种作用称为蛋白质互补作用。

三、蛋白质的消化、吸收和代谢

1. 消化过程

蛋白质被消化道内的酶（胃蛋白酶、胰蛋白酶、糜蛋白酶、肽酶等）分解为氨基酸。

2. 吸收过程

　　氨基酸通过小肠黏膜细胞吸收进入肝门静脉而被运送到肝脏和其他组织或器官被利用。

　　①氨基酸的吸收是靠三种主动运输系统进行，它们分别转运中性、酸性和碱性氨基酸。

　　②结构相似的氨基酸在共同使用同一种转运系统时，相互间有竞争机制，从而保证肠道能按食物中氨基酸的含量比例进行吸收。

　　3. 蛋白质代谢

　　蛋白质代谢是指蛋白质在细胞内的代谢途径。各种生物均含有水解蛋白质的蛋白酶或肽酶，这些酶的专一性不同，但均能破坏肽键，使各种蛋白质水解成其氨基酸成分的混合物。

　　蛋白质代谢以氨基酸为核心，细胞内外液中所有游离氨基酸称为游离氨基酸库，其含量不足氨基酸总量的 1%，却可反映机体氮代谢的概况。食物中的蛋白质都要降解为氨基酸才能被机体利用，体内蛋白质也要先分解为氨基酸才能继续氧化分解或转化。

　　游离氨基酸可合成自身蛋白，可氧化分解放出能量，可转化为糖类或脂类，也可合成其他生物活性物质。合成蛋白是主要用途，约占 75%，而蛋白质提供的能量约占人体所需总能量的 10%～15%。蛋白质的代谢平衡称为氮平衡，一般每天排出 5g 氮，相当于 30g 蛋白质。

　　氨基酸通过特殊代谢可合成体内重要的含氮化合物，如神经递质、嘌呤、嘧啶、磷脂、卟啉、辅酶等。磷脂的合成需 S-腺苷甲硫氨酸，氨基酸脱羧产生的胺类常有特殊作用，如 5-羟色胺是神经递质，缺少则易发生抑郁、自杀；组胺与过敏反应有密切联系。

　　(1) 必要氮损失

　　必要氮损失(obligatory nitrogen losses)是指在完全不摄入蛋白质的情况下，机体不可避免的消耗氮量。包括皮肤、毛发和黏膜脱落，妇女月经期失血以及肠道菌体死亡排出等。

　　(2) 氮平衡

　　氮平衡(nitrogen balance, NB) 是指氮的摄入量与排出量之间的平衡状态。它反映机体摄入氮(I)和排出氮(E)之间的关系，可用下面的数学式表示：

$$NB = I - E = I - (F + U + S)$$

式中　F——粪氮；

　　　U——尿氮；

　　　S——皮肤氮。

氮平衡包括零氮平衡、正氮平衡和负氮平衡三种情况。

①零氮平衡(zero nitrogen balance)：摄入氮等于排出氮叫作零氮平衡。这表明体内蛋白质的合成量和分解量处于动态平衡。一般营养正常的健康成年人就属于这种情况。

②正氮平衡(positive nitrogen balance)：摄入氮大于排出氮叫作正氮平衡。这表明体内蛋白质的合成量大于分解量。生长期的儿童少年，孕妇和恢复期的伤病员等就属于这种情况。所以，在这些人的饮食中，应该尽量多添加含蛋白质丰富的食物。

③负氮平衡(negative nitrogen balance)：摄入氮小于排出氮叫作负氮平衡，即由食物中获取的氮量少于排泄物中的氮量。这表明体内蛋白质的合成量小于分解量。慢性消耗性疾病、组织创伤和饥饿等就属于这种情况。

四、食物蛋白质的营养学评价

在营养学上，主要从蛋白质的含量、被消化吸收程度、被人体利用程度三方面来全面评价食物蛋白质的营养价值。

（一）蛋白质的含量

食物中蛋白质含量是否丰富是评定蛋白质食物营养价值的一个重要标准。在日常食物中，蛋白质含量以大豆最高（36.3%），肉类次之。对中国乃至亚洲人而言，谷粮类食物蛋白质亦很重要，如我国传统膳食结构中来自主食的蛋白质约占日摄入的蛋白质总量的60%～70%。豆制品、花生、核桃、杏仁等蛋白质含量较高的植物类食品亦是人体蛋白质的良好来源。但蔬菜、水果中的蛋白质含量很少，故不宜被作为主食。

（二）蛋白质消化率

蛋白质消化率，不仅能反映蛋白质在消化道内被分解的程度，还能反映消化后的氨基酸和肽被吸收的程度。

①蛋白质真消化率(%)＝[食物氮－(粪氮－粪代谢氮)]×100/食物氮

②蛋白质表观消化率(%)＝(食物氮－粪氮)×100/食物氮

粪氮绝大部分来自未能消化、吸收的食物氮,但也含有消化道脱落的肠黏膜细胞和代谢废物中的氮。后两者称为粪代谢氮。粪代谢氮,在人体进食足够热量,但完全不摄取蛋白质的情况下在粪便中可测得。如果在测定粪氮时忽略粪代谢氮不计,所得的结果即称为"表观消化率";若将粪代谢氮计算在内,所得的结果则称为"真消化率"或"消化率"。

蛋白质的消化率会在人体、食物及其相关的多种因素影响下,发生变化。如人的全身状态、消化功能、精神情绪、饮食习惯等;食物中诸如食物的感官性态、食物纤维素含量、烹调加工方式、食物与食物间的相互影响等。

一般烹调中的蒸、煮等方法对食物中蛋白质的消化率影响较小;若采用高温煎炸的方法就可能破坏食物蛋白质中的部分氨基酸,还会降低蛋白质的消化率。

一般采用普通的烹调工艺加工时,动物类食物蛋白质的平均消化率高于植物类食物蛋白质的;奶类及乳制品中的蛋白质消化率为97%～98%;肉类中的蛋白质消化率为92%～94%,蛋类的为98%;米饭及面制品的为80%左右,马铃薯的为74%,玉米面窝头的为66%。

植物类食物蛋白质消化率偏低的原因,与其被粗纤维素包围,不能与消化酶充分接触有关;整粒大豆中含有的抗胰蛋白酶是妨碍蛋白质的充分消化的重要因素。因此,运用特殊的加工工艺去除植物类食物中的纤维素,或破坏抗胰蛋白酶等,可有效提高植物类食物蛋白质的消化率。

(三)蛋白质利用率

食物蛋白质在消化过程中,其消化率可能在各种因素的影响下发生变化。故营养学中常采用蛋白质的利用率来表示食物蛋白质实际被利用的程度。蛋白质的利用率是将食物蛋白质的生物价与其消化率综合起来评定。

常见的几种指标为食物蛋白质的生物价、蛋白质净利用率、蛋白质功效比值、氨基酸评分等。

①食物蛋白质的生物价(biological value,BV):是用来评定食物蛋白质在体内被消化、吸收后的利用程度的营养学指标。通常,生物价是以氮储留量对氮吸收量的百分比来表示的。

食物蛋白质的生物价＝储留氮×100/吸收氮

②蛋白质净利用率：反映食物中蛋白质被利用程度。

蛋白质净利用率＝消化率×生物价

若食物蛋白质中所含的必需氨基酸种类齐全、比例适当，与人体组织蛋白质相近似，少量即可维持氮平衡，则表明这种食物蛋白质品质优良，生物价高。若其所含必需氨基酸的种类不全，或含量不足，或含量尚可，但比例不当等，均表示其品质较差，生物价偏低。

在临床上，食物蛋白质的生物价对指导肝、肾病人的膳食尤为重要。生物价高的食物蛋白质中的必需氨基酸大都被用来合成人体蛋白质，少量的氨基酸经肝、肾代谢而释放能量，或由尿排出，故可大大减轻肝、肾的负担。

③蛋白质功效比值（protein efficiency ratio，PER）：是测定蛋白质利用率的另一简便方法。将出生后 21～28d 刚断奶的雄性大白鼠（体重 50～60g），以含被测蛋白质 10％的合成饲料饲养 28d。实验期间动物平均每摄取 1g 蛋白质所增加的体重克数，称为 PER。PER＝动物体重增加的量（g）/摄入食物蛋白质的量（g）。同一种食物在不同的实验条件下，所测得的功效比值往往有差异。为了使实验结果具有一致性和可比性，实验期间用标定酪蛋白为参考蛋白设对照组，无论酪蛋白组的功效比值为多少，均应换算，即被测蛋白质的功效比值可按下式计算：

PER＝（实验组功效比值/对照组功效比值）×2.5

综合上述所有评定指标来看，蛋白质含量越高，必需氨基酸种类越齐全，含量及比值越接近人体蛋白质的必需氨基酸构成模式的蛋白质质量越好。

④氨基酸评分（amino acid score，AAS）亦称蛋白质化学分（chemical score，CS），是一种评定食物蛋白质营养价值的方法。这种方法既适用于单一食物蛋白质评定，亦适用于混合食物蛋白质评定。

计算公式：氨基酸评分＝[每克待评定蛋白质中某种氨基酸含量（mg）÷每克参考蛋白质中该种氨基酸含量（mg）]×100

式中参考蛋白质是指较理想的蛋白质，如蛋清蛋白质。

鸡蛋或人奶的氨基酸组成及其相互比值，常用作评定食物蛋白质营养价值的参考。因为这两种蛋白质的生物价接近 100，利用率最高，营养价值最好。

　　氨基酸评分计算,是将食物蛋白质中各种必需氨基酸的含量与"理想"的氨基酸模式进行对比,接近或等于"理想"的氨基酸模式的比值的蛋白质利用率就高;低于理想比值的氨基酸即为"限制氨基酸",会影响食物蛋白质利用率。一种食物蛋白质的氨基酸评分越接近100,其氨基酸组成就越接近人体需要,其利用率就越高。

　　(四)食物蛋白质的互补作用

　　不同食物中的蛋白质中所含的必需氨基酸种类、含量都有不同。若将两种或两种以上的食物混合食用,能产生取长补短的效果,营养学将其称为"蛋白质的互补作用"。在日常的膳食配方中,若采用多种植物类食物混合(如粗细搭配),或荤素搭配等,都能有效提高植物蛋白质的营养价值和生物价。

五、蛋白质营养不良及营养状况评价

　　(一)蛋白质营养不良的危害

　　1.即使运动了脂肪也很难燃烧

　　蛋白质不足会引起基础代谢的次数减少,从而引起筋肉的数量减少。一旦筋肉的数量变少就势必会使基础代谢的次数也跟着减少。基础代谢次数如果减少,即使运动,脂肪也很难燃烧,从而减肥的效果也会变得很差。另外,还会出现脱毛、贫血、腹泻和浮肿等现象。

　　2.蛋白质缺乏常伴有能量缺乏

　　当仅仅是蛋白质不足时,主要表现为水肿、生长迟缓、皮肤色素沉着及头发脆少等;当蛋白质不足同时伴随能量缺乏时,主要表现为明显消瘦、生长迟缓、贫血、皮肤干燥及肌肉萎缩等。

　　3.营养性水肿

　　机体贮存的蛋白质的量很少,在营养充足时,也不过只有机体蛋白总量的1%左右。这种蛋白质称为易动蛋白,主要贮于肝、肠黏膜和胰腺,丢失后对器官功能没有改变。当饮食蛋白缺乏时,组织蛋白分解快、合成慢,导致一系列生化、病理改变和临床表现。其中肠黏膜和消化腺较早累及,临床表现为消化吸收不良、腹泻;肝不能维持正常结构与功能,出现脂肪浸润;血浆蛋白合成发生障碍;酶的活性降低,主要是黄嘌呤氧化酶和谷氨酸脱氢酶活性降低;由于肌肉蛋白合成不足而逐渐出现肌肉萎缩;因抗体合成减少,对传染病的抵抗力下降;由于肾上腺皮质功能减退,很难克服应激状态;胶原合成也会发生障碍,使伤口不易愈合;儿童时期可见骨骼生长缓慢、智力发育障碍。蛋白质长期摄入不足,可逐渐形成营养性水肿,严重时导致死亡。

4.发育不良

长期蛋白质摄入不足,将影响机体组织蛋白质的合成。对于儿童和青少年,表现为生长发育迟缓,身高、体重低于正常儿童,甚至影响智力的正常发育。成人可有疲倦、无力、体重降低、血浆蛋白含量下降、肌肉萎缩、贫血等症状,严重时可出现营养不良性水肿。另外,还能使伤口愈合缓慢、免疫功能低下。

蛋白质严重缺乏,多见于发展中国家的儿童。蛋白质缺乏常与能量缺乏同时发生,称为蛋白质-能量营养不良(protein energy malnutrition,PEM)疾病。严重的 PEM,可导致儿童死亡。轻型、慢性的 PEM 常被忽略,但对儿童生长发育有明显影响。

(二)临床营养状况评价

临床医生在对病人进行营养治疗前必须对病人的营养现状作出正确判断,以便合理地进行临床营养治疗。目前应用较普遍的临床营养评价方法有两种:一种是以测定身体组成为主(body composition assessment,BCA)的临床营养评价方法;另一种则是主观的全面评价方法(subjective global assessment,SGA)。前者需要测定病人的身高、体重、三头肌皮褶厚度、血浆蛋白、氮平衡等客观资料;后者则主要依靠病人详尽的病史和体格检查等资料。

BCA 临床营养评价方法所使用的资料主要包括人体测量及生化检验等方面的资料,临床医生需对这些资料进行综合分析才能对病人的营养状态作出正确判断。

(1)人体测量

人体测量是简便易行的营养评价方法,测量的内容包括身高、体重、三头肌皮褶厚度、上臂围、上臂肌围等。

(2)实验室检查

①血浆蛋白

血浆蛋白是反映蛋白质-能量营养不良(PEM)的敏感指标。疾病应激、肝脏合成减少、氨基酸供应不足，以及体内蛋白质的亏损等都可影响血浆蛋白的浓度。住院病人在应激情况下，分解代谢亢进，如不能进食，仅用 5％葡萄糖生理盐水维持，短时间内即可出现血浆蛋白浓度降低。其中半衰期较长的血浆蛋白（如白蛋白和运铁蛋白）可反映人体内蛋白质的亏损，而半衰期短、代谢量少的前白蛋白和视黄醇结合蛋白则更敏锐地反映膳食中蛋白质的摄取情况。此外，血浆蛋白浓度与其代谢速度、利用、排出和分布情况以及水化程度有关。因而在评价时，必须考虑病人的肝脏功能是否正常，通过其胃肠道或肾脏有无大量丢失的情况，对测定数值作具体分析。如血浆蛋白浓度持续降低达一周以上，即表示有急性蛋白质营养缺乏。

a.白蛋白　在血浆蛋白中含量最多，约 35～45g/L，对维持血液胶体渗透压有重要作用。血清白蛋白和运铁蛋白的减少与病人发生合并症、死亡率、创伤愈合及其免疫功能都有密切关系。正常成人每天肝内合成白蛋白约 16g，半衰期为 16～20d。

b.运铁蛋白　正常含量为 2.0～4.0g/L，主要在肝脏生成，对血红蛋白的生成和铁的代谢有重要作用。孕妇、体内缺铁及长期失血的人血清运铁蛋白浓度增高，而患恶性贫血、慢性感染、肝脏疾病、肠炎或补铁过多时，运铁蛋白浓度降低。半衰期为 8～10d。

c.前白蛋白　正常含量为 150～300mg/L。应激、传染病、手术创伤、肝硬化及肝炎可使血清中前白蛋白浓度迅速下降，但患肾脏病时，前白蛋白水平升高。半衰期为 2～3d。

d.视黄醇结合蛋白　代谢量少，正常含量仅为 26～76mg/L，半衰期短（10～12h），是反映膳食中蛋白质营养的最灵敏的指标。它主要在肾脏内代谢，当患肾脏病时可造成血清视黄醇结合蛋白浓度升高的假象。

②肌酐-身高指数（creatinine height index，CHI）

在肾功能正常时，肌酐-身高指数是测定肌蛋白消耗量的一项生化指标。肌酐是肌酸的代谢产物（肌酸绝大部分存在于肌肉组织中，每百克肌肉约含肌酸 400～500mg），其排出量与肌肉总量、体表面积和体重密切相关，不受输液与体液潴留的影响，比氮平衡、血浆白蛋白等指标灵敏。在蛋白质营养不良、消耗性疾病和肌肉消瘦时，肌酐生成量减少，尿中排出量亦随之降低。正常情况下健康成人 24h 肌酐排出量约为 23mg/kg 体重(男)和 18mg/kg 体重(女)。

六、蛋白质供给量及食物来源

蛋白质的供给量与膳食蛋白质的质量有关。如果蛋白质主要来自奶、蛋等食品,则成年人不分男女均为每日每公斤体重 0.75g。中国人膳食以植物性食物为主,蛋白质质量较差,供给量需要定为每日每公斤体重 1.0～1.2g。蛋白质供给量也可用占总能量摄入的百分比来表示。在能量摄入得到满足的情况下,由蛋白质提供的能量对于成年人应占其总能量的 10%～12%,对于生长发育中的青少年则应占 14%。

膳食中蛋白质来源不外乎是植物性食物和动物性食物。动物性食物蛋白质含量高、质量好,如奶、蛋、鱼、瘦肉等。植物性食物主要是谷类和豆类。大豆含有丰富的优质蛋白质。谷类是我们的主食,是我国人民膳食蛋白质的主要来源。蔬菜水果等食品蛋白质含量很低,在蛋白质营养中作用很小。

第二节 脂 类

不溶于水而能被乙醚、氯仿、苯等非极性有机溶剂抽提出的化合物脂类分子,统称脂类(lipid),包括油脂(甘油三酯)和类脂(磷脂、固醇类)。它是人体需要的重要营养素之一,供给机体所需的能量、提供机体所需的必需脂肪酸,是人体细胞组织的组成成分。它与蛋白质、碳水化合物是产能的三大营养素,在供给人体能量方面起着重要作用。脂类也是人体细胞组织的组成成分,如细胞膜、神经髓鞘都必须有脂类参与。

一、脂类的分类及功能

(一)甘油三酯及脂肪酸

1.甘油三酯

甘油三酯(triglyceride,TG):是长链脂肪酸和甘油形成的脂类,由一个甘油分子和三个脂肪酸化合而成。大部分组织均可以利用甘油三酯分解产物供给能量,同时肝脏、脂肪等组织还可以进行甘油三酯的合成,在脂肪组织中贮存。

TG 是人体的脂肪成分,皮下脂肪就是 TG 所蓄积而成的。一般情况下它会成为脂肪酸的贮藏库,根据身体所需会被分解。被分解后的脂肪酸会被作为我们生命活动的热量源来加以利用。从 TG 中脱离的脂肪酸便是游离脂肪酸,是一种能够迅速用于生命活动的高效热量源。此外,皮下脂肪还有保持体温、保护身体免受寒冷袭击的类似隔热材料的功能,以及保护身体免受外来袭击的类似缓冲材料的功能。

也就是说,TG 在人类进化时为适应严酷的自然以求生存下来的过程中发挥了重要的作用。但是,在拥有舒适的环境与丰富的食用材料的现代生活中,TG 却面临着愈加过剩蓄积的危险。

TG 又称中性脂肪,是体内能量的主要来源。TG 处于脂蛋白的核心,在血中以脂蛋白形式运输。除 TG 外,外周血中还存在甘油二酯、甘油一酯(两者总和不足 TG 的 3%)和游离甘油(FG)。各种脂蛋白中,乳糜微粒(CM)、极低密度脂蛋白(VLDL)及其残粒 TG 含量高,被统称为富含 TG 脂蛋白(TRL),也称为残粒样脂蛋白(RLP)。

脂肪组织中的 TG 在一系列脂肪酶的作用下,分解生成甘油和脂肪酸,并释放入血供其他组织利用的过程,称为脂动员。在这一系列的水解过程中,催化 TG 水解生成甘油二酯的 TG 脂肪酶是脂动员的限速酶,其活性受许多激素的调节,称为激素敏感脂肪酶(hormone sensitive lipase,HSL)。胰高血糖素、肾上腺素和去甲肾上腺素与脂肪细胞膜受体作用,激活腺苷酸环化酶,使细胞内 cAMP 水平上升,进而激活 cAMP 依赖蛋白激酶,将 HSL 磷酸化而活化之,促进甘油三酯水解,这些可以促进脂动员的激素称为脂解激素(lipolytic hormones)。胰岛素和前列腺素等与上述激素作用相反,可抑制脂动员,称为抗脂解激素(antilipolytic hormones)。

脂动员生成的脂肪酸可释放入血,与白蛋白结合形成脂酸白蛋白运输至其他组织被利用。但是,脑及神经组织和红细胞等不能利用脂肪酸,甘油被运输到肝脏,被甘油激酶催化生成 3-磷酸甘油,进入糖酵解途径分解或用于糖异生。脂肪和肌肉组织中缺乏甘油激酶而不能利用甘油。

2.脂肪酸

脂肪酸(fatty acid)为具有长烃链的羧酸。通常以酯的形式作为各种脂质的组分,以游离形式存在的脂肪酸在自然界中很罕见。大多数脂肪酸含偶数碳原子。

不含双键的脂肪酸称为饱和脂肪酸。除饱和脂肪酸以外的脂肪酸就是不饱和脂肪酸。

高等动、植物最丰富的脂肪酸含 16 或 18 个碳原子,如棕榈酸(软脂酸)、油酸、亚油酸和硬脂酸。动、植物脂质的脂肪酸中超过半数为含双键的不饱和脂肪酸,并且常是多双键不饱和脂肪酸。细菌脂肪酸很少有双键,但常被羟化,或含有支链,或含有环状结构。某些植物油和蜡含有不常见的脂肪酸。不饱和脂肪酸必有 1 个双键在 C(9) 和 C(10) 之间(从羧基碳原子数起)。脂肪酸的双键几乎总是顺式几何构型,这使不饱和脂肪酸的烃链有约 30° 的弯曲,干扰它们堆积时有效地填满空间,结果降低了范德华相互反应力,使脂肪酸的熔点随其不饱和度增加而降低。

饱和脂肪酸的碳链上只有饱和的 C—C 单键或 C—H 单键。由于结构整齐,碳链间容易形成氢键,形成紧密结构,化学性质较为稳定,导致熔点较高。动物油脂中饱和脂肪酸较多,所以动物油脂在常温下会凝固。

饱和脂肪酸是非常柔韧的分子,理论上围绕每个 C—C 键都能相对自由地旋转,因而有的构象范围很广。但是,其充分伸展的构象具有的能量最小,也最稳定,因为这种构象在毗邻的亚甲基间的位阻最小。和大多数物质一样,饱和脂肪酸的熔点随分子重量的增加而升高。动物能合成所需的饱和脂肪酸和亚油酸这类只含 1 个双键的不饱和脂肪酸。含有 2 个或 2 个以上双键的多双键脂肪酸则必须从植物中获取,故后者称为必需脂肪酸,其中亚麻酸和亚油酸最重要。花生四烯酸从亚油酸中生成。花生四烯酸是大多数前列腺素的前体,前列腺素是能调节细胞功能的激素样物质。

不饱和脂肪酸是构成体内脂肪的一种脂肪酸。不饱和脂肪酸根据双键个数的不同,分为单不饱和脂肪酸和多不饱和脂肪酸(PUFAs)两种。食物脂肪中,单不饱和脂肪酸有油酸,多不饱和脂肪酸有亚油酸、亚麻酸、花生四烯酸等。人体不能合成亚油酸和亚麻酸,必须从膳食中补充。

不饱和脂肪酸碳链上除了 C—C 单键和 C—H 单键之外至少有一个不饱和的 C=C 双键,没有三键。它不如饱和脂肪酸结构紧密,熔点低,常温下呈液态。

植物中的油脂不饱和脂肪酸较多,另外深海鱼类中的脂肪也含有大量不饱和脂肪酸。

自然界中比较常见的不饱和脂肪酸主要分为 3 大类:以橄榄油中所含的油酸为代表的 ω-9 系列不饱和脂肪酸,以植物油中所含的亚油酸为代表的 ω-6 系列不饱和脂肪酸以及以鱼油中所含的二十碳五烯酸(EPA)和二十二碳六烯酸(DHA)为代表的 ω-3 系列不饱和脂肪酸。生物活性很强的 α-亚麻酸属于 ω-3 系列。

(1)不饱和脂肪酸的生理功能

①调节血脂

能降低血液中对人体有害的胆固醇和甘油三酯;能有效地控制人体血脂的浓度;并提高对人体有益的高密度脂蛋白的含量。维持低浓度血脂水平对保持身体健康、预防心血管疾病、改善内分泌都起着关键的作用。

②清理血栓

防止血小板粘连、凝聚,有效防止血栓的形成,预防中风。

③免疫调节

ω-3 系列不饱和脂肪酸可用以协调人体自身免疫系统,可用于辅助治疗糖尿病、牛皮癣、类风湿性关节炎及系统性红斑狼疮疾病。

④维护视网膜功能

DHA 是视网膜的重要组成部分。补充足够的 DHA 对活化衰落的视网膜细胞有帮助,对用眼过度引起的疲倦、老年性眼花、视力模糊、青光眼、白内障等疾病有治疗作用。DHA 还可提供视觉神经所需营养成分,并防止视力障碍。

⑤补脑健脑

DHA 是大脑细胞形成发育及运动不可缺少的物质基础。人的记忆力、思维功能都有赖于 DHA 来维持和提高。补充 DHA 可促进脑细胞充分发育,延缓智力下降、健忘及预防老年痴呆等。

⑥改善关节炎症状,减轻疼痛

ω-3 系列不饱和脂肪酸可以辅助形成关节腔内润滑液,提高体内白细胞消炎杀菌的能力,减轻关节炎症状,润滑关节,减轻疼痛。

⑦对恶性肿瘤及其恶病质具有一定的治疗效果

a. 抑制促炎、促增殖物质合成:ω-3 PUFAs 可抑制促炎因子的产生,可通过抑制 NF-kB 的产生来减少 COX-2 的表达,还减少了由 NF-kB 诱导产生的其他细胞因子对肿瘤细胞的促进作用。

b. 调节癌基因的表达来抑制肿瘤细胞生长:ω-3 脂肪酸可通过降低肿瘤转录因子 ras 和 AP1 的活性,影响基因表达和信号转导。

c. 促进肿瘤细胞凋亡:ω-3 PUFAs 促进肿瘤细胞凋亡的可能机制包括改变细胞生物膜的特性,启动脂质过氧化,改变基因蛋白和阻滞细胞周期等,最终导致肿瘤细胞的死亡。ω-3 PUFAs 修复细胞功能性凋亡是通过先下调 NF-kB,然后依次下调 COX-2 的表达和 Bcl-2 家族基因的表达来实现的。

d. 抑制肿瘤血管生成:ω-3 PUFAs 可通过改变前列腺素产物和抑制蛋白激酶 C 来实现对肿瘤新生血管形成的抑制作用。

e. 介导肿瘤细胞分化:已有研究表明,ω-3 PUFAs 能引起乳癌细胞的分化。研究发现,EPA 可以干扰 PIF 对 NF-kB 的激活和蛋白降解,从而逆转骨骼肌的消耗。

(2)膳食中不饱和脂肪酸和健康的关系

① ω-3 PUFAs 对人体的生理作用

ω-3 PUFAs 能够促进人体防御系统的功能,使血液中的脂肪酸谱向着对人体健康有利的方向发展,能抑制血栓形成,降低血脂,防止心肌缺血,抑制动脉粥样硬化等,因而对心脑血管疾病有防治效果。此外,ω-3 PUFAs 与儿童的生长发育密切相关。缺乏 ω-3 PUFAs 的婴儿,红细胞中 ω-3 PUFAs 水平降低,视网膜功能减退。另外,大多数抑郁症患者脂肪组织中 ω-3 PUFAs 水平偏低。

ω-3 PUFAs 对防治某些炎症,如类风湿性关节炎等,已取得良好的效果,大剂量的 ω-3 PUFAs 能使类风湿性关节炎患者的关节柔软度、清晨僵直、握力和间歇性疲劳等得到改善。研究表明,它还对硬化性脑炎有治疗作用。

②多不饱和脂肪酸对人体的副作用

影响婴儿的生长发育;加重出血倾向及引起脂质过氧化;摄入过量 DHA 可造成神经过度兴奋。

③共轭脂肪酸对人体健康的影响

共轭亚油酸(CLA)是一类含共轭双键的十八碳脂肪酸的总称,是必需脂肪酸亚油酸的异构体。一般认为,反式酸和共轭酸(如反油酸和桐酸)对健康有不良影响,而同时含有反式双键和共轭双键的共轭亚油酸却有多种有益的生理功能。在 CLA 的多种异构体中公认效果最明显,并在食物中天然存在的是反-9,顺-11-共轭十八碳二烯酸。

CLA 具有清除自由基,增强人体的抗氧化能力和免疫能力,促进生长发育,调节血液胆固醇和甘油三酯水平,防止动脉粥样硬化,促进脂肪氧化分解,促进人体蛋白合成,对人体进行全面的良性调节等作用。

CLA 可显著增加人体的心肌肌红蛋白、骨骼肌肌红蛋白含量。肌红蛋白对氧的亲和力比血红蛋白高六倍。由于肌红蛋白的快速增加,大大提高了人体细胞贮存及转运氧气的能力,让运动训练更有效,人体活力更充沛。

CLA 可增强细胞膜的流动性,防止血管皮质增生,维持器官微循环的正常功能,维持细胞的正常结构及功能,增强血管的舒张能力,有效防止因严重缺氧造成的人体脏器和大脑的损伤,尤其是显著抑制因严重缺氧造成的肺、脾水肿。能有效地发挥"血管清道夫"的作用,可清除血管中的垃圾,有效调节血液黏稠度,达到舒张血管、改善微循环、平稳血压的作用。有专家还认为,CLA 具有扩张和松弛血管平滑肌、抑制血液运动中枢的作用,降低了血液循环的外周阻力,使血压下降,尤其是使舒张压下降得更为明显。

CLA 会通过以下方式改善免疫相关的反应:调节肿瘤坏死因子-A、细胞因子(白细胞介素 1、4、6、8)、前列腺素或氮氧化物含量,同时减少过敏性免疫反应。

④反式脂肪酸对人体健康的影响

反式脂肪酸是分子中至少含有一个反式构型的双键的不饱和脂肪酸,双键上碳原子所连的两个氢原子位于相反方向。反式脂肪酸的键角比顺式同分异构体的键角小,并且酰基链线性好,这导致反式脂肪酸分子有更好的刚性,并且具有很多不同的物理性质,比如更高的熔点和更好的热力学稳定性。

油脂经氢化处理或高温处理后,脂肪酸分子的空间结构发生变化,其双键上碳原子所连的两个氢原子变为在碳原子的两侧,碳链以直链形式构成空间结构,成为其几何异构化分子——反式脂肪酸。也有部分产品,如猪油、黄油,在形成脂肪酸过程中就形成反式脂肪酸。

a.反式脂肪酸对心血管疾病的影响

过多摄入反式脂肪酸会大大增加人体患心血管疾病的风险。反式脂肪酸能够提高低密度脂蛋白胆固醇水平,降低高密度脂蛋白胆固醇水平,促进动脉硬化,同时具有增加血液黏稠度和凝聚力的作用,导致血栓的形成。

b.反式脂肪酸对婴儿生长发育的影响

反式脂肪酸对婴儿生长发育也有一定的抑制作用,可通过以下几条途径实现:首先,反式脂肪酸能干扰必需脂肪酸的代谢。婴儿由于生长发育迅速,比成年人更容易患上必需脂肪酸缺乏症,影响生长发育。其次,反式脂肪酸能结合大脑中的脂质,抑制体内长链多不饱和脂肪酸的合成,从而对婴儿中枢神经系统的发育产生不利影响。再次,反式脂肪酸能抑制母体中前列腺素的合成。母体中的前列腺素通过母乳作用于婴儿,通过调节婴儿胃酸分泌、平滑肌收缩和血液循环等功能而发挥作用,从而影响婴儿的生长发育。

(3)不饱和脂肪酸推荐的日摄入量

多不饱和脂肪酸含量是评价食用油营养水平的重要依据。豆油、玉米油、葵花籽油中,ω-6 系列不饱和脂肪酸含量较高,而亚麻油、紫苏籽油中 ω-3 系列不饱和脂肪酸含量较高。由于不饱和脂肪酸极易氧化,食用它们时应适量增加维生素 E 的摄入量。人们所需的脂肪酸有三类:多不饱和脂肪酸、单不饱和脂肪酸和饱和脂肪酸。我们常用的食用油通常都含有人体需要的三种脂肪酸。

每人每日油脂摄取量只能占每日食物总热量的两成(每天的用油量控制在15～30mL),每人每天都要摄入这三种脂肪酸,否则油脂摄取失衡,会导致疾病。

动物油、椰子油和棕榈油的主要成分是饱和脂肪酸,而多不饱和脂肪酸的含量很低。心脏病人舍弃动物性饱和油后,可从植物油中摄取植物性饱和油。橄榄油、菜籽油、玉米油、花生油的单不饱和脂肪酸含量较高。人体需要的三种脂肪酸中,以单不饱和脂肪酸的需要量最大,玉米油、橄榄油可作为这种脂肪酸的重要来源。

葵花籽油、粟米油、大豆油等植物油和海洋鱼类中含的脂肪多为多不饱和脂肪酸。多不饱和脂肪酸是这些食用油的主要成分,其他两种脂肪酸含量不多。

三种脂肪酸中,多不饱和脂肪酸最不稳定,在油炸、油炒或油煎的高温下,最容易被氧化变成毒油。而偏偏多不饱和脂肪酸又是人体细胞膜的重要原料之一。在细胞膜内它也有可能被氧化,被氧化后,细胞膜会丧失正常机能而导致疾病。因此即使不吃动物油而只吃植物油,如过量,也一样会增加得大肠癌、直肠癌、乳腺癌或其他疾病的风险。

(4)不饱和脂肪酸食物来源

①脂肪的热量密度是碳水化合物或蛋白质的两倍多。尽管橄榄油和菜籽油对健康有益,但它们的热量也很高(1 汤匙＝120cal)。此外,许多加工食品和快餐食品的脂肪,尤其是饱和脂肪酸含量也较高。

②多不饱和脂肪酸存在于印加果油、茶油、橄榄油、芥花籽油、红花籽油、葵花籽油、玉米油和大豆油中。而饱和脂肪酸存在于畜产品中,例如黄油、干酪、全脂奶、冰淇淋、奶油和肥肉,以及某些植物油(椰油、棕榈油等)中。

(5)不饱和脂肪酸的重要性

所有健康人群均需要在饮食中摄入一定量的脂肪以维持各项人体机能。长期摄入大量脂肪可能造成健康危害。一般来说,健康的成年人,从高脂肪含量的食物中摄入的热量应不超过摄入的总热量的 30％。在这 30％中,从饱和脂肪酸含量较高的食物中摄入的热量应不超过 15％。

3.必需脂肪酸

必需脂肪酸(essential fatty acid,EFA)是指人体不可缺少而自身又不能合成,必须通过食物供给的脂肪酸。EFA 都是不饱和脂肪酸,包括亚油酸、亚麻酸和花生四烯酸。花生四烯酸是白三烯的前体。白三烯能引起气管平滑肌收缩、刺激血管通透性、吸引及激活白细胞,与哮喘及过敏有关,是一类重要的炎症介质。

(1)必需脂肪酸的功能

①作为合成胆固醇酯和磷脂的成分。对于胆固醇的运输,防止其在血管壁上沉积具有重要作用。

②在构成各种细胞膜成分的类脂中,所含的脂肪酸多是必需脂肪酸,因此,必需脂肪酸对维持细胞膜的完整性和生理功能有重要作用。

③作为合成人体内前列腺素的原料。前列腺素几乎在所有细胞内都能合成,其功能也是多方面的。患湿疹的婴儿血中不饱和脂肪酸含量降低,可能与必需脂肪酸缺乏有关。

（2）缺乏或摄入过多必需脂肪酸对健康的影响

①必需脂肪酸缺乏

EFA 缺乏易引起生长迟缓、生殖障碍、皮肤损伤以及肾脏、肝脏、神经和视觉方面的多种疾病。EFA 在婴幼儿大脑发育和成年人大脑中扮演着重要角色。

这些重要功能意味着缺乏 EFA 有可能带来严重的后果。EFA 水平低有可能与心脏病高风险联系在一起，EFA 水平增加能降低胆固醇水平，减少心脏病发作和动脉粥样硬化的风险。慢性炎性疾病也与 EFA 缺乏症存在联系。此外，EFA 缺乏症还有可能与特定的心理疾病和注意缺陷障碍有一定联系。

如果长期给婴儿喂低脂肪配方奶，就会增加患 EFA 缺乏症的风险，不仅可能导致发育迟缓和体重无法增加，还有可能造成学习能力下降。

②必需脂肪酸过多

摄入过多的多不饱和脂肪酸对人体会产生一定的不良影响。如降低高密度脂蛋白胆固醇（HDL-C）含量和免疫功能，增加冠脉血栓的危险性，促进动脉粥样硬化的形成，甚至可能有致癌作用，并易产生脂质过氧化物（LPO）而导致衰老。因此，国内外营养界提出将过去提倡的"饱和脂肪酸：多不饱和脂肪酸＝1：1"改为"饱和脂肪酸：多不饱和脂肪酸：单不饱和脂肪酸＝1：1：1"。成年人不饱和脂肪酸摄入总量（按所占总能量的百分比计）应为单不饱和脂肪酸12％、亚油酸6％、亚麻酸1％、二十二碳六烯酸＋二十碳五烯酸（EPA＋DHA）0.5％。据国外流行病学调查发现，膳食中多不饱和脂肪酸与冠心病死亡率之间呈显著负相关关系。临床观察发现，多不饱和脂肪酸具有降低血脂、抑制血栓形成和抗脂质过氧化等作用。

（二）磷脂

磷脂（phospholipid），也称磷脂类、磷脂质，是指含有磷酸的脂类，属于复合脂。磷脂是组成生物膜的主要成分，分为甘油磷脂与鞘磷脂两大类，分别由甘油和鞘氨醇构成。磷脂为两性分子，一端为亲水的含氮或磷的头，另一端为疏水（亲油）的长烃基链。由于此原因，磷脂分子亲水端相互靠近，疏水端相互靠近，常与蛋白质、糖脂、胆固醇等其他分子共同构成脂双分子层，即细胞膜的结构。

动植物体重要组织中都含有较多磷脂。动物磷脂主要来源于蛋黄、牛奶以及动物体的脑组织、肝脏、肾脏和肌肉组织部分。植物磷脂主要存在于油料种子,且大部分存在于胶体相内,并与蛋白质、糖类、脂肪酸、菌醇、维生素等物质以结合状态存在,是一类重要的油脂伴随物。在制油过程中,磷脂随油而出,毛油中磷脂含量以大豆毛油为最高,所以大豆磷脂是最重要的植物磷脂来源。

1.组成

磷脂由 C、H、O、N、P 五种元素组成,是生物膜的重要组成部分,其特点是在水解后产生含有脂肪酸和磷酸的混合物。根据磷脂的主链结构的不同,分为甘油磷脂和鞘磷脂。

(1)甘油磷脂(phosphoglyceride)

主链为甘油-3-磷酸,甘油分子中的另外两个羟基都被脂肪酸所酯化,磷酸基团可被各种结构不同的小分子化合物酯化后形成各种甘油磷脂。人体内含量较多的是磷脂酰胆碱(卵磷脂)、磷脂酰乙醇胺(脑磷脂)、磷脂酰丝氨酸、磷脂酰甘油、二磷脂酰甘油(心磷脂)及磷脂酰肌醇等。

从分子结构可知甘油分子的中央原子是不对称的,因而形成不同的立体构型。天然存在的甘油磷脂都具有相同的主体化学构型。按照化学惯例,这些分子可以用二维投影式来表示。D-型和L-型甘油磷脂的构型就是根据其 X 射线晶体衍射结果确定右旋为 D-型,左旋为 L-型。甘油磷脂的立体化学构型及命名由此而推定。

(2)鞘磷脂(sphingomyelin)

鞘磷脂是含鞘氨醇或二氢鞘氨醇的磷脂,其分子不含甘油,是一分子脂肪酸以酰胺键与鞘氨醇的氨基相连所得。鞘氨醇或二氢鞘氨醇是具有脂肪族长链的氨基二元醇。

鞘磷脂含磷酸,其末端烃基取代基团为磷酸胆碱酰乙醇胺。人体含量最多的鞘磷脂是神经鞘磷脂,由鞘氨醇、脂肪酸及磷酸胆碱构成。神经鞘磷脂是构成生物膜的重要磷脂,常与卵磷脂并存于细胞膜外侧。

2.结构

甘油的 C1(主链上的第一个碳原子,C2、C3 的概念与之类似)和 C2 上的羟基被脂肪酸酯化,C3 上的羟基被磷酸酯化,磷酸又与一极性醇(X—OH)连接,这就构成甘油磷脂。分子的非极性尾含有两个脂肪酸长链,甘油碳架上的 C1连接的常是含 16 或 18 个碳原子的饱和脂肪酸,其 C2 则常被含 16~20 个碳原子的不饱和脂肪酸所占据。磷酰-X 组成甘油磷脂的极性头,故甘油磷脂可根据极性头醇(X—OH)的不同进行分类。X ＝H 构成最简单的甘油磷脂,叫作磷脂酸,它在生物膜中含量较少。

3.功能

磷脂是含有磷脂根的类脂化合物,是生命的基础物质。而细胞膜就由 40％左右的蛋白质和 50％左右的脂质(磷脂为主)构成。磷脂是由卵磷脂、肌醇磷脂、脑磷脂等组成。这些磷脂分别对人体的各部位和各器官起着相应的功能。磷脂对活化细胞,维持新陈代谢、基础代谢及荷尔蒙的均衡分泌,增强人体的免疫力和再生力,都能发挥重大的作用。另外,磷脂还具有促进脂肪代谢、防止脂肪肝、降低血清胆固醇、改善血液循环、预防心血管疾病的作用。

磷脂具有强大的乳化作用,不仅可以分解过高的血脂和过高的胆固醇,清扫血管,使血管循环顺畅,被公认为是"血管清道夫",还可以阻止多余脂肪在血管壁沉积,缓解心脑血管壁的压力。

当日常饮食中肉类摄取过多,造成胆固醇、脂类沉积于血管壁,导致血管通道狭窄,血液中的血脂块及脱落的胆固醇块在血管窄小位置处易形成栓塞。而磷脂强大的乳化作用可乳化血管内沉积在血管壁上的胆固醇及脂类,形成乳白色液体,排出体外。

人体神经细胞和大脑细胞是由磷脂所构成的细胞薄膜包覆,磷脂不足会导致薄膜受损,造成智力减退,精神紧张。磷脂中所含的乙酰基团进入细胞间隙与胆碱结合,形成乙酰胆碱。乙酰胆碱则是各种神经细胞和大脑细胞间传递信息的信号分子,可以加快神经细胞和大脑细胞间信息传递的速度,增强记忆力,预防老年痴呆。

磷脂是细胞膜的重要组成部分,还与细胞内外物质交换有关。如果每天所消耗的磷脂得不到补充,细胞就会处于营养缺乏状态。肝脏能合成一些磷脂,但大部分需从饮食中摄取,特别是在人到了三四十岁以后。而磷脂的活性在 25℃左右最有效,温度超过 50℃后,磷脂会失去大部分活性。

4.食物来源

磷脂存在于所有动、植物的细胞内。植物磷脂则主要分布在种子、坚果及谷物中。鸡蛋黄和大豆中含有丰富的磷脂。其他植物,如玉米、棉籽、菜籽、花生、葵花籽中含有一定量磷脂。

(三)固醇类

固醇类是环戊烷多氢菲的衍生物,又称类固醇,属脂类化合物。这类化合物广泛分布于生物界。动物中主要有胆固醇、类固醇激素和胆汁酸。其中又以胆固醇最为重要,它是类固醇激素和胆汁酸的前身物。胆固醇分子的一端有羟基,为极性头(亲水);分子的另一端有烃链和环戊烷多氢菲环状结构,为非极性尾(疏水),故与磷脂同属极性脂类。胆固醇及与长链脂肪酸生成的胆固醇酯是动物血浆蛋白和细胞膜的重要成分。植物细胞则含有其他固醇(如豆固醇),后者与胆固醇结构的不同在于 C22 与 C23 之间有一双键,胆固醇可转变成类固醇激素(性激素和肾上腺皮质激素)及胆汁酸。

胆汁酸是肝脏产生的一种类固醇酸,能降低表面张力,促使脂肪乳化,以帮助肠中脂肪的消化和吸收。胆汁酸有好几种,其中最重要的是胆酸,在肝中其侧链通过肽键与甘氨酸或牛磺酸结合,分别生成甘氨胆酸或牛磺胆酸。人类皮肤下面的 7-去氢胆固醇也是由胆固醇转变的。动物可利用乙酰辅酶 A 合成胆固醇,也可从动物性食物中摄入胆固醇作为生物合成的补充,但食入的胆固醇不能被很好地吸收。血浆胆固醇含量如长期增高,可能诱发胆结石,这也是动脉硬化症的致病因素。

二、脂类的消化、吸收和转运

(一)脂类的消化(主要在十二指肠中)

胃的食物糜(酸性)进入十二指肠,刺激肠促胰液肽的分泌,引起胰脏分泌 HCO_3^- 至小肠(碱性)。脂肪间接刺激胆汁及胰液的分泌。胆汁酸盐使脂类乳化,分散成小微团,在胰腺分泌的脂类水解酶作用下水解。

(二)脂类的吸收

脂类的消化产物,如甘油单酯、脂肪酸、胆固醇、溶血磷脂可与胆汁酸乳化成更小的混合微团(20nm),这种微团极性增大,易于穿过肠黏膜细胞表面的水屏障,被肠黏膜的柱状表面细胞吸收。被吸收的脂类,在柱状细胞中重新合成甘油三酯,结合蛋白质、磷脂、胆固醇,形成乳糜微粒(CM),经胞吐排至细胞外,再经淋巴系统进入血液。小分子脂肪酸水溶性较高,可不经过淋巴系统,直接进入门静脉血液中。

（三）脂类转运和脂蛋白的作用

甘油三酯和胆固醇在人体内由脂蛋白转运。脂蛋白是以疏水脂类为核心、围绕着极性脂类及载脂蛋白组成的复合体，可转运脂类物质。

载脂蛋白（已发现 18 种，主要的有 7 种）在肝脏及小肠中合成，分泌至胞外，可使疏水脂类增溶，并且具有信号识别、调控及转移功能，能将脂类物质运至特定的靶细胞中。

（四）贮脂的动用

皮下脂肪在脂肪酶作用下分解，产生脂肪酸，经血浆白蛋白运输至各组织细胞中。

血浆白蛋白占血浆蛋白总量的 50%，是脂肪酸运输蛋白，血浆白蛋白既可运输脂肪酸，又可解除脂肪酸对红细胞膜的破坏。

三、甘油三酯的水解代谢

甘油三酯的水解由脂肪酶催化。组织中有三种脂肪酶，逐步将甘油三酯水解成甘油二酯、甘油单酯、甘油和脂肪酸。这三种酶是：脂肪酶（激素敏感性甘油三酯脂肪酶）、甘油二酯脂肪酶和甘油单酯脂肪酶。其中甘油三酯脂肪酶是脂肪水解的限速酶。

肾上腺素、胰高血糖素、肾上腺皮质激素都可以激活腺苷酸环化酶，使 cAMP 浓度升高，促使依赖 cAMP 的蛋白激酶活化，后者使无活性的脂肪酶磷酸化，转变成有活性的脂肪酶，加速脂解作用。胰岛素、前列腺素 E1 作用相反。

在脂肪细胞中，没有甘油激酶，无法利用脂解产生的甘油。甘油进入血液，转运至肝脏后才能被甘油激酶磷酸化为 3-磷酸甘油，再经磷酸甘油脱氢酶氧化成磷酸二羟丙酮，进入糖酵解途径或糖异生途径。

四、脂肪酸的 β 氧化

（一）β 氧化学说

1904 年，Franz 和 Knoop 就提出了脂肪酸 β 氧化学说。脂肪酸的氧化是从羧基端 β-碳原子开始，每次分解出一个二碳片段。产生的终产物苯甲酸、苯乙酸对动物有毒害,在肝脏中分别与 Gly 反应,生成马尿酸和苯乙尿酸,排出体外。β-氧化发生在肝及其他细胞的线粒体内。

(二)脂肪酸的 β 氧化过程

1.脂肪酸的活化(细胞质)

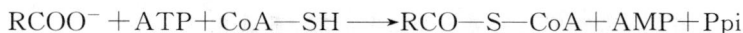

$$RCOO^- + ATP + CoA-SH \longrightarrow RCO-S-CoA + AMP + Ppi$$

生成一个高能硫脂键,需消耗两个高能磷酸键,反应平衡常数为 1,由于 Ppi 水解,反应不可逆。细胞中有两种活化脂肪酸的酶,内质网脂酰 CoA 合成酶活化 12C 以上的长链脂肪酸,线粒体脂酰 CoA 合成酶活化 4C~10C 的中、短链脂肪酸。

2.脂肪酸向线粒体的转运

中、短链脂肪酸(4C~10C)可直接进入线粒体,并在线粒体内活化生成脂酰 CoA。长链脂肪酸先在胞质中生成脂酰 CoA,再经肉碱转运至线粒体内。

3.β 氧化作用

首先,脂酰 CoA 脱氢生成 β-反式烯脂酰 CoA,线粒体基质中,已发现三种脂酰 CoA 脱氢酶,均以 FAD 为辅基,分别催化链长为 4C~6C,6C~14C,6C~18C 的脂酰 CoA 脱氢。随后,β-反式烯脂酰 CoA 水化生成 L-β-羟脂酰 CoA,L-β-羟脂酰 CoA 脱氢生成 β-酮脂酰 CoA,β-酮脂酰 CoA 硫解生成乙酰 CoA 和(n-2)脂酰 CoA。

脂肪酸 β 氧化时仅需活化一次,其代价是消耗 1 个 ATP 的两个高能键。β 氧化包括脱氢、水化、脱氢、硫解 4 个重复步骤。β 氧化的产物是乙酰 CoA,可以进入 TCA。

4.β 氧化的调节

脂酰基进入线粒体的速度是限速步骤,长链脂肪酸生物合成的第一个前体丙二酸单酰 CoA 的浓度增加,可抑制肉碱脂酰转移酶 I,限制脂肪氧化;[NADH]/[NAD+] 比率高时,β-羟脂酰 CoA 脱氢酶便受抑制;乙酰 CoA 浓度高时,可抑制硫解酶,抑制氧化(脂酰 CoA 有两条去路:①氧化。②合成甘油三酯)。

五、脂肪酸的其他氧化途径

（一）α氧化（不需活化，直接氧化游离脂肪酸）

植物的种子、叶子，动物的脑、肝细胞，每次氧化从脂肪酸羧基端失去一个 C 原子。α氧化对于降解支链脂肪酸、奇数碳脂肪酸、过分长链脂肪酸（如脑中 C22、C24）有重要作用。

（二）ω氧化（ω端的甲基羟基化，氧化成醛，再氧化成羧酸）

动物体内多数是 12C 以上的羧酸，它们进行 β氧化，但少数的 12C 以下的脂肪酸可通过 ω氧化途径，产生二羧酸，如 11C 脂肪酸可产生 11C、9C 和 7C 的二羧酸（在生物体内并不重要）。ω氧化涉及末端甲基的羟基化，生成一级醇，并继而氧化成醛，再转化成羧酸。ω氧化在脂肪烃的生物降解中有重要作用。泄漏的石油，可被细菌 ω氧化，把烃转变成脂肪酸，然后经 β氧化降解。

六、酮体的代谢

脂肪酸 β氧化产生的乙酰 CoA，在肌肉和肝外组织中直接进入 TCA，然而在肝、肾脏细胞中还有另外一条去路：生成乙酰乙酸、β-羟丁酸、丙酮，这三种物质统称酮体。酮体在肝中生成后，再运到肝外组织中利用。

（一）酮体的生成

酮体的合成发生在肝、肾脏细胞的线粒体内。

形成酮体的目的是将肝中大量的乙酰 CoA 转移出去。肝脏线粒体中的乙酰 CoA 走哪一条途径，主要取决于草酰乙酸的可利用性。饥饿状态下，草酰乙酸离开 TCA，用于异生合成 Glc。当草酰乙酸浓度很低时，只有少量乙酰 CoA 进入 TCA，大多数乙酰 CoA 用于合成酮体。当乙酰 CoA 不能再进入 TCA 时，肝脏合成酮体送至肝外组织利用，肝脏仍可继续氧化脂肪酸。肝脏中酮体生成的酶类很活泼，但没有能利用酮体的酶类。因此，肝脏线粒体合成的酮体，迅速透过线粒体并进入血液循环，送至全身。

（二）酮体的利用

肝外许多组织具有活性很强的利用酮体的酶。乙酰乙酸被琥珀酰 CoA 转硫酶（β-酮脂酰 CoA 转移酶）活化成乙酰乙酰 CoA，心、肾、脑、骨骼肌等的线粒体中有较高活性的酶，可活化乙酰乙酸：乙酰乙酸＋琥珀酰 CoA→乙酰乙酰 CoA＋琥珀酸。然后，乙酰乙酰 CoA 被 β氧化酶系中的硫解酶硫解，生成 2 分子乙酰 CoA 进入 TCA。

β-羟丁酸由 β-羟丁酸脱氢酶催化,生成乙酰乙酸,然后进入上述途径。

丙酮可在一系列酶作用下转变成丙酮酸或乳酸,进入 TCA 或异生成糖。肝脏氧化脂肪时可产生酮体,但不能利用它(缺少 β-酮脂酰 CoA 转移酶),而肝外组织在脂肪氧化时不产生酮体,但能利用肝中输出的酮体。在正常情况下,脑组织基本上利用 Glc 供能,而在严重饥饿状态下,75% 的能量由血中酮体供应。

(三)酮体生成的生理意义

酮体是肝内正常的中间代谢产物,是肝输出能量的一种形式。酮体溶于水,分子小,能通过血脑屏障及肌肉毛细管壁,是心、脑组织的重要能源。脑组织不能氧化脂肪酸,却能利用酮体。长期饥饿,糖供应不足时,酮体可以代替 Glc,成为脑组织及肌肉的主要能源。正常情况下,血中酮体含量为 $0.03\sim0.5$mmol/L。在饥饿、喂食高脂低糖膳食时,酮体的生成增加,当酮体生成量超过肝外组织的利用能力时,引起血中酮体含量升高,导致酮症酸(乙酰乙酸、β-羟丁酸)中毒引起酮尿。

(四)酮体生成的调节

(1)膳食状况

饱食:胰岛素增加,脂解作用抑制,脂肪动员减少,进入肝中的脂肪酸减少,酮体生成量减少。

饥饿:胰高血糖素增加,脂肪动员加强,血中游离脂肪酸浓度升高,有利于 β 氧化及酮体的生成。

(2)肝细胞糖原含量及代谢的影响

进入肝细胞的游离脂肪酸,有两条去路:一条是在胞液中酯化,合成甘油三酯及磷脂;另一条是进入线粒体进行 β 氧化,生成乙酰 CoA 及酮体。肝细胞糖原含量丰富时,脂肪酸合成甘油三酯及磷脂。肝细胞糖供给不足时,脂肪酸主要进入线粒体,进行 β 氧化,酮体生成量增多。

(3)丙二酸单酰 CoA 抑制脂酰 CoA 进入线粒体

乙酰 CoA 及柠檬酸能激活乙酰 CoA 羧化酶,促进丙二酸单酰 CoA 的合成,后者能竞争性抑制肉碱脂酰转移酶 I,从而阻止脂酰 CoA 进入线粒体内进行 β 氧化。

七、脂肪酸的合成代谢

(一)饱和脂肪酸的从头合成

1. 乙酰 CoA 的转运

细胞内的乙酰 CoA 几乎全部在线粒体中产生,而合成脂肪酸的酶系在胞质中,乙酰 CoA 必须经柠檬酸-丙酮酸循环转运出来。

2. 丙二酸单酰 CoA 的生成(限速步骤)

脂肪合成时,乙酰 CoA 是脂肪酸的起始物质(引物),其余链的延长都以丙二酸单酰 CoA 的形式参与合成。所用的碳来自 HCO_3^-(比 CO_2 活泼),形成的羧基是丙二酸单酰 CoA 的远端羧基。乙酰 CoA 羧化酶(辅酶是生物素)为别构酶,是脂肪酸合成的限速酶,柠檬酸可激活此酶,脂肪酸可抑制此酶。

3. 脂酰基载体蛋白(ACP)

脂肪酸合成酶系有 7 种蛋白质,其中 6 种是酶,1 种是脂酰基载体蛋白(ACP),它们组成了脂肪酸合成酶复合体。ACP 上的 Ser 羟基与 4-磷酸泛酰巯基乙胺上的磷酸基团相连,4-磷酸泛酰巯基乙胺是 ACP 和 CoA 的共同活性基团。脂肪酸合成过程中的中间产物,以共价键与 ACP 辅基上的—SH 基相连,ACP 辅基就像一个摇臂,携带脂肪酸合成的中间物由一个酶转到另一个酶的活性位置上。

4. 脂肪酸的生物合成步骤

原初反应:乙酰基连到 β-酮脂酰 ACP 合成酶上。随后,丙二酸酰基转移反应生成丙二酸单酰—S—ACP,此时一个丙二酸单酰基与 ACP 相连,另一个脂酰基(乙酰基)与 β-酮脂酰 ACP 合成酶相连。接着是以下四个反应的循环:

缩合反应:生成 β-酮脂酰—S—ACP,同位素实验证明,释放的 CO_2 来自形成丙二酸单酰 CoA 时所羧化的 HCO_3^-,羧化上的 C 原子并未掺入脂肪酸,HCO_3^- 在脂肪酸合成中只起催化作用。第一次还原反应:生成 β-羟脂酰—S—ACP,应注意,此过程形成的是 D 型 β-羟丁酰—S—ACP,而脂肪分解氧化时形成的是 L 型。脱水反应:形成 β-烯脂酰—S—ACP。第二次还原反应:形成 $(n+2)$ 脂酰—S—ACP。

第一次循环:产生丁酰—S—ACP。第二次循环:丁酰—S—ACP 的丁酰基由 ACP 转移至 β-酮脂酰 ACP 合成酶上,再接受第二个丙二酸单酰基,进行第二次缩合。

奇数碳原子的饱和脂肪酸也由此途径合成,只是起始物为丙二酸单酰—S—ACP,而不是乙酰—S—ACP。

多数生物的脂肪酸合成步骤仅限于形成软脂酸(16C)。经过 7 次循环后,合成的软脂酰—S—ACP 经硫脂酶催化生成游离的软脂酸,或由 ACP 转到 CoA 上生成软脂酰 CoA,或直接形成磷脂酸。对链长有专一性的酶是 β-酮脂酰 ACP 合成酶,它不能接受 16C 酰基。由乙酰—S—CoA 合成软脂酸的总反应为:

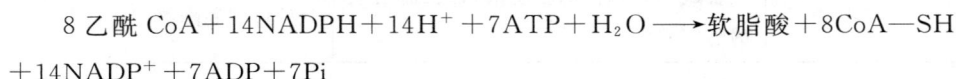

8 乙酰 $CoA+14NADPH+14H^+ +7ATP+H_2O \longrightarrow$ 软脂酸$+8CoA—SH$ $+14NADP^+ +7ADP+7Pi$

(二)各类细胞中脂肪酸合成酶系

细菌、植物的多酶复合体:包括 6 种酶和 ACP。

酵母(α6β6):电镜下直径为 25nm,包括 α:β-酮脂酰合成酶、β-酮脂酰还原酶,β-脂酰转移酶、丙二酸单酰转移酶、β-羟脂酰脱水酶、β-烯脂酰还原酶。

哺乳动物(α2,多酶融合体):结构域Ⅰ,底物进入酶系进行缩合的单元,乙酰转移酶、丙二酸单酰转移酶、缩合酶;结构域Ⅱ,还原反应物的单元,ACP、β-酮脂酰还原酶、β-羟脂酰脱水酶、β-烯脂酰还原酶;结构域Ⅲ,释放软脂酸的单元,硫脂酶。

多酶融合体:许多真核生物的多酶体系是多功能蛋白,不同的酶以共价键连在一起,成为单一的肽链,称为多酶融合体。这是生物进化中,外显子跳动产生的结果。多酶融合体有利于酶的协同作用,提高催化效率。

(三)脂肪酸氧化与合成途径的比较(表 1-1)

表 1-1　脂肪酸氧化与合成途径的比较

	合成(从乙酰 CoA 开始)	氧化(生成乙酰 CoA)
细胞中部位	细胞质	线粒体
酶系	7 种酶,多酶复合体或多酶融合体	4 种酶(分散存在)
酰基载体	ACP	CoA
二碳片段	丙二酸单酰 CoA	乙酰 CoA
电子供体(受体)	NADPH	FAD、NAD

续表 1-1

	合成（从乙酰 CoA 开始）	氧化（生成乙酰 CoA）
β-羟脂酰基构型	D 型	L 型
对 H_2CO_3 及柠檬酸的要求	要求	不要求
能量变化	消耗 7 个 ATP 及 14 个 NADPH，共 49 个 ATP	产生 33 个 ATP
产物	只合成 16C 以内的脂肪酸，延长需由别的酶完成	18C 可彻底降解

（四）脂肪酸合成的调节

1.酶浓度的调节（酶量的调节或适应性控制）

关键酶：乙酰 CoA 羧化酶（产生丙二酸单酰 CoA），脂肪酸合成酶系，苹果酸酶（产生还原当量）。饥饿时，这几种酶浓度降低；进食后，酶浓度升高。喂食高糖低脂膳食时，这几种酶浓度升高，脂肪合成加快。

2.酶活性的调节

乙酰 CoA 羧化酶是限速酶。别构调节：柠檬酸激活、软脂酰 CoA 抑制。共价调节：磷酸化会失活、脱磷酸化会复活。胰高血糖素可使此酶磷酸化失活，胰岛素可使此酶脱磷酸化而恢复活性。

八、线粒体和内质网中脂肪酸碳链的延长

β-酮脂酰 ACP 合成酶最多只能接受 14C 的酰基，不能接受 16C 的酰基。因此，从头合成只能合成 16C 软脂酸。

1.线粒体脂肪酸延长酶系

该酶能够延长中、短链（4C～16C）饱和或不饱和脂肪酸，延长过程是 β 氧化过程的逆转，乙酰 CoA 作为二碳片段的供体，NADPH 作为氢供体。反应过程为硫解→加氢→脱水→加氢。

2.内质网脂肪酸延长酶系

哺乳动物细胞的内质网膜能延长饱和或不饱和长链脂肪酸（16C 及以上），

延长过程与从头合成相似,只是以 CoA 代替 ACP 作为脂酰基载体,丙二酸单酰 CoA 作为 C2 供体,NADPH 作为氢供体,从羧基端延长。

九、三脂酰甘油的合成

动物肝脏、脂肪组织及小肠黏膜细胞中能合成大量的三脂酰甘油,植物也能大量合成三脂酰甘油,微生物合成较少。

合成原料:L-α-磷酸甘油(3-磷酸甘油),脂酰 CoA。

L-α-磷酸甘油的来源:磷酸二羟丙酮(糖酵解产物)还原生成 L-α-磷酸甘油,或甘油磷酸化。

十、脂肪的摄入量

脂肪的供给量容易受人们的饮食习惯、生活条件、气候、季节的影响,因此世界各国对脂类的摄入量并没有一个统一的标准。中国营养学会建议每日膳食中由油脂供给的能量占总能量的比例,儿童和少年以 25%～30% 为宜,成年人以 20%～25% 为宜,一般不超过 30%。胆固醇的每日摄入量应在 300mg 以下。

每天所摄入的脂类中,应有一定比例的不饱和脂肪酸,一般认为必需脂肪酸的摄入量应不少于总能量的 3%。

理想的脂肪酸构成量为饱和脂肪酸:单不饱和脂肪酸:多不饱和脂肪酸＝1:1:1,而多不饱和脂肪酸(ω-6):(ω-3)＝(4～6):1 为佳。

我国对各类人群脂肪摄入量的建议详见附录《2013 版中国居民膳食营养参考摄入量(DRI2013)》。

第三节 碳水化合物

碳水化合物(carbohydrate)是由碳、氢和氧三种元素组成,由于它所含的氢、氧的比例为二比一,和水一样,故称为碳水化合物。它是为人体提供热能的三种主要的营养素中最廉价的营养素。食物中的碳水化合物分成两类:人可以吸收利用的有效碳水化合物(如单糖、双糖、多糖)和人不能消化的无效碳水化合物(如纤维素)。碳水化合物是人体必需的物质。碳水化合物是一切生物体维持生命活动所需能量的主要来源。它不仅是营养物质,而且有些还具有特殊的生理活性。我国人民所摄取食物中的营养素,以碳水化合物所占的比重最大。一般说来,机体所需能量的 50% 以上是由食物中的碳水化合物提供的。食物中的碳水化合物经消化产生的葡萄糖被吸收后,有一部分以糖原的形式贮存在肝脏和肌肉中。肌糖原是骨骼肌中随时可动用的贮备能源,用来满足骨骼肌在工作情况下的需要。肝糖原也是一种贮备能源,贮存量不大,主要用于维持血糖水平的相对稳定。脑组织消耗的能量相对较多,在通常情况下,脑组织消耗的能量均来自碳水化合物在有氧条件下的氧化,因而脑组织对缺氧非常敏感。另外,脑组织细胞贮存的糖原又极少,代谢消耗的碳水化合物主要来自血糖,所以脑功能对血糖水平有很大的依赖性。

一、碳水化合物的分类、食物来源

(一)碳水化合物的分类

碳水化合物又称为糖,是肌肉活动的主要能量来源。糖根据其化学分子结构的大小和在水中的溶解度的不同进行分类,可分为糖、寡糖和多糖三类,寡糖又称低聚糖。表 1-2 所示为碳水化合物的分类。

表 1-2　碳水化合物的分类

分类 (糖分子 DP)	亚组	组成
糖(1~2)	单糖	葡萄糖、半乳糖、果糖
	双糖	蔗糖、乳糖、麦芽糖、海藻糖
寡糖(3~9)	糖醇	山梨醇、甘露糖醇
	异麦芽低聚寡糖	麦芽糊精
	其他寡糖	棉子糖、水苏糖、低聚果糖
多糖(≥10)	淀粉	直链淀粉、支链淀粉、变性淀粉
	非淀粉多糖	纤维素、半纤维素、果胶、亲水胶质物

(二)碳水化合物的消化与吸收

碳水化合物的消化主要是在小肠中进行。碳水化合物经过消化变成单糖后才能被细胞吸收。糖吸收的主要部位是在小肠的空肠。

（三）碳水化合物的代谢

糖类是机体优质的燃料，是运动时骨骼肌细胞获得能量的主要方式。运动时参与分解代谢供能的糖有葡萄糖和糖原，具有优质、节能、无代谢废物的特点。这是因为运动中主要能量来源于糖的代谢，糖的代谢终产物为二氧化碳和水，不会增加体液的酸度；糖氧化时耗氧量少，和脂肪比较，在消耗等量氧的条件下，糖的产能效率比脂肪高 4.5％，糖是唯一既能进行无氧氧化，又能进行有氧氧化的能源物质，可以为不同强度的运动提供能量。只有糖耗竭了才会动用蛋白质和脂肪参与供能。糖的分解代谢途径主要有两条：

在无氧的条件下，葡萄糖或糖原经糖酵解过程生成乳酸，这一过程与酵母菌内葡萄糖"发酵"生成乙酸的过程相似，因而碳水化合物的无氧分解也称为"糖酵解"。

在有氧条件下，葡萄糖或糖原经三羧酸循环，最终被彻底氧化成二氧化碳及水，这个过程称为碳水化合物的有氧氧化。葡萄糖经磷酸戊糖途径被氧化为水和二氧化碳。

糖是人体运动时的重要能源物质。由食物吸收的糖主要转变成糖原的形式在体内储存，运动中可利用的糖贮备有肌糖原、血糖和肝糖原。运动时需要动用糖代谢供能时，首先动用的是肌糖原，随着运动的继续，肌糖原贮量的减少，肌肉开始摄取血糖，随着血糖利用量的增加，肝糖原开始释放入血，补充及维持血糖浓度的稳定，保持机体运动能力。血糖是中枢神经系统的基本燃料，也是长时间运动时运动肌的重要肌外燃料。运动时，骨骼肌吸收和利用的血糖数量的多少与运动强度、持续时间和运动前肌糖原的贮量有关。在激烈运动初期，骨骼肌不吸收血糖，随着时间延长，运动肌摄取利用血糖的量逐渐增加，肝脏将肝糖原分解释放入血，以维持血糖浓度的恒定，运动后期运动肌吸收的血糖的量下降，这是肝糖原接近耗尽，血糖水平下降的结果。肌糖原是高、中等强度运动的主要供能物质。血糖是肝糖原转运到外周的媒介，起以下作用：①参与肌收缩的能量供应；②是中枢神经系统的主要供能物质。肝糖原的主要作用是补充血糖的消耗，以维持血糖水平。

（四）碳水化合物的食物来源

膳食中淀粉的来源主要是粮谷类和薯类食物。粮谷类一般含碳水化合物

60％～80％，薯类为 15％～29％，豆类为 40％～60％。如小麦、水稻、玉米、小米、荞麦、绿豆、红豆、红薯、白薯、南瓜、藕、山药、大豆、花生等。单糖和双糖的来源主要是蔗糖、糖果、糕点、甜味水果、含糖饮料和蜂蜜等。葡萄糖吸收最快，果糖引起的胰岛素分泌作用较小，二者适宜联合使用；低聚糖具有渗透压低、甜度小、吸收快等特点，非常适宜健身运动中使用。糖的另一来源就是服用运动饮料，运动饮料含有合理的糖配比。对于参加健身的人来说，糖的摄入量更需要达到上面的要求，甚至还要多一些。而很多健身者往往达不到合理的摄入量，因此，这时候可以服用运动饮料来弥补糖的摄入不足，增加体力，以获得更好的健身效果。

二、碳水化合物的功能

(一)碳水化合物与血糖

血糖指数(GI)是一个反映食物引起人体血糖升高程度的指标。血糖指数越高，食物升高血糖效应越强。血糖指数＞70 的食物为高血糖指数食物，它们进入胃肠后消化快，吸收率高，迅速吸收进入血液，血糖峰值高，但下降速度也快；血糖指数＜55 的食物为低血糖指数食物，它们在胃肠中停留时间长，吸收率低，吸收进入血液后峰值低，下降速度较慢，引起餐后血糖反应较小。一般来说，豆类、乳类是低或较低血糖指数的食物。蔬菜，特别是叶和茎类蔬菜是低血糖指数的食物，因为碳水化合物的含量不超过 6％，而且富含膳食纤维，所以对血糖影响小。而谷类、薯类、水果常因品种和加工方式不同而引起血糖指数的变化。食物的血糖指数与糖尿病人的健康息息相关，选择血糖指数低的食物可以有效降低患者血糖水平。参见表 1-3。

表 1-3　含糖食物血糖指数举例

	食物	血糖指数	食物	血糖指数
高血糖指数 （GI＞70）	葡萄糖	100	土豆糊	83
	烤土豆	85	玉米薄片饼	84
	豆冻	80	椰子汽水	77
	蜂蜜	73	西瓜	72

续表 1-3

	食物	血糖指数	食物	血糖指数
中血糖指数（GI 为 55～70）	全麦面包	69	燕麦制品	66
	软饮料	68	蔗糖	65
	葛粉饼干	66	白米饭	59
	冰淇淋	61	芒果	55
	橘子汁	57		
低血糖指数（GI＜55）	熟香蕉	52	水与牛奶煮成的麦片	49
	混合谷类面包	45	半熟米饭	47
	巧克力	49	橘子	43
	苹果	36	菜豆	27

（二）碳水化合物的生理作用

碳水化合物是人体内主要的能源物质，是机体生存的主要燃料；还是组成细胞模结构的成分；且是中枢神经系统的主要燃料；具有节约蛋白质的作用。碳水化合物能加快健身后体力的恢复过程；运动中补充碳水化合物还有利于稳定免疫力。碳水化合物可调节脂肪代谢，具有解毒作用，能增强肠道功能。另外，经糖醛酸途径生成的葡萄糖醛酸，是体内一种重要的结合解毒剂，在肝脏中能与许多有害物质，如细菌毒素、酒精、砷等结合，以消除或减轻这些物质的毒性或生物活性，从而起到解毒作用。非淀粉多糖类，如纤维素和果胶、抗性淀粉、功能性低聚糖等抗消化的碳水化合物，虽不能在小肠消化吸收，但能刺激肠道蠕动，增加了结肠内的发酵，发酵产生的短链脂肪酸和肠道菌群增殖，有助于正常消化和增加排便量。

三、碳水化合物的消化吸收

食物中含有的碳水化合物主要为淀粉，此外还包括少量的低聚糖和单糖。单糖分子无须消化可直接吸收，而低聚糖和淀粉必须经过消化酶水解成单糖后才能被机体吸收和利用。能消化淀粉的部位包括口腔和小肠。由于唾液中含有α-淀粉酶，摄入的淀粉首先在口腔中进行初步水解，产生少量的麦芽糖和葡萄糖,但因食物在口腔中的停留时间很短,因此这种水解量很小。拌和着唾液的食物经食道进入胃,由于胃酸能使淀粉酶失去活性,故胃中不能消化淀粉。小肠是淀粉消化的主要场所。肠腔中由胰腺制造的胰 α-淀粉酶是水解淀粉的最主要的酶,它能将进入小肠的淀粉水解为 α-糊精、麦芽寡糖和麦芽糖。然后,小肠液中的 α-糊精酶、麦芽糖酶分别将 α-糊精水解成葡萄糖,将麦芽寡糖和麦芽糖水解成葡萄糖。食物中所含的蔗糖和乳糖进入小肠后,分别在蔗糖酶和乳糖酶的催化下水解成葡萄糖等单糖。

一些膳食纤维(主要为可溶性纤维),能被肠道细菌作用,分解为水、气体和短链脂肪酸,这些短链脂肪酸能被吸收产生能量。

四、碳水化合物的供给

(一)碳水化合物膳食参考摄入量

2000 年我国重新修订了健康人群的碳水化合物供给量,该值应为总能量摄入量的 55%～65%,同时对碳水化合物的来源也作了要求,即应包括复合碳水化合物淀粉、不消化的抗性淀粉、非淀粉多糖和低聚糖等碳水化合物,限制纯能量食物(如糖)的摄入量,提倡摄入营养素/能量密度高的食物,以保障人体能量和营养素的需要及改善胃肠道环境和预防龋齿的需要。每天一般应摄入 250～400g 粮食,至少摄入 50～100g 可消化的碳水化合物以预防碳水化合物缺乏症。

几乎所有甜味食品中,都含有大量用白糖或糖浆做成的甜味剂。所以,对于一些喜欢吃甜点、零食、饮料的孩子和年轻女性来说,每天摄入 100g 以上的白糖是一件很普遍的事情。但营养学家们推荐的每日摄入白糖总量大约为 30～40g,即不要超过每日摄入碳水化合物总量的 10%。

糖尿病人要控制甜食的摄入,市场上已出现的"无糖食品"的"无糖"要求是指固体或液体食品中每 100g 或 100mL 的含糖量不高于 0.5g。此处的"糖"是指有甜味的碳水化合物,一般是指精制的白糖和食品、饮料加工中常用的糖浆。

(二)运动人群碳水化合物需要量

运动员摄取平衡的混合膳食中碳水化合物的供给量按其发热量计算为总能量的 60% 左右;西方国家一般推荐至少应摄取总能量的 50%～55% 的糖(美国国家健康与医学研究委员会,1992),有些专家建议进行长时间运动时应增加糖的摄入量至总能量的 65%,大强度耐力运动的碳水化合物供给量应为总能量的 60%～70%,中等强度时为 50%～60%,无氧运动时为 65%～70%。但精制糖(单、双糖)的摄入量不要超过总能量的 10%为宜。

碳水化合物的来源主要是主食,那么该如何确定摄入足够的主食来保证运动人群碳水化合物的需求呢? 在实际应用中可以借鉴运动员计算主食需要量的方法,根据体重和运动项目的类型(力量型还是耐力型)用"运动员主食推荐摄入量计算表"可以算出。

(三)碳水化合物过量与缺乏

膳食中碳水化合物比例过高,会引起蛋白质和脂肪的摄入减少,对机体造成不良后果。当膳食中碳水化合物过多时,就会转化成脂肪贮存体内,使人过于肥胖而导致各类疾病(如高血脂、糖尿病等)。

营养调查发现,尽管吃糖可能并不直接导致糖尿病,但长期大量食用甜食会使胰岛素分泌过多、碳水化合物和脂肪代谢紊乱,引起人体内环境失调,进而促进多种慢性疾病(如心脑血管疾病、糖尿病、肥胖症、老年性白内障、龋齿、近视、佝偻病)的发生。多吃甜食还会使人体血液趋向酸性,不利于血液循环,并减弱免疫系统的防御功能。

膳食中碳水化合物过少,可造成膳食蛋白质浪费,组织蛋白质和脂肪分解增强等引起的不良反应。缺乏碳水化合物时,将导致全身无力、疲乏,血糖含量降低,产生头晕、心悸、脑功能障碍等。严重者会导致低血糖昏迷。尤其是大脑需要葡萄糖作为唯一的能源物质,若血中葡萄糖水平下降,出现低血糖,会对大脑产生不良影响。

第四节　能　　量

一、概述

在生命活动过程中,一切生命活动都需要能量,这些能量主要来源于食物。碳水化合物、脂肪和蛋白质经体内氧化可释放能量。三者统称为"产能营养素"或"热源质"。

谷类和薯类食物含碳水化合物较多;油料作物富含脂肪;动物性食物一般比植物性食物含有更多的脂肪和蛋白质,但大豆和硬果类例外,它们含丰富的油脂和蛋白质;蔬菜和水果一般脂肪和蛋白质含量较少。

二、人体的能量来源和消耗

(一)体内能量的来源

在人体细胞中线粒体的呼吸作用下,消耗有机物和氧气,产生二氧化碳和水,然后释放能量。释放出的能量主要是热能。热能用于保持体温等,而人体(及动物)各项生命活动所需要的能量来自 ATP。

(二)人体的能量消耗

人体的能量消耗包括基础代谢、体力活动和食物热效应三个方面。为了达到能量平衡,人体每天摄入的能量应恰好能满足这三个方面的需要。

1. 基础代谢

(1)基础代谢和基础代谢率

基础代谢是维持机体生命活动最基本的能量消耗。基础代谢的能量消耗构成机体能量消耗的重要部分,是研究人体能量消耗以及能量需要的重要依据。

基础代谢率(BMR)是指人体在清醒而又极端安静的状态下,不受肌肉活动、环境温度、食物及精神紧张等影响时的能量代谢率。

基础代谢率随着性别、年龄等不同而变动。男子的基础代谢率平均比女子高,幼年比成年高;年龄越大,代谢率越低。一般来说,基础代谢率的实际数值与正常标准相差 10%～15% 之内都属于正常。超过正常标准 20% 时,才能算病理状态。甲状腺机能减退时,基础代谢率比正常标准低 20%～40%;甲状腺功能亢进时,基础代谢率比正常标准高出 25%～80%。其他如肾上腺皮质和脑下垂体机能低下时,基础代谢率也要降低。

(2)基础代谢能量消耗值的计算

①用体表面积进行计算:BEE(基础代谢能量消耗)＝体表面积×BMR(基础代谢率)

②直接用公式计算:

男:BEE＝66＋13.7×体重(kg)＋5.0×身高(cm)－6.8×年龄(y)

女:BEE $=66.5+9.5\times$体重$(kg)+1.8\times$身高$(cm)-4.7\times$年龄(y)

③WTO 建议的计算方法:使用 Schofield 公式。

(3)影响人体基础代谢的因素

①体表面积与体型。基础代谢消耗的能量随体表面积增大而增加,瘦高体型的人比矮胖体型的人基础代谢消耗的能量高。基础代谢消耗的能量与体内去脂组织含量的多少也有关系,去脂组织含量高,基础代谢消耗的能量也高,因为去脂组织在代谢中的相对耗热量大于脂肪组织。

②年龄。处于生长发育期的婴幼儿基础代谢消耗的能量高,随着年龄的增长,基础代谢消耗的能量逐渐降低。

③性别。基础代谢消耗的能量女性比男性约低 5%～10%,但女性在孕期基础代谢消耗的能量会明显增高。

④内分泌。许多腺体分泌的激素对细胞代谢起调节作用,如甲状腺、肾上腺、垂体等,当其分泌失调时会影响基础代谢消耗的能量。服用甲壳素可调节人体内分泌,能有效改善糖尿病,并能起到辅助治疗的作用。

⑤环境温度。人体在 20～30℃ 环境中能量代谢最为稳定。气温高于或低于这个范围,产热量均有所增加。

2.体力活动

体力活动(physical activity,PA)的概念很广,并且易与其他概念混淆。已经被普遍接受的是 Caspersen 等人的定义:"任何由骨骼肌收缩引起的导致能量消耗的身体运动"。

(1)体力活动分级

我国营养学会将居民活动强度分为三级,即轻、中、重体力活动。成人能量推荐摄入量用 BMR 乘以不同体力活动水平系数进行计算。日常生活的体力活动可以分为工作、家务、体育运动、娱乐活动等。

锻炼(exercise)的概念不同于体力活动,前者从属于后者。Caspersen 将锻炼定义为有最终和阶段目标的,有计划的,有组织的,重复的,以保持和/或提高体适能(physical fitness)为目的的体力活动。

(2)影响体力活动所消耗能量的因素

肌肉越发达者,活动时所消耗的能量越多;体重越重者,做相同的运动所消耗的能量也越多;活动时间越长、强度越大,能量消耗越多。能量消耗与工作的熟练程度有关。其中劳动强度和持续时间是主要影响因素,而劳动强度主要涉及劳动时牵动的肌肉的多少和负荷的大小。

3.食物热效应

食物热效应(thermic effect of food,TEF)是指由于进食而引起能量消耗增加的现象。营养学家把这种因为摄食而引起的热能的额外消耗称为食物热效应,又叫食物的特殊动力作用(specific dynamic action,SDA)。

TEF 只能增加体热的外散,而不能增加可利用的能量,对于人体是一种损耗而不是一种收益,而只够维持基础代谢的食物摄入后,消耗的能量多于摄入的能量,外散的热多于食物摄入的热,而此项额外的能量却不是无中生有的,而是来源于体内的营养贮备。因此,为了保障体内的营养贮备,进食时必须考虑食物热效应额外消耗的能量,使摄入的能量与消耗的能量保持平衡。能量代谢是营养学研究的最基本问题,能量代谢是指在生物体内糖类、脂肪以及蛋白质的代谢变化所伴随着的能量的释放、转移和利用的过程,这个过程伴随着食物热效应。

(1)TEF 产生过程

食物热效应产生的原因很多。进食过程中,消化系统的运动、消化酶的分泌都会消耗热量。同时,食物在体内氧化分解时,除了本身释放出热能以外,还会增加人体的基础代谢率,刺激人体产生额外的热量消耗,使体温升高,同时,能量代谢时,生物体内糖类、脂肪以及蛋白质的代谢变化伴随着能量的释放,产生热量。

(2)影响食物热效应的因素

首先,食物的成分不同,所产生的热效应差别很大。脂肪的食物热效应约占其热能的 4%~5%,碳水化合物为 5%~6%,而蛋白质能达到 30%~40%。产生这种差异的原因很多,脂肪、碳水化合物主要为人体提供能量,而食物蛋白质中的氨基酸的功能为合成人体所需的蛋白质,这一过程比脂肪、蛋白质单纯转化为热量所消耗的能量更多。同时,高蛋白食物所产生的热效应时间也更长,据测算,最长可达到 12h 之久,这与合成蛋白质的过程更为复杂有关。

另外,食物热效应与进食量也有关,吃得越多,热能的消耗就越多。吃得快者比吃得慢者消耗的热量高。吃得快时,中枢神经系统更加活跃,激素和酶的分泌速度快、量更多,吸收和贮存的速率更高,其能量消耗也相对较多。

按照三大产热营养素的比例,混合性食物的热效应作用可相当于基础代谢的 10%,或全日总能量消耗的 6%,为每日 600kJ(150kcal)左右。为了减轻体重,应严格控制每餐的热量摄入,使其保持在低于基础代谢所需热量的范围之内。然而,长此以往容易导致营养不良。

三、人体一日能量需要的确定

(一)计算法

计算法这种简便、易行但相对粗糙的方法,对于确定个体或群体的能量需要均可行,且被广为使用。

1.通过计算能量消耗确定一日能量需要

要做到能量平衡,就是要保证能量的供给和消耗达到平衡。人体能量消耗包括基础代谢、体力活动和食物热效应三方面,因此详细地记录一天的各项活动,或根据工作生活类型确定其活动强度,按公式计算。表 1-4 所示为工作生活类型及其数值。

一日能量需要计算公式:基础代谢率×工作生活类型数值=一日能量需要

表 1-4 工作生活类型及其数值

工作生活类型	工作生活类型数值
长时间坐在办公室、教室里,很少运动或是完全没有运动的人	1.2
偶尔会运动或散步、逛街、到郊外踏青,每周大约少量运动 1～3 次的人	1.3
有持续运动的习惯,或是会上健身房,每周大约运动 3～5 次的人	1.5
热爱运动,每周运动 6～7 次,或是工作量相当大的人	1.7
工作或生活作息需要大量劳动,相当消耗能量的人	1.9

2.膳食调查

健康人在食物供应充足、体重不发生明显变化时,其能量摄入量基本上可反映出其能量需要量。因此要详细记录一段时间摄入食物的种类和数量,计算出平均每日食物总的能量含量,就可以认为是其能量的一日需要量。不过这种膳食调查一般至少要进行 5～7 天,如确定一类人群的能量需要,还应注意调查对象应有一定的数量,所得数据才相对地可信、可靠。

（二）测量法

测量法是一种比较准确,但复杂而昂贵的方法,常用于一些特殊的人群或个人的能量需要的确定或研究工作的需要。

1. 直接测热法

直接测热法（direct calormetry）是测定整个机体在单位时间内向外界环境发散的总热量。此总热量就是能量代谢率。

将被测者置于一特殊的检测环境中,收集被测者在一定时间内（通过辐射、传导、对流及蒸发 4 个方面）发散的总热量,然后换算成单位时间的代谢量,即能量代谢率。直接测热法的装置较为复杂,该方法主要用于研究肥胖和内分泌系统障碍等。

2. 间接测热法

由于食物在人体内氧化时,需消耗吸入空气中的氧,生成二氧化碳,释放出能量,因此,通过测定人体消耗掉的氧气量和生成的二氧化碳量可以计算出人体所生成的热能,该方法即为间接测热法。测定时用气袋收集一定时间内受试者的全部呼出气,分析呼出气中的含氧量和二氧化碳量,将呼出气与吸入的空气对比,即可算出此段时间内机体所消耗的氧量和二氧化碳生成量。同一时间内二氧化碳生成量与氧耗量之比,称为呼吸熵（respiratory quotient,RQ）,呼吸熵不同,每消耗 1L 氧所产生的热能也不同。研究能量代谢一般采用间接测热法。

四、能量供给

我国对各类人群能量摄入量的建议详见附录《2013 版中国居民膳食营养参考摄入量（DRI2013）》。

第五节 矿 物 质

矿物质（mineral）,是地壳中自然存在的化合物或天然元素。它又称无机盐,是人体内无机物的总称。它是构成人体组织和维持正常生理功能必需的各种元素的总称,是人体必需的七大营养素之一。

矿物质和维生素一样,是人体必需的元素,是人体自身无法产生、合成的。每日矿物质的摄取量也是基本确定的,但随年龄、性别、身体状况、环境、工作状况等因素而有所不同。

一、概述

人体中含有的各种元素,除了碳、氧、氢、氮等主要以有机物的形式存在以外,其余的60多种元素统称为矿物质。其中25种为人体营养所必需。钙、镁、钾、钠、磷、硫、氯这7种元素含量较多,约占矿物质总量的60%~80%,称为宏量元素。铁、铜、碘、锌、锰、钼、钴、铬、锡、钒、硅、镍、氟、硒这14种元素,存在数量极少,在机体内含量少于0.005%,称为微量元素。微量元素又分为必需微量元素、可能必需微量元素和具有潜在毒性但低剂量可能具有功能微量元素。

矿物质是构成机体组织的重要原料。它也是维持机体酸碱平衡和正常渗透压的必要条件。人体血液中的血红蛋白、甲状腺素等需要铁、碘的参与才能合成。

(一)矿物质的来源

矿物质既存在于植物性食物中,也存在于动物性食物中。植物性食物中的矿物质,来自土壤。动物需要的矿物质可从植物性食物中获得。人类则主要是从植物性食物和动物性食物中摄取矿物质,以满足人体的正常需要。

(二)矿物质的特点

(1)矿物质在体内不能合成,每天必须从食物和饮水中摄取。摄入体内的矿物质经过机体的新陈代谢,每天都有一定数量从粪、尿、汗、头发、指甲及皮肤黏膜脱落而排出体外,因此矿物质必须不断地从膳食中供给。

(2)矿物质在体内分布极不均匀。如钙和磷主要分布在骨骼和牙齿,铁分布在红细胞,碘集中在甲状腺,钴分布在造血系统,锌分布在肌肉组织等。

(3)矿物质相互之间存在协同或拮抗作用。如膳食中钙和磷比例不合适,可影响该两种元素的吸收;过量的镁干扰钙的代谢,过量的锌影响铜的代谢;过量的铜可抑制铁的吸收。

(4)某些微量元素在体内需要量很少,但其生理作用剂量与中毒剂量非常接近,摄入过多易产生毒性作用。如硒易因摄入过量引起中毒,对硒的强化应注意用量不宜过大。

（三）矿物质的生理功能

矿物质（无机盐）不能产生热能，但在人体内有十分重要的营养生理功能，归纳起来有以下四个方面：

（1）矿物质是构成机体组织的重要材料。如钙、镁、磷是骨骼和牙齿的重要成分；磷、硫是构成组织蛋白的成分；铁是血红蛋白和细胞色素的重要成分；胰岛素中含有锌等。

（2）矿物质调节细胞膜的通透性。维持着细胞内、外液酸性和碱性无机离子的浓度，维持细胞正常的渗透压和体内酸碱平衡。

（3）矿物质能维持神经和肌肉的兴奋性。在组织液中的许多离子，特别是保持一定比例的钾、钠、镁离子能够维持神经、肌肉的兴奋性。

（4）矿物质是构成某些具有特殊生理功能物质的重要成分。如血红蛋白和细胞色素系统中的铁，甲状腺素中的碘和谷胱甘肽过氧化物酶中的硒。

由于新陈代谢，每天都有一定数量的矿物质通过各种途径排出体外，因而有必要通过膳食予以补充。矿物质在食物中的分布很广，一般都能满足机体需要。从实用营养的观点看，比较容易缺乏的矿物质元素有钙和铁，在特殊地理环境或其他特殊条件下，也可能有缺碘、硒和锌的问题。一些特殊人群，如儿童、青少年、孕妇、乳母，他们易发生铁、钙、碘、锌的缺乏。

二、矿物质的生理学效能

矿物质的生理学效能见表 1-5～表 1-17。

表 1-5　钙的生理学效能

生理功能	吸收与代谢	缺乏与过量	供给量与食物来源
1.构成骨骼和牙齿的成分。 2.促进体内酶的活动。 3.维持神经和肌肉的活动。 4.参与血液凝固、激素分泌等	1.吸收：主要在小肠上端吸收。 2.排泄：大部分从粪便中排出，部分随尿排出	1.缺乏：导致儿童生长迟缓、骨软化，甚至导致佝偻病。中老年人易患骨质疏松症。易患龋齿。 2.过量：增加肾结石的风险，发生骨硬化	1.我国居民钙摄入量不足，国家制定了推荐摄入量。 2.奶和奶制品含钙丰富且吸收率高，小虾皮、海带、豆类、芝麻酱和绿色蔬菜含钙也较丰富

表1-6 磷的生理学效能

生理功能	吸收与代谢	缺乏与过量	供给量与食物来源
1.构成骨骼和牙齿的重要成分。 2.参与能量代谢。 3.构成生命物质的成分。 4.酶的重要成分。 5.调节酸碱平衡	1.吸收:在小肠吸收。 2.排泄:从肾脏中排出	1.缺乏:几乎所有食物均含有磷,缺乏较少见。 2.过量:引起低血钙症	1.动植物食品均含丰富的磷。 2.理论上膳食中钙磷比维持在1:1~1:1.5之间比较好。 3.瘦肉、禽、蛋、鱼、坚果、海带、紫菜等是磷的良好来源

表1-7 铁的生理学效能

生理功能	吸收与代谢	缺乏与过量	供给量与食物来源
1.参与体内氧的运送和组织呼吸过程。 2.维持正常的造血功能。 3.参与其他重要功能	1.吸收:食物中三价铁经胃酸还原成二价铁后被小肠吸收。 2.排泄:从肠道中排出,尿中排出极少。月经、出血也为排出途径	1.缺乏:导致缺铁性贫血等,多见于婴幼儿、孕妇及乳母。 2.过量:导致组织炎症,多器官的损伤和纤维化,癌症发生率和死亡率增加,自身免疫系统紊乱等	1.动物食品含丰富的铁,如猪肝、瘦肉、鸡蛋、动物全血、禽类、鱼类等均是铁的良好来源。 2.蔬菜和牛奶及奶制品中铁含量不高,利用率低

表1-8 碘的生理学效能

生理功能	吸收与代谢	缺乏与过量	供给量与食物来源
参与甲状腺素的合成	1.吸收:食物中碘进入胃肠道转变为碘化物后被吸收。 2.排泄:主要经肾脏排泄,约90%随尿排出,10%随粪便排出	1.缺乏:引起甲状腺肿大。 2.过量:引起高碘性甲状腺肿、碘性甲状腺功能亢进、乔本氏甲状腺炎等	1.中国营养学会提出每人每日碘的推荐摄入量。 2.海产品含碘丰富,如海带、紫菜等。植物性食物中碘含量低

表 1-9　锌的生理学效能

生理功能	吸收与代谢	缺乏与过量	供给量与食物来源
1.作为金属酶的组成成分或酶的激活剂。 2.促进生长发育。 3.促进机体免疫功能。 4.维持细胞膜结构。 5.其他功能	1.吸收：由小肠吸收，吸收率为20%～30%。 2.排泄：主要由肠道排出，少部分随尿排出，汗液和毛发中也有少量排出	1.缺乏：儿童长期缺锌可导致侏儒症，成人长期缺锌可导致性功能减退、免疫功能降低等。 2.过量：引起锌中毒，引起急性腹痛、腹泻等	1.中国营养学会提出每人每日锌的推荐摄入量。 2.锌来源广泛，贝壳类海产品、红色肉类、动物内脏、蛋类、豆类等富含锌。蔬菜、水果中锌含量低

表 1-10　硒的生理学效能

生理功能	吸收与代谢	缺乏与过量	供给量与食物来源
1.作为谷胱甘肽过氧化物酶的组成成分。 2.保护心血管和心肌的健康。 3.对有毒重金属有解毒作用。 4.其他功能	1.吸收：主要在小肠吸收，吸收率为50%～100%。 2.排泄：大部分经尿排出，少量从肠道中排出	1.缺乏：是发生克山病的重要原因。可引发大骨节病。 2.过量：引起中毒	1.中国营养学会提出每人每日硒的推荐摄入量。 2.海产品和动物内脏是硒的良好食物来源，如鱼子酱、海参、牡蛎、蛤蜊和猪肾等

表 1-11　铜的生理学效能

生理功能	吸收与代谢	缺乏与过量	供给量与食物来源
1.维持正常的造血功能。 2.维护中枢神经系统的完整性。 3.促进骨骼、血管和皮肤健康。 4.具有抗氧化作用	1.吸收：主要在小肠吸收，吸收率约40%。 2.排泄：约80%经胆汁由肠道粪便排出，从尿、皮肤、头发和指甲中的排出量较少	1.缺乏：膳食供应充足，一般不易缺乏。 2.过量：引起急、慢性中毒	1.我国营养学会推荐成人适宜摄入量为2.0mg/d。 2.铜广泛存在于各种食物中，牡蛎中铜含量最高。一般奶和蔬菜中铜含量较低

表 1-12　锰的生理学效能

生理功能	吸收与代谢	缺乏与过量	供给量与食物来源
1.作为酶的组成成分或激活剂。 2.维持骨骼正常发育。 3.促进糖和脂肪代谢及抗氧化功能。 4.与生殖功能有关	1.吸收:主要在小肠吸收,吸收率较低(2%～15%)。 2.排泄:90%以上由肠道排出,少量从尿中排出,微量从汗液、头发和指甲中排出	1.缺乏:膳食供应充足,一般不易缺乏。 2.过量:引起中毒	1.我国营养学会推荐成人适宜摄入量为3.5mg/d。 2.糙米、核桃、海参、鱿鱼中锰含量最高。精制谷类、鱼类、肉类等食物中锰含量较低

表 1-13　氟的生理学效能

生理功能	吸收与代谢	缺乏与过量	供给量与食物来源
1.对维持骨骼和牙齿结构稳定性具有重要作用。 2.构成牙齿的重要成分	1.吸收:摄入的氟约有75%～90%由胃肠迅速吸收进入血液。 2.排泄:肾脏是氟的主要排泄途径,少量从粪便、毛发、汗液中排出	1.缺乏:引起牙齿发育不全,增加龋齿发生率。 2.过量:导致氟骨症、氟斑牙等	1.我国营养学会推荐成人适宜摄入量为1.5mg/d。 2.饮水是氟的主要食物来源

表 1-14　钴的生理学效能

生理功能	吸收与代谢	缺乏与过量	供给量与食物来源
作为维生素 B_{12} 的组成成分	1.吸收:在小肠吸收。 2.排出:经肾脏排出,少量从粪便和汗液中排出	1.缺乏:至今尚未发现人体钴缺乏现象。 2.过量:钴可产生毒性作用	1.我国未制定钴的推荐摄入量。 2.动物性食物如肝、肾、海产品等及绿叶菜中含量多。 3.乳制品和各类精制食品中含量低

表 1-15 钼的生理学效能

生理功能	吸收与代谢	缺乏与过量	供给量与食物来源
作为酶的辅助因子发挥作用	1. 吸收:易被吸收,吸收率达 88%～93%。 2. 排出:以钼酸的形式从尿中排出	1. 缺乏:膳食供应充足,一般不易缺乏。 2. 过量:对人体引起危害	1. 我国营养学会推荐成人适宜摄入量为 $60\mu g/d$。 2. 广泛存在于各种食物中

表 1-16 铬的生理学效能

生理功能	吸收与代谢	缺乏与过量	供给量与食物来源
作为人体内葡萄糖耐量因子的重要组成成分	1. 吸收:在小肠被吸收。 2. 排出:约 95% 以上从尿中排出,少量从胆汁、毛发和皮肤中排出	1. 缺乏:多见于老年人、糖尿病患者等。 2. 过量:尚未发现过量引起中毒的报道	1. 我国营养学会推荐成人适宜摄入量为 $50\mu g/d$。 2. 广泛存在于各种食物中

表 1-17 镍的生理学效能

生理功能	吸收与代谢	缺乏与过量	供给量与食物来源
作为某些金属酶的成分或辅助因子	1. 吸收:在小肠被吸收。 2. 排出:大部分从粪便中排出,少部分从尿、汗液中排出	1. 缺乏:膳食供应充足,一般不易缺乏。 2. 过量:产生毒性反应	1. 我国未制定镍的推荐摄入量。 2. 植物性食物中镍含量较高

第六节 维 生 素

一、概述

维生素(vitamin)是一系列有机化合物的统称,是维持机体生命活动过程所必需的一类微量的低分子有机化合物。一般生物体自己无法生产，需要通过饮食等手段获得。维生素不能像糖类、蛋白质及脂肪那样可以产生能量，组成细胞，但是它对生物体的新陈代谢起调节作用。维生素具有以下共同点：

（1）维生素均以维生素原的形式存在于食物中；

（2）维生素不是机体组织和细胞的组成成分，也不产生能量，它的作用主要是参与机体代谢的调节；

（3）大多数的维生素，机体不能合成或合成量不足，不能满足机体的需要，必须经常通过食物获得；

（4）人体对维生素的需要量很小，日需要量常以毫克或微克计算，但一旦缺乏就会引发相应的维生素缺乏症，对人体健康造成损害。

维生素与碳水化合物、脂肪和蛋白质 3 大物质不同，在天然食物中仅占极少比例，但又为人体所必需。许多维生素是辅基或辅酶的组成部分。

维生素是人和动物营养、生长所必需的某些少量有机化合物，对机体的新陈代谢、生长、发育、健康有极重要作用。

（一）维生素命名

对各种维生素的发现，经历了漫长的岁月。例如，1747 年，苏格兰医生发现用柠檬可以治疗坏血病，这就是后来的维生素 C。1917 年，英国的医生发现用鱼肝油可以治疗佝偻病，这也就是后来的维生素 D。随着科学和医学的进步，不断有维生素被发现，直到 1912 年，波兰的科学家丰克，经历过无数次的失败之后，最终从米糠中提取出了一种"白色的物质"，这种物质可以用来治疗脚气病，丰克把这种物质叫作"维持生命的营养素"，简称维他命（vitamin），也就是维生素。随着时间的推移，越来越多的维生素不断被发现，维生素的家族越来越庞大。为了便于记忆，就把它们排列起来称为维生素 A、维生素 B、维生素 C 等。

由于维生素家族的不断壮大，为了进一步区分同一类维生素的不同功用，人们还把不同维生素加了下标，如维生素 B_1、维生素 B_6、维生素 B_{12} 等。还有些维生素在化学结构和性质上都差不多，但在分子结构和来源上又略有不同，也可以用不同的下标来表示。例如，把存在于动物中的维生素 D（如鱼肝油）表示为维生素 D_3，把来源于植物中的维生素 D 表示为维生素 D_2。这是从区分功能的角度来看维生素是怎样命名的。

此外,根据不同维生素的不同功用,给它们分别起了一些别名。比如,维生素 C 可以治疗坏血病,叫作抗坏血酸;维生素 A 因为其对眼睛有好处,叫作抗干眼醇、视黄醇等;维生素 E 因为对生育有好处,又叫作生育酚,等等。

(二)维生素分类

(1)脂溶性维生素(lipid-soluble vitamin)是指不溶于水而溶于脂肪及有机溶剂的维生素,包括维生素 A、维生素 D、维生素 E、维生素 K。它是由长的碳氢链或稠环组成的聚戊二烯化合物。尽管每一种都至少有一个极性基团,但都高度疏水。某些脂溶性维生素是辅酶的前体,而且不用进行化学修饰就可被生物体利用。它可在体内大量贮存,主要贮存于肝脏部位,因此摄入过量会引起中毒。

(2)水溶性维生素(water-soluble vitamin)是指能在水中溶解的一组维生素,常是辅酶或辅基的组成部分。它主要包括维生素 B_1、维生素 B_2 和维生素 C 等。它是一类能溶于水的有机营养分子,其中包括在酶的催化中起着重要作用的 B 族维生素以及抗坏血酸(维生素 C)等。

(三)维生素缺乏

1. 维生素缺乏的原因

(1)食物供应严重不足、摄入不足、食物品种单一、储存不当、烹饪破坏等因素都会影响维生素的存在。

(2)吸收利用率低:很多的原因都会导致维生素在人体内的吸收利用减弱,消化系统疾病或摄入脂肪量过少会影响脂溶性维生素的吸收。

(3)维生素需要量相对增高,妊娠和哺乳期妇女、儿童,特殊工种、特殊环境下的人群对于维生素的需求量要比正常人高出许多倍。

(4)长期不合理使用抗生素会使人体消化道细菌生长受到抑制,从而引起维生素的缺乏,导致对维生素的需要量增加。

2. 维生素缺乏的分类

(1)按缺乏原因可分为原发性缺乏和继发性缺乏两种。

原发性缺乏:由于膳食中维生素供给不足或其生物利用率过低引起。

继发性缺乏:由于生理或病理原因妨碍了维生素的消化、吸收、利用,或因需要量增加、排泄或破坏增多而引起条件性维生素缺乏。

(2)按缺乏程度可分为临床维生素缺乏和亚临床维生素缺乏两种。

临床维生素缺乏：维生素缺乏出现临床症状。

亚临床维生素缺乏：不出现临床症状，但一般有劳动效率降低和对疾病抵抗力的降低等现象。要高度重视此类缺乏。

（四）维生素及各营养素的相互关系

1.维生素与能量代谢的关系

维生素 B_1、维生素 B_2 和维生素 PP 是与能量代谢密切相关的维生素，其需要量一般随能量需要量增高而增加。

2.维生素之间的关系

各种维生素间有着协同的作用。例如：维生素 A、维生素 C 和维生素 E 均能增强细胞抗氧化功能，而且维生素 E 有利于维生素 A 和胡萝卜素的吸收和贮存，以及避免在肠道内氧化。维生素 B_1 和维生素 B_2 相辅相成，总量保持动态平衡，两者共同促进维生素 C 的合成。有时一种维生素缺乏会影响另一种维生素的吸收，如叶酸（维生素 B_9）缺乏影响维生素 B_1 的吸收，从而影响其利用。

同样地，维生素间也存在拮抗作用，即由于两种及以上维生素间比例不当，造成一种维生素阻止另一种维生素吸收的现象。如：维生素 A 和维生素 D 其中一种过量，都会影响另一种的吸收。从分子水平上讲，这可能是对受体的竞争产生的。过量维生素 E 对维生素 K 不但无保护作用，反而干扰凝血机制，抵消维生素 K 的作用。因此，盲目摄入维生素是没有必要甚至有害的。摄入量过高不但会增加代谢负担，而且容易引起其余维生素或营养素缺乏等。因此，要注意各种维生素之间、维生素与其他营养素之间保持平衡的重要性。

二、维生素分类介绍

维生素 A，抗干眼醇，亦称美容维生素，具有脂溶性。不是单一的化合物，而是一系列视黄醇的衍生物（视黄醇亦被译作维生素 A 醇、松香油），多存在于鱼肝油、动物肝脏、绿色蔬菜中。缺少维生素 A 易患夜盲症。

维生素 B_1，硫胺素，又称抗脚气病因子、抗神经炎因子等，具有水溶性。在生物体内通常以硫胺焦磷酸盐（TPP）的形式存在。多存在于酵母、谷物、动物肝脏、大豆、肉类中。

维生素 B_2，核黄素，具有水溶性。也称为维生素 G，多存在于酵母、动物肝脏、蔬菜、蛋类中。缺少维生素 B_2 易患口舌炎症(口腔溃疡)等。

维生素 PP,具有水溶性,包括尼克酸(烟酸)和尼克酰胺(烟酰胺)两种物质,均属于吡啶衍生物。多存在于菸碱酸、尼古丁酸、酵母、谷物、动物肝脏、米糠中。

维生素 B_4(腺嘌呤、氨基嘌呤,Adenine),现在已经不将其视为真正的维生素。它是维生素 B 族之一,在蛋类、动物的脑、啤酒酵母、麦芽、大豆卵磷脂中含量较高。

维生素 B_5,泛酸,具有水溶性。多存在于酵母、谷物、动物肝脏、蔬菜中。

维生素 B_6,吡哆醇类,具有水溶性。包括吡哆醇、吡哆醛及吡哆胺。多存在于酵母、谷物、动物肝脏、蛋类、乳制品中。

生物素,也被称为维生素 H 或辅酶 R,具有水溶性。多存在于酵母、动物肝脏、谷物中。

维生素 B_9,叶酸,具有水溶性。也被称为蝶酰谷氨酸、蝶酸单麸胺酸、维生素 M 或叶精。多存在于蔬菜叶、动物肝脏中。

维生素 B_{12},氰钴胺素,具有水溶性。也称为氰钴胺或辅酶 B_{12}。多存在于动物肝脏、鱼类、肉类、蛋类中。

维生素 B_h,肌醇,具有水溶性,又名环己六醇。多存在于动物心脏、肉类中。

维生素 C,抗坏血酸,具有水溶性。多存在于新鲜蔬菜、水果中。

维生素 D,钙化醇,具有脂溶性。亦称为骨化醇、抗佝偻病维生素,主要有维生素 D_2(即麦角钙化醇)和维生素 D_3(即胆钙化醇)。这是唯一一种人体可以少量合成的维生素。多存在于鱼肝油、蛋黄、乳制品、酵母中。

维生素 E,生育酚,具有脂溶性。主要有 α、β、γ、δ 四种。多存在于鸡蛋、动物肝脏、鱼类、植物油中。

维生素 K,萘醌类,具有脂溶性。它是一系列萘醌的衍生物的统称,主要有天然的来自植物的维生素 K_1、来自动物的维生素 K_2 以及人工合成的维生素 K_3 和维生素 K_4。又被称为凝血维生素。多存在于菠菜、苜蓿、白菜、动物肝脏中。

第二章　妊娠期营养需求及妊娠期特殊疾病的营养治疗

在妊娠过程中,胎儿所需的一切营养均由母体供给,同时,母体代谢也发生显著的变化。孕期合理营养和良好生活习惯,不仅对胎儿的生长发育具有十分重要的作用,而且可防止妊娠贫血及妊娠中毒症,对母体健康十分有益。孕期营养不良或营养过剩对孕妇和胎儿均不利。孕期营养不良不仅会使孕妇出现营养缺乏症,如营养性贫血、骨质软化症以及多种维生素缺乏症,而且可能会造成胎儿体格及智力发育迟缓,出现早产儿、低出生体重儿及先天畸形儿等。如果孕期营养过剩,可能会使胎儿过大,形成肥胖儿,增加难产的可能性,而且会造成孕妇体重增加过多,增加高血压、糖尿病等疾病的发病率。

第一节　妊娠期营养需求

妊娠不是一个简单的生理过程,也并非母体正常代谢与胎儿生长发育的总和。在胎儿发育的同时,母体也出现机体组成与代谢的变化,如母体子宫和乳房发育,机体贮备更多的营养素以备分娩及产后消耗,因此孕妇的基础代谢增加。总的来说,孕妇对能量和各种营养素的需要量均增加,尽管由于个体差异的存在,每个孕妇的营养需要不尽相同,但以下共同的原则适用于大多数孕妇。

一、能量

孕妇除维持本身基础代谢和生活、工作所需的能量外,还要额外负担胎儿生长发育、胎盘和母体组织增长、蛋白质和脂肪贮存以及代谢增加所需要的能量,因此孕期总能量的需要量增加。孕早期,胎儿生长较慢,能量需求与孕前无明显差异,但孕中期及孕后期,孕妇每天需额外补充 837kJ 能量。

孕期适宜的体重增长是监测孕妇营养状况的较好指标。一般孕妇在孕早期每周增重 0.9～1.8kg,孕中期和孕晚期每周增重 0.3～0.5kg。孕期总的增重根据孕前的 BMI 不同而异,参考值见表 2-1。

表 2-1　据孕前 BMI 推荐的孕期适宜体重增长值

孕前 BMI	孕期总的增重(kg)
<19.8	12.5～18
19.8～26	11.5～16
26～29	7.5～11.5
>29	6.0～7

　　孕期体重增加过多会导致胎儿过重或孕妇产后肥胖,而增重过少可能会导致低出生体重儿或其他问题,因此,孕期应每周监测体重并据此调节饮食。

二、蛋白质

　　孕期保证蛋白质供给极为重要。胎儿生长发育,构建组织和器官,母体的子宫、乳房和胎盘的发育都需要蛋白质。因此,孕期对蛋白质的需要量增加。孕早期、孕中期和孕后期每天应分别额外补充 5g、15g 和 20g 蛋白质,其中动物类和大豆类及其制品所提供的优质蛋白质应占 1/3 以上。

三、矿物质

　　孕期由于胎儿生长发育以及母体贮备的需要,孕妇对各种矿物质的需要量增加。孕妇膳食中可能缺乏的矿物质主要是钙、铁和锌。居住在一些内陆山区的孕妇,如果膳食中缺乏海产品还会造成碘的缺乏。

　　1. 钙

　　钙是孕期营养中一个十分重要的物质,它是构成胎儿骨骼和牙齿的主要成分。新生儿体内约含有 25～30g 的钙,其中大部分都是在孕晚期由孕妇体内转移到胎儿体内的。若母体钙摄入不足,则会动用母体的钙贮备;若母体钙贮备耗尽,则动用母体骨钙。孕期缺钙会增加妊娠中毒的发生率,还会对孕妇的骨密度产生终生影响,增加日后发生骨质疏松、软骨症等的危险。孕妇钙缺乏的主要表现有小腿抽筋、腰腿酸痛、骨关节痛等。孕中期和孕后期钙的每日参考摄入量分别为 1000mg 和 1200mg。

2. 铁

孕期母体对铁的需要量增加,除胎儿本身造血和构建肌肉组织需要外,肝脏还要贮备一部分,供出生后头几个月内消耗。母乳中铁含量极少,而足月产的婴儿6个月以内一般不会出现贫血,就是有赖于出生前体内的铁贮备。母体也要贮备一些铁以备分娩时消耗。孕妇及胎儿在妊娠期和分娩时总共需铁约1000mg,其中350mg满足胎儿及胎盘的需要,450mg满足孕期红细胞增加的需要,其余部分于分娩失血时丢失。孕妇肠道的铁吸收作用比普通人增强2～3倍,是一个重要的生理性调节作用,以满足孕妇铁吸收的需要。由于中国人膳食中铁的来源主要为植物性食物,铁的吸收率低,因此孕妇膳食中铁的摄入量应适当增加,每日膳食中铁的适宜摄入量在孕早期、孕中期和孕后期应分别为20mg、25mg和35mg。

3. 锌

锌对胎儿器官的形成及生长发育十分重要,孕妇锌营养不良会导致胎儿出生体重低的危险性增加。孕期在胎儿、胎盘、羊水、子宫、乳房组织和母血中总的锌量估计为100mg,怀孕所需要的锌储留量超过1mg/d,孕中、晚期每日需额外增加5mg的膳食锌。因此,中国营养学会建议妊娠期妇女膳食锌的RNI为:孕早期11.5mg/d,孕中、晚期16.5mg/d。

4. 碘

碘是合成甲状腺激素所必需的营养素,而甲状腺激素可促进蛋白质的合成和胎儿的生长发育,对于大脑的正常发育和成熟非常重要。孕妇缺碘可致胎儿甲状腺功能低下,从而引起以严重智力发育迟缓和生长发育迟缓为主要表现的呆小症(克汀病)。克汀病的其他特征表现(如聋哑、身材矮小和痉挛)取决于甲状腺功能低下发生的阶段,在妊娠的头3个月,通过纠正母亲的碘缺乏可预防克汀病。世界卫生组织估计,全世界有两千万人患有由于母亲碘缺乏所致的大脑损害,这些都可通过补碘来预防。饮水和食物中缺碘地区的孕妇最好多食海产品,以防克汀病的发生。孕期每日膳食中碘的参考摄入量为200μg。中国碘盐的推广食用对预防缺碘引起的地方性甲状腺肿和呆小症起到了重要作用。

四、维生素

母体维生素可经胎盘进入胎儿体内,母体食物中缺少脂溶性维生素时,可由肝脏释出供给胎儿;如母体摄入过多,可致胎儿中毒。因此,孕妇尤其在怀孕头三个月不宜食用维生素制剂,而提倡由食物补充维生素。水溶性维生素体内无贮存,必须经常供给。孕期对各种维生素的需要量增加,因此必须保证充足的食物供给。孕期需特别考虑维生素 A、维生素 D、维生素 C 及 B 族维生素的补充。

(1)维生素 A 摄入足够的维生素 A 可维持母体健康和胎儿的正常生长,并可保证肝脏中有一定的贮存。在母亲与胎儿之间有明显的维生素 A 胎盘转运,母亲的维生素 A 营养状况低下与贫困人群中的早产、宫内发育迟缓及低出生体重有关。孕早期维生素补充剂或药用的维生素 A 类似物异维甲酸(用于治疗严重的囊性痤疮)摄入过量,会导致自发性流产和多种先天性缺陷。孕妇所需的维生素 A 最好来源于食物。孕早期每日膳食中维生素 A 的推荐摄入量为 $800\mu g$ 视黄醇当量,孕中期及后期每日膳食中维生素 A 的推荐摄入量为 $900\mu g$ 视黄醇当量。

(2)维生素 D 孕期维生素 D 缺乏可影响胎儿的骨骼发育,也会导致新生儿低钙血症、婴儿牙齿发育缺陷以及母亲骨质软化症。由于过量摄入维生素 D 可引起中毒,故孕妇不可盲目补充维生素 D 制剂。中国营养学会建议妊娠早期维生素 D 的 RNI 与非孕妇女相同,为 $5\mu g/d$,妊娠中、晚期为 $10\mu g/d$,UL 值为 $20\mu g/d$。

(3)维生素 B_1 由于维生素 B_1 的主要功能是参与碳水化合物的代谢,且不能在体内长期贮存,因此孕期保证充足的维生素 B_1 摄入十分重要。孕妇缺乏维生素 B_1 时母体可能没有明显的临床表现,但可致胎儿出现先天性脚气病。孕期每日膳食中维生素 B_1 的推荐摄入量为 $1.5mg$。

(4)维生素 B_2 孕期对维生素 B_2 的需要量增加,若摄入不足,孕妇可发生维生素 B_2 缺乏。充足的维生素 B_2 有利于铁的吸收,孕妇每日膳食中维生素 B_2 的推荐摄入量为 $1.7mg$。

(5)烟酸 烟酸是维持孕妇健康和保证胎儿生长发育必需的营养素之一。孕妇每日膳食中烟酸的推荐摄入量为 $15mg$。

（6）维生素 B_6　维生素 B_6 对核酸及蛋白质的合成十分重要,因此孕期对维生素 B_6 的需要量增加。孕妇每日膳食中维生素 B_6 的适宜摄入量为 1.9mg。

（7）叶酸　叶酸对胎儿和孕妇的健康均很重要。由于胎儿快速生长、DNA的合成、胎盘及母体组织和红细胞的增加,孕妇对叶酸的需要量大大增加。叶酸摄入不足或营养状况不良的孕妇伴有多种不良妊娠结果,包括低出生体重儿、胎盘早期剥离和胎儿神经管畸形。在发展中国家常见的妊娠期巨细胞性贫血,主要是因为孕期血容量增加,血浆及红细胞叶酸水平下降所致。孕妇叶酸的参考摄入量为 $600\mu g/d$。

孕前和孕早期补充叶酸可预防大多数神经管畸形的发生。由于畸形的发生是在妊娠的头 28d,而此时多数妇女并未意识到自己已经怀孕,因此,推荐所有可能怀孕的妇女都补充 $400\mu g/d$ 叶酸以降低发生胎儿神经管畸形的危险。

（8）维生素 C　孕期对维生素 C 的需要量增加,以满足胎儿和母体的需要。孕中期和孕后期每日膳食中维生素 C 的推荐摄入量为 130mg。

第二节　妊娠期的合理膳食

妊娠期合理营养最重要的方面是饮食的内容和方式要适合妊娠各阶段的生理需要和生理变化。应根据各阶段的生理变化和营养需要特点,合理安排孕妇的膳食。

1.妊娠早期(1~3 个月)

这一时期的胎儿生长很慢,孕妇对能量和各种营养素的需要量基本上与孕前相同或稍有增加。这一时期孕妇经历一系列身体生理调整过程。许多孕妇在这一时期常由于子宫内膜变化,胎盘产生的激素的作用,胃肠平滑肌张力降低,活力减弱,导致食物在胃内停留时间延长,常有恶心、呕吐、食欲降低等现象而影响进餐。孕早期为胚胎形成期,胎儿对毒物十分敏感,接触或食入毒物可能会引起胎儿畸形,如孕期服用四环素可造成胎儿灰色的四环素牙,注射链霉素和庆大霉素等可致胎儿耳聋等不良作用。因此,孕早期要尽量避免接触毒物和生病,生病后不要滥用药物,一定要到医院就诊,在医生的指导下用药。

怀孕早期的配餐原则为:易消化、清淡、少食多餐,并在不妨碍身体健康的前提下尽量满足孕妇的胃口,供给孕妇所喜爱的食物,同时还要保证充足的 B 族维生素及维生素 C 的供给,以减少妊娠反应。应避免过分油腻和刺激性强的食品。食物中需保证优质蛋白质的供给,无机盐与维生素的数量需足够。每天碳水化合物的摄入量不得少于 150g。

2. 妊娠中期(4~6 个月)

这一时期胎儿生长较快,营养素的摄入也应随之增加。该期胎儿大脑开始形成,应注意补充足够的脂质作为脑组织的结构材料,如核桃、花生、芝麻、蛋黄、动物脂肪等。《中国居民膳食指南》提出:自妊娠第四个月起,保证充足的能量;这一时期应多摄入营养丰富的食物,增加优质蛋白质和矿物质的摄入量,多食营养丰富的动物性食物,以及大豆及其制品等。此外,为防治便秘,孕妇应多食蔬菜和水果。

3. 妊娠后期(7~9 个月)

该期胎儿生长最快,对各种营养素的需要量最大,因此孕妇膳食中必须含有各种营养素,要求孕妇食物品种多样化,并进行合理搭配。水肿明显的孕妇应减少食盐的摄入量。

孕中期和孕后期孕妇配餐的总原则为:增加各种营养素的摄入量,保持食物多样化,并多食营养丰富的动物性食物和大豆制品,多食粗杂粮、蔬菜、水果、海产品等。但不能"以水果代替蔬菜"。每日饮用 225g 牛奶,对于补充蛋白质,特别是钙,很有好处。

孕中、后期还要注意切忌服用过量补药和各种维生素与微量元素制剂(必要时例外)以避免中毒,或影响胎儿发育。大剂量维生素 C 可干扰胎儿体内生理过程,造成胎儿出生后对维生素 C 的依赖性。

第三节　妊娠期糖尿病及医学营养治疗

妊娠期糖尿病(gestational diabetes mellitus,GDM)是指妊娠期首次发生或首次发现的糖尿病,其中包括妊娠前已存在糖耐量异常但未被发现的病例。对GDM 患者而言,维持适当的体重增长,同时保证足够的营养摄入,与血糖控制同样重要。

一、病因

在妊娠早、中期,随孕周的增加,胎儿对营养物质需求量增加,通过胎盘从母体获取葡萄糖是胎儿能量的主要来源。孕妇血浆葡萄糖水平随妊娠进展而降低,空腹血糖约降低10%。

由于胎儿从母体获取葡萄糖增加;孕期肾血浆流量及肾小球滤过率均增加,但肾小管对糖的再吸收率不能相应增加,导致部分孕妇排糖量增加;雌激素和孕激素增加母体对葡萄糖的利用。因此,空腹时孕妇清除葡萄糖的能力较非孕期增强。孕妇空腹血糖较非孕妇低,这也是孕妇长时间空腹易发生低血糖及酮症酸中毒的病理基础。

到妊娠中、晚期,孕妇体内抗胰岛素样物质增加,如胎盘生乳素、雌激素、孕酮、皮质醇和胎盘胰岛素酶等,使孕妇对胰岛素的敏感性随孕周增加而下降。为维持正常糖代谢水平,胰岛素需求量必须相应增加。对于胰岛素分泌受限的孕妇,妊娠期不能代偿这一生理变化而使血糖升高,使原有糖尿病加重或出现 GDM。

1. 妊娠对糖尿病的影响

妊娠可使隐性糖尿病显性化,使既往无糖尿病的孕妇发生 GDM,使原有糖尿病患者的病情加重。孕早期空腹血糖较低,应用胰岛素治疗的孕妇如果未及时调整胰岛素用量,部分患者可能会出现低血糖。随妊娠进展,抗胰岛素样物质增加,胰岛素用量需要不断增加。分娩过程中体力消耗较大,进食量少,若不及时减少胰岛素用量,容易发生低血糖。产后胎盘排出体外,胎盘分泌的抗胰岛素样物质迅速消失,胰岛素用量应立即减少。由于妊娠期糖代谢的复杂变化,应用胰岛素治疗的孕妇若未及时调整胰岛素用量,部分患者可能会出现血糖过低或过高,严重者甚至导致低血糖昏迷及酮症酸中毒。

2. 糖尿病对妊娠的影响

妊娠合并糖尿病对孕妇及胎儿的影响及影响程度取决于糖尿病病情及血糖控制水平。对于病情较重或血糖控制不良者,糖尿病对孕妇及胎儿影响极大,孕妇及胎儿近、远期并发症发病率仍较高。

二、临床表现

大多数妊娠期糖尿病患者可能没有明显的症状，是通过产检发现的妊娠期糖尿病。血糖比较高时，可能会有下述表现：三多症状，即多饮、多食和多尿；外阴瘙痒，外阴阴道假丝酵母菌感染反复发作；孕妇体重＞90kg，出现羊水过多或胎儿过大。

凡有糖尿病家族史，孕前体重≥90kg，孕妇曾有多囊卵巢综合征、不明原因流产、死胎、巨大儿或畸形儿分娩史，本次妊娠胎儿偏大或羊水过多者应警惕糖尿病。

三、诊断标准

孕 24～28 周的孕妇均应做糖筛查试验。

1. 空腹血糖测定（FDG）

FDG≥5.1mmol/L 可以直接诊断 GDM，不必进行口服葡萄糖耐量试验（oral glucose tolerance test，OGTT）；FDG＜4.4mmol/L，发生 GDM 的可能性极小，可以暂时不进行 OGTT。FDG≥4.4mmol/L 且＜5.1mmol/L 时，应尽早进行 OGTT。

2. 口服葡萄糖耐量试验（OGTT）

目前我国采用葡萄糖 75g 的 OGTT 诊断糖尿病。诊断标准：禁食至少 8h。检查时，5min 内口服含 75g 葡萄糖的液体 300mL，分别测定孕妇服糖前及服糖后 1h、2h 的血糖水平。3 项血糖值应分别低于 5.1mmol/L、10.0mmol/L、8.5mmol/L（92mg/dL、180mg/dL、153mg/dL），任何一项血糖值达到或超过上述标准即可诊断 GDM。

四、治疗目标

1. 血糖水平

1 型糖尿病患者，产程中将血糖控制于 4.0～7.0mmol/L 时，其低血糖发生率较低。国际妇产科联盟（international federation of gynecology and obstetrics，FIGO）推荐 GDM 患者控制孕期血糖目标空腹＜5.3mmol/L，餐后

1h<7.8mmol/L,餐后 2h<6.7mmol/L,产程中 4.0～7.0mmol/L。孕妇出现低血糖时,应及时摄入 15g 碳水化合物(糖、快速吸收的片剂或甜味液体)。家庭成员也应学会使用血糖仪。

2.体重增加

对于糖尿病患者的孕期适宜增重量尚无明确证据。FIGO 推荐使用美国医学研究所于 2009 年制定的妊娠期体重增加指南,并建议妊娠前肥胖或超重的女性减重后妊娠。

五、医学营养治疗

美国糖尿病协会(American diabetes association,ADA) 2008 年的糖尿病诊疗标准定义医学营养治疗(medical nutrition therapy,MNT)的具体组成部分包括能量均衡,超重、肥胖的管理,膳食结构,体力活动,行为矫正等。

1.营养干预

营养干预是首选治疗方式。FIGO 推荐由专业的治疗师、教育者、支持人员和有资质的营养师,根据孕前体重指数(body mass index,MI)、理想体重、运动和饮食习惯、个人及民族的偏好,给孕妇提供个体化的饮食方案。

2.能量摄入

尽可能地把血糖控制在正常范围内,同时避免孕妇低血糖和酮症。FIGO 推荐孕前体重偏低的 GDM 孕妇妊娠期每日应摄入能量 35～40kcal/kg(1kcal=4.184kJ);孕前体重正常者为 30～35kcal/kg;孕前超重者为 25～30kcal/kg;孕前肥胖的 GDM 孕妇应将摄入的能量减少 30%,但每日应不少于 1600～1800kcal。患有妊娠合并糖尿病肾病的孕妇,每日蛋白质摄入量应限于 0.6～0.8g/kg。FIGO 建议妊娠期女性每日的摄入量为碳水化合物不少于 175g、纤维素不少于 28g,在此基础上可适当调整三大营养素供能比。

(1)碳水化合物

孕妇若摄入碳水化合物过少,易产生过多的酮体,但碳水化合物过高不利于血糖控制,因此 ADA 建议碳水化合物摄入量应控制在总能量的 50%～60%,并限定最低摄入量为 130g/d。提倡由蔬菜、水果、粗粮、薯类、杂豆类和低脂牛奶等共同提供碳水化合物的健康膳食模式,并强调碳水化合物 60% 以上应来源于血糖生成指数较低的粗粮、薯类和杂豆类。在监控碳水化合物摄入量的基础上合理运用血糖生成指数和血糖负荷则更有利于改善血糖控制,MNT 选择能提供合理的体重增加、正常血糖值和不发生酮症的适当食物。膳食纤维有降低空腹血糖和改善糖耐量的作用,尤其是可溶性纤维果胶,既可延长食物在胃肠道的排空时间、减轻饥饿感,又可延缓葡萄糖的吸收,降低餐后血糖。建议每4.18MJ(1000kcal)能量补充 12.28g 食物纤维。含可溶性食物纤维较多的食物有魔芋、燕麦麸、香蕉等。所以 GDM 患者应多选用粗粮为主食,多吃新鲜蔬菜,适量食用水果。

(2)蛋白质

蛋白质摄入量应控制在总能量的 10%～20%。对于肾功能正常的糖尿病患者,也可调整蛋白质摄入量为总能量的 15%～20%。蛋白质 50% 以上来源于鱼、禽、蛋、奶等优质蛋白。病程中不推荐利用高蛋白饮食来减重,尽管可达到短期减重和改善血糖的目的,但其远期能否维持及对肾功能的影响仍未可知。

(3)脂肪

脂肪摄入量应控制在总能量的 25%～30%。饱和脂肪酸摄入量应少于总能量的 7%,摄入的单不饱和脂肪酸应在 8% 左右,多不饱和脂肪酸应在 10% 左右,摄入的反式脂肪酸应尽量少,摄入的胆固醇应少于 200mg/d。建议糖尿病患者在营养充足时,饱和脂肪酸、反式脂肪酸和胆固醇的摄入应尽可能少,同时每周两次以上进食应能提供含 ω-3 多不饱和脂肪酸的鱼类。烹调油选用不饱和脂肪酸含量较高的橄榄油、大豆油或玉米油为主。同时来源于坚果的脂肪应占总能量的 5%。

(4)维生素和矿物质

每日推荐的维生素和矿物质供应量:维生素 A 孕早期 800μgRE、孕中晚期 900μgRE,维生素 D 10μg,维生素 B$_1$ 1.5mg,维生素 B$_2$ 1.7mg,维生素 PP 18mg,维生素 B$_6$ 2.0mg,叶酸 600pg,维生素 B$_{12}$ 2.6μg,维生素 C 130mg,钙孕早期 800mg、孕晚期 1200mg,铁孕中晚期 30mg,锌孕早期 11.5mg、孕中晚期 16.5mg。考虑 GDM 孕妇的特殊需求,应摄入足够蔬菜以补充维生素和矿物质,在血糖控制达标的前提下,水果在两餐之间供给。可用黄瓜、番茄等蔬菜来代替水果,蔬菜每日摄入量不少于 500g,绿色蔬菜不少于 60%。牛奶摄入量于孕中期为 200～400mL/d,孕晚期为 400～600mL/d,应选用低脂牛奶。

3.膳食结构

鼓励孕妇改善生活方式,包括减少能量、饱和脂肪酸、反式脂肪酸、胆固醇和钠盐摄入量,并增加体力活动,以期达到改善血糖、血脂和血压的目的。在基本固定总能量的情况下,按照食物交换份的原则,结合食物的血糖指数变换食物的种类,满足个体营养要求的同时提高实施营养膳食的依从性。主食可选用大米、燕麦、荞麦、红薯、杂粮等含纤维素多的食物,蛋白质主要选择鱼、禽、蛋、奶等,优质蛋白应占 1/2 以上,除限制胆固醇外,可适当摄取脂肪,油类选择植物油,每日通过足够的蔬菜补充维生素和矿物质,适量进食水果。食物应注意多样化并且要求烹调方法科学健康,保持色、香、味、形,多用蒸、煮,少用油炸。根据少量多餐的原则,可按每日 6 餐来分配总热量,早餐 20％,早点 5％,午餐 35％,午点 5％,晚餐 30％和晚点 5％。

4.体力活动

对于 GDM 患者,除有不宜者(如先兆流产、先兆早产、产前出血、先兆子痫患者)外,均鼓励坚持适量有规律的运动,如餐后 1h 散步 30min 并在运动前后计数胎动及监测血糖。体力活动已被证明在糖尿病患者中能够起到改善血糖控制、减少胰岛素抵抗、降低心血管疾病发病率、有利于体重控制和身心健康的作用。参加体力活动在孕期能控制血糖,在产后能控制体重并降低远期糖尿病发病率。

六、药物治疗

胰岛素曾是 GDM 患者用于血糖管理的唯一药物。但近来口服降糖药(如格列本脲和二甲双胍)的使用呈增加趋势。

第四节　妊娠期高血压及医学营养治疗

妊娠期高血压疾病(hypertensive disorder complicating pregnancy)是产科常见疾患,占妊娠总数的 5％～10％,所造成的孕产妇死亡约占妊娠相关的死亡总数的 10％～16％,是孕产妇死亡的第二大原因。其主要症状有高血压、蛋白尿、水肿等。妊娠期高血压疾病治疗的目的是预防重度子痫前期和子痫的发生，降低母胎围生期患病率和死亡率，改善母婴预后。

一、病因

其病因可能涉及母体、胎盘和胎儿等多种因素，包括滋养细胞侵袭异常、免疫调节功能异常、血管内皮损伤、遗传因素和营养因素。但是没有任何一种单一因素能够解释所有子痫前期发病的病因和机制。

1. 滋养细胞侵袭异常

这可能是子痫前期发病的重要因素。患者滋养细胞侵入螺旋小动脉不全，子宫肌层螺旋小动脉未发生重铸，异常狭窄的螺旋小动脉使得胎盘灌注减少和缺氧，最终导致子痫前期的发生。

2. 免疫调节功能异常

母体对于父亲来源的胎盘和胎儿抗原的免疫耐受缺失或者失调，是子痫前期病因的重要组成部分。

3. 血管内皮损伤

氧化应激、抗血管生成和代谢性因素，以及其他炎症介质可导致血管内皮损伤而引发子痫前期。

4. 遗传因素

子痫前期是一种多因素多基因疾病，有家族遗传倾向：患子痫前期的母亲其女儿子痫前期发病率为 $20\%\sim40\%$；患子痫前期的妇女其姐妹子痫前期发病率为 $11\%\sim37\%$；双胞胎中患子痫前期的妇女其姐妹子痫前期发病率为 $22\%\sim47\%$。但至今为止，其遗传模式尚不清楚。

5. 营养因素

缺乏维生素 C 可增加子痫前期和子痫发病的危险性。

二、临床表现

1. 多发群体

妊娠期高血压的多发群体有：孕妇年龄 $\geqslant40$ 岁，有子痫前期病史，抗磷脂抗体呈阳性，有高血压病史，有肾脏病史，有糖尿病史，初次产检时 BMI $\geqslant28g/m^2$，有子痫前期家族史（母亲或姐妹），多胎妊娠，本次妊娠为首次怀孕，妊娠间隔时间≥10年，孕早期收缩压≥130mmHg或舒张压≥80mmHg。其他易发生妊娠期高血压疾病的人群还有：易栓症，孕前血甘油三酯浓度升高，社会经济地位低，有心血管疾病家族史，药物滥用（可卡因/甲基苯丙胺），孕妇血尿酸浓度升高等。

2.症状

(1)高血压

血压≥140/90mmHg是妊娠期高血压疾病的临床表现特点。血压缓慢升高时患者多无自觉症状，于体检时发现血压增高，或在精神紧张、情绪激动、劳累后，感到头晕、头痛等；血压急骤升高时，患者可出现剧烈头痛、视力模糊、心悸气促，可引起心脑血管意外。重度子痫前期患者血压继续升高，出现严重高血压（≥160/110mmHg）。

(2)蛋白尿

尿蛋白可随着血管痉挛的变化在每一天中有所变化。重度子痫前期患者尿蛋白继续增加，出现大量蛋白尿，尿蛋白定性≥(＋＋)，或24h尿蛋白定量≥2g。

(3)水肿

可表现为显性水肿和隐性水肿。显性水肿多发生于踝部及下肢，也可表现为全身水肿。特点为休息后不消失，或突然出现，迅速波及全身，甚至出现包括腹腔、胸腔、心包腔的浆膜腔积液。隐性水肿是指液体潴留于组织间隙，主要表现是体重的异常增加。

三、诊断

目前国内外对于妊娠期高血压疾病的分类及诊断已有明确的和被广泛接受的标准。按发病基础、脏器损害程度将妊娠期高血压疾病分为五类，即妊娠期高血压、子痫前期、子痫、妊娠合并慢性高血压、慢性高血压并发子痫前期。

1.妊娠期高血压

妊娠期首次出现高血压，收缩压≥140mmHg和（或）舒张压≥90mmHg，于产后12周内恢复正常。尿蛋白呈阴性。产后方可确诊。少数患者可伴有上腹部不适或血小板减少。

2.子痫前期

轻度:妊娠 20 周后出现收缩压≥140mmHg 和(或)舒张压≥90mmHg 伴蛋白尿≥0.3g/24h 或随机尿蛋白≥(+)。

重度:子痫前期患者出现下述任一不良情况可诊断为重度子痫前期。①血压持续升高,收缩压≥160mmHg 和(或)舒张压≥110mmHg;②蛋白尿≥2.0g/24h 或随机尿蛋白≥(++);③血清肌酐≥1.2mg/dL,除非已知之前就已升高;④血小板计数<100×10⁹/L;⑤微血管病性溶血-LDH 升高;⑥血清转氨酶水平升高;⑦持续头痛,或其他大脑或视觉障碍;⑧持续上腹部疼痛。

3.子痫

子痫前期妇女发生不能用其他原因解释的抽搐。

4.妊娠合并慢性高血压

妊娠前血压≥140/90mmHg 或妊娠 20 周之前不是因为妊娠期滋养细胞疾病而诊断为高血压,或在妊娠 20 周之后诊断为高血压并一直持续到产后 12 周以后。

5.慢性高血压并发子痫前期

妊娠 20 周之前没有蛋白尿的高血压妇女新出现蛋白尿≥300mg/24h,妊娠 20 周之前有高血压和蛋白尿的孕妇出现蛋白尿或血压的突然增加,或血小板计数<100×10⁹/L。

四、治疗

妊娠期高血压疾病治疗的目的是预防重度子痫前期和子痫的发生,降低母胎围生期患病率和死亡率,改善母婴预后。治疗的基本原则是休息、镇静、解痉,有指征地降压、利尿,密切监测母胎情况,适时终止妊娠。应根据病情轻重分类,进行个体化治疗。

(1)妊娠期高血压 休息、镇静、监测母胎情况,酌情降压治疗;

(2)子痫前期 镇静、解痉,有指征地降压、利尿,密切监测母胎情况,适时终止妊娠;

(3)子痫 控制抽搐,病情稳定后终止妊娠;

(4)妊娠合并慢性高血压 以降压治疗为主,注意子痫前期的发生;

（5）慢性高血压并发子痫前期　同时兼顾慢性高血压和子痫前期的治疗。

五、医学营养治疗

医学营养治疗应该是首选治疗手段，并且是良好血压控制的基础。

1.营养干预措施

包括：①制定个性化的饮食营养食谱，保证孕妇每日的能量及蛋白质、脂肪、碳水化合物合理摄入；确保钙、铁、硒等微量元素及各种维生素等合理补充；②每4周对孕妇的营养食谱进行分析调整，控制孕妇的体重增长在每周0.5kg内；③每4周对孕妇开展营养知识讲堂，以确保营养措施能够有效落实。

2.营养干预方案

营养师根据患者孕前一般情况、工作强度以及饮食习惯制定个体化营养干预方案。每月1次面对面详细了解孕妇营养摄入情况，以能量和产热营养素波动范围不超过±5%为符合营养方案（7水/3脂肪/1蛋白）。根据孕前BMI计算孕期体重增长，体重增长量具体如下：

0～10周：0.065kg/周；

10～20周：0.335kg/周；

20～30周：0.45kg/周；

30～40周：0.335kg/周；

平均增重11（10～12.5）kg。

3.营养干预方法

孕早期：选择促进食欲的、容易消化的食物，想吃就吃，少食多餐。糖的补充，可防治酮体对胎儿早期脑发育的不良影响（对于进食状况不佳和尿量偏少的患者应该静脉注射高渗葡萄糖予以补充体内所需营养及糖分，静脉补充150g葡萄糖/d）。补充叶酸600μgDFE/d。

孕中期：保证充足的能量，注意铁的补充，保证每天充足的鱼、禽、蛋、瘦肉和奶的供给。谷类400～500g，豆制品50～100g，肉、禽、鱼50～150g，鸡蛋1～2个，奶制品250～500mL，新鲜蔬菜400～500g，水果100～200g，植物油15～20g，盐、糖适量，避免过多摄入饱和脂肪酸。对于有水肿现象产生的孕妇应该严格控制其钠盐的食用，每日摄取量不超过3g。

孕晚期：补充长链多不饱和脂肪酸，增加奶类的摄入，增加钙的补充（钙是防止孕妇出现妊娠期高血压疾病的保护因子），注意进食高维生素、高蛋白质、高钙、高铁等食物，以补充流失的蛋白质和胎儿生长所需的钙，防止低钙血症的发生。适当增加鱼、禽、蛋、瘦肉、海产品的摄入量，常吃含铁丰富的食物，适量进行身体活动，维持体重的适宜增长。

第五节　妊娠合并缺铁性贫血及医学营养治疗

缺铁性贫血（IDA）是世界上最常见的营养缺乏性疾病，妊娠 4 个月以后，铁的需要量逐渐增加，所以，在妊娠后半期约有 25％的孕妇可因需要量增加，吸收不良，或因来源缺乏致使铁的摄入量不足，产生缺铁性贫血。贫血可以导致孕妇抵抗力下降，妊娠期易出现气喘、心悸、头晕、疲劳、失眠、记忆力差等症状；分娩期对分娩、手术的耐受力降低，在孕期、产时、产后并发症发生率增加。严重贫血可引起胎儿生长受限、胎儿缺氧、早产或死胎。

一、病因

妊娠合并缺铁性贫血是妊娠期最常见的贫血，占妊娠贫血的 95％。由于胎儿生长发育及妊娠期血容量增加，对铁的需求量增加，尤其在妊娠后半期，孕妇对铁摄取不足或吸收不良；食物中铁的摄入不够；妊娠前及妊娠后的疾病，如慢性感染、寄生虫病、肝肾疾病、妊娠期高血压疾病、产前产后出血等，均可使铁的贮存、利用和代谢发生障碍，铁的需求或丢失过多，均可引起贫血。

二、临床表现

轻者皮肤、黏膜略苍白，无明显症状。重者面色黄白，全身倦怠、乏力、头晕、耳鸣、眼花，活动时心慌、气急、易晕厥，伴有低蛋白血症、水肿，严重者合并腹腔积液。

（1）隐性缺铁　铁贮存量降低，但红细胞数量、血红蛋白含量、血清铁蛋白含量均在正常范围内，临床无贫血表现。

（2）早期缺铁性贫血　缺铁继续发展，导致红细胞生成量减少，但每个红细胞内仍有足量的血红蛋白,即"正红细胞性贫血",临床上可有轻度贫血的症状,如皮肤、黏膜稍苍白,疲倦、乏力、脱发,指甲异常,舌炎等。

(3)重度缺铁性贫血　缺铁加重,骨髓幼红细胞可利用的铁完全缺乏,骨髓造血发生明显障碍,红细胞数量进一步下降,每个红细胞不能获得足够的铁以合成血红蛋白,导致低色素小红细胞数量增多,即"小细胞低色素性贫血",表现为面色苍白、水肿、乏力、头晕、耳鸣、心慌气短、食欲不振、腹胀、腹泻等典型症状,甚或伴有腹腔积液。

三、诊断

缺铁性贫血主要依据实验室检查的标准。

1. 外周血

缺铁性贫血是小细胞低色素性贫血,血红蛋白浓度降低较红细胞减少更明显。红细胞平均容积(MCV)<80fL,红细胞平均血红蛋白含量(MCH)<28pg,红细胞平均血红蛋白浓度(MCHC)<32%,网织红细胞正常或减少。

2. 血清铁

血清铁浓度<6.5μmol/L,铁结合力增高,运铁蛋白饱和度降低,当血红蛋白浓度降低不明显时,血清铁浓度降低为缺铁性贫血的早期重要表现。

3. 骨髓象

可染色铁质消失,骨髓象显示红细胞系统增生,细胞分类见中幼红细胞;晚幼红细胞相对减少,说明骨髓储备铁的含量下降,含铁血黄素及铁颗粒减少或消失。

4. 其他辅助检查

根据病情、临床表现、症状体征选择做 B 超、心电图、生化全项等检查。

四、药物治疗

补充铁剂具有较好的疗效。

(1)口服给药　一般均主张以口服给药为主。①硫酸亚铁或琥珀酸亚铁:如果同时服用 1% 稀盐酸和维生素 C,更有助于铁的吸收。制酸剂、鸡蛋、奶制品、面包和其他谷类食物等,如与铁剂同服可影响铁的吸收,因此在饭前 1h 和饭后

2h内不宜口服硫酸亚铁。②富马酸亚铁：含铁量较高。对胃肠道刺激性小，但有时也有上腹不适、腹泻或便秘等症状。③枸橼酸铁胺：适用于吞服药片有困难者，但其为三价铁，不易吸收，治疗效果较差，不宜用于重症贫血的患者。

（2）注射用药　注射用铁剂多用在妊娠后期患有重度缺铁性贫血者或因病人有严重的胃肠道反应而不能接受口服给药者。

五、医学营养治疗

加强妊娠期贫血的干预措施，对孕妇提供针对性营养指导，重视营养知识的教育，预防缺铁的发生，从孕早期开始进行营养指导，建议孕妇改变不良饮食习惯，多食新鲜蔬菜、水果、瓜豆类、肉类、动物肝脏及血制品等；维生素C能与铁形成整合物，促进铁溶解，有利于铁吸收，故应多吃新鲜蔬菜和水果；孕中期开始补充铁剂，利用食物、药物进行干预，增加体内铁、叶酸储备，防止贫血发生。

进行个体化指导和食谱调整，每天食谱中均安排1道含铁丰富的菜谱，增加含铁丰富的动物肝脏和血等血红素铁的摄入量。中度贫血者隔天吃1次猪肝，每次100g；轻度贫血者每周吃两次猪肝，每次100g，连食4周。指导患者多吃富含维生素C的新鲜蔬菜和水果，不食用含多量草酸的食物，不饮茶，以免妨碍铁吸收，纠正偏食、挑食等不良习惯。

第三章　哺乳期营养需求

国际妇产科联盟(FIGO)认为产后是改善母儿营养状况的时期。哺乳期母体一方面要逐步补偿分娩所消耗的营养贮备,另一方面还要分泌乳汁喂养婴儿。产褥期母体内各器官逐渐恢复原状,在这一复原的过程中需要充足的营养素进行组织修复。乳汁中各种营养素全部来自母体,良好的乳母营养供给对保证乳汁的正常分泌,并维持乳汁的质量和数量是必不可少的。

第一节　泌　乳　生　理

影响乳汁分泌的主要因素包括内分泌因素、哺乳期母亲的营养状况及情绪。

一、内分泌因素的影响

乳汁的分泌是在乳腺腺泡细胞,而腺泡又连接许多导管,导管、腺泡的周围是脂肪、结缔组织和血管。妊娠期乳房较正常时期增大2～3倍,乳腺腺泡、导管为分泌做好准备。一旦分娩,乳汁的分泌受两个反射所控制:一为产奶反射(milk production reflex),当婴儿开始吸吮乳头时,刺激垂体产生催乳素引起乳腺腺泡分泌乳汁,并存集于乳腺导管内。二为下奶反射(let-down reflex),婴儿吸吮乳头时还刺激垂体产生催产素,引起腺泡周围的肌肉收缩,促使乳汁沿乳腺导管流向乳头。下奶反射易受疲劳、紧张、乳头破裂引起的头痛等情绪的影响。催产素还作用于子宫,加强子宫肌肉收缩,减少产后出血,有利于子宫恢复。孕末期临近分娩时,乳房已可分泌少量乳汁,产后当婴儿开始吸吮乳头后,乳汁分泌很快增加。正常情况下于产后第2天分泌约100mL,至第2周增加到500mL左右,1个月时约650mL,3个月后每日乳汁分泌量约为750～850mL,但个体间差异较大。

二、哺乳期母亲的营养状况对泌乳的影响

母体的营养是形成乳汁的物质基础,若乳母营养素摄入不足,则将动用体内的贮备以维持乳汁营养成分的恒定。乳母长期营养不良将使乳汁分泌量减少,乳汁成分则变化不大。

三、情绪的影响

乳汁的分泌量还受情绪、睡眠时间、疲劳程度、生活规律等的影响,因此乳母应心情舒畅,保证充足的睡眠,生活要有规律。

第二节 乳母的营养需要

良好的营养供给对保证乳汁正常分泌和乳母自身的健康均非常重要。

一、能量

一般情况下,人类每产生 100mL 乳汁需要能量约 356kJ,在哺乳的前 6 个月,平均泌乳量为 750～800mL/d,其后 6 个月平均为 600mL/d,乳母可通过动用在妊娠期所贮存的脂肪提供 418～837kJ 能量,产后 6 个月内每月的体脂丢失约 0.5～1.0kg,因此,乳母每天应额外摄入 2090kJ 能量。乳母分泌乳汁也要消耗能量。但是,乳母的能量摄入不宜过多,否则易发胖。很多妇女是在坐月子或喂奶期间发胖的,这主要是由于能量摄入过多,体力活动过少造成的。

二、蛋白质

哺乳期妇女摄入适量的蛋白质对维持婴儿的生长发育、免疫和行为功能等均十分重要。蛋白质的营养状况对乳汁分泌能力影响很大,食物中蛋白质的质和量均不足时,乳汁蛋白质组成变化不大,但分泌量却大为减少,同时还可能动用母体组织蛋白质来维持乳汁中成分的恒定。此外,母体进行组织修复也需要一定量的蛋白质。因此,为保证乳母健康和促进乳汁分泌,必须供给乳母充足的优质蛋白质,乳母每天需额外补充 20g 优质蛋白质。

三、脂肪

乳母膳食中脂肪的量增加时,不仅乳汁分泌量增加,而且乳汁中脂肪含量也增加。乳母膳食中脂肪的种类和数量与乳汁脂肪的成分的关系也十分密切,如摄入动物性脂肪多时,乳汁中饱和脂肪酸含量相对增高。因此,乳母应多喝鸡汤、排骨汤、鱼汤等动物性食物汤类,但应注意不要过多摄入脂肪,否则会使乳汁中脂肪含量过多,引起乳儿脂肪痢。乳母每日膳食脂肪供给量应以其能量占总摄入能量的 20%~25% 为宜。长链多不饱和脂肪酸 DHA 对婴儿大脑和视神经发育至关重要,且其在母乳中的含量与乳母的饮食密切相关。因为早产儿未经历妊娠晚期的 DHA 积累,早产儿母亲应补充 DHA 以增加乳汁中的 DHA 含量。此外,建议女性在哺乳期继续每周食用 2~3 份富含脂肪的鱼类来保证足够的必需脂肪酸的摄入。

四、矿物质

(1)钙 乳汁中钙含量较为稳定,约 360mg/L,以每天泌乳 800mL 计,约相当于分泌 300mg 的钙。膳食中钙摄入量不足时,虽然不会影响乳汁的分泌量,但可能会动用母体骨钙贮备,以保持乳汁中钙含量的稳定。乳母常因钙摄入不足发生缺钙症状,表现为腰背酸痛、小腿肌肉痉挛等,严重的则出现骨质软化症。因此,乳母应多食一些高钙食物(如乳及乳制品、虾米皮、海带、豆制品等)以及富含维生素 D 的食物(如动物肝脏、鸡蛋等),此外还要多晒太阳。乳母每日膳食中钙的适宜摄入量为 1200mg。

(2)铁 铁不能通过乳腺输送到乳汁,故乳汁中铁的含量极低,仅为 0.1mg/100mL,不能满足婴儿的需要。6 个月内的婴儿因其体内有足够的铁贮备,因而较少发生缺铁性贫血,但是,6 个月以后,婴儿体内铁的贮备耗尽,应及时添加含铁丰富的辅食,如肝泥、蛋黄、肉末、鱼等。乳母本身为防治贫血及促进产后身体恢复,也应多食含铁丰富且吸收率高的食物以及富含维生素 C 的食物。乳母每日膳食中铁的适宜摄入量为 25mg。

(3)碘 母乳中足量的碘元素对婴儿甲状腺功能及神经系统发育有利。母乳中的碘元素来自于母体内的储存,所以建议哺乳期女性在妊娠期碘元素需求量（$200\sim220\mu g/d$）的基础上每日额外补充 $50\sim70\mu g$。地域特征及是否服用加碘盐可影响女性体内碘元素的含量。常规食用加碘盐的女性体内碘元素水平可满足哺乳期的需求量。近期证据显示，在中重度碘元素缺乏地区，母亲补充碘元素比婴儿直接补充碘剂更加有效。

（4）锌　在蛋白质能量不足的地区母亲锌元素缺乏很常见，而锌元素缺乏可增加其他疾病的患病风险。建议哺乳期女性通过饮食获取足量的锌元素或食用含有锌元素的多种补充制剂。锌元素对婴幼儿生长发育十分重要，锌元素缺乏的发生率与 5 岁以下儿童生长迟缓的发生率相关。为保障婴儿对微量营养素的高需求，母体组织中的微量营养素优先经乳汁分泌。饮食摄入与微量营养素制剂补充对母乳中的锌元素含量影响很小，无论母体补充多少，在哺乳期母乳中锌元素的含量都会逐渐下降。

五、维生素

乳母膳食中各种维生素必须相应增加，以维持乳母健康，促进乳汁分泌，保证乳汁中维生素的稳定，满足乳母及乳儿的营养需要。但是，食物中维生素 A 转移到乳汁中的数量有一定的限度，即使母体大量摄入，乳汁中含量并不按比例增加。维生素 D 几乎不能通过乳腺，故母乳中维生素 D 含量很低，婴儿应通过多晒太阳或补充鱼肝油及其他制剂获得维生素 D。水溶性维生素大多可自由通过乳腺，但乳腺对其有调节作用，达到饱和后乳汁中含量不会再继续增加。乳母每日膳食中的维生素的推荐摄入量为：维生素 A $1200\mu g$ 视黄醇当量，维生素 D $10\mu g$，维生素 B_1 1.8mg，维生素 B_2 1.7mg，烟酸 18mg，维生素 B_6 1.9mg，维生素 B_{12} $2.8\mu g$，维生素 C 130mg。

由于胎儿在子宫内对这些营养素的储备相对较少，而婴儿获取途径仅仅是母乳，所以哺乳期女性必须通过多种维生素制剂来补充营养素。相反，叶酸及钙、铁、铜、锌等元素在母乳中的含量很少受到母亲饮食或其营养状况的影响，母亲通过饮食摄入并不能直接增加其在母乳中的含量。但若女性缺乏这些营养素，补充营养素制剂对其自身健康也是有利的。

1. 叶酸

母乳中的叶酸来源于母体储备，因此除非母亲严重缺乏叶酸，否则母乳喂养的婴儿叶酸摄入量一般是足够的。

对于计划再次妊娠的女性,建议坚持每日补充 $400\mu g$ 叶酸,并配合补充维生素 B_{12},以避免维生素的缺乏,导致神经性损害。

2. 维生素 B_6

婴儿的生长和体重增长与从母乳中获取的维生素 B_6 相关,而母乳中维生素 B_6 的含量易受母亲饮食的影响。维生素 B_6 摄入不足会增加婴儿癫痫的发生风险。若母亲的饮食结构较丰富,一般不需要额外补充维生素 B_6。

对于维生素 B_6 摄入不足者,建议其每日至少补充 2.5mg 盐酸维生素 B_6。

3. 维生素 B_{12}

母乳中维生素 B_{12} 的含量与母亲摄入的动物性食物(肉、鱼)相关。素食女性在哺乳期应额外补充,以保证母乳中含有充足的维生素 B_{12},或者可直接给予婴儿维生素 B_{12} 制剂。

4. 维生素 D

大多数女性母乳中维生素 D 的含量有限,除非孕期补充了充足的维生素 D。目前推荐每日补充 400 U 维生素 D,但对提高母亲体内维生素 D 的浓度帮助不大,所以有关专家建议哺乳期女性应服用更大剂量的维生素 D($\geqslant 1000U/d$),但是人们对此观点仍有争议。但若母亲不补充大剂量的维生素 D,母乳中维生素 D 的含量将很难达到要求,因此建议给予婴儿口服维生素 D 400 U/d。

5. 维生素 A

母乳中的维生素 A 大多来自母亲的脂肪储存,但同时也可受母亲饮食摄入的影响。母乳喂养的婴儿对维生素 A 的需求远大于妊娠期。因此,对于富含视黄醇、视黄酸的食物摄入不足的女性,在哺乳期其体内维生素 A 的储备将可能耗竭。哺乳期女性应多吃富含维生素 A 的食物(如富含类胡萝卜素的蔬菜、动物肝脏及乳制品等)。

六、水分

乳汁分泌量与摄入的水量密切相关,摄入水分不足时,直接影响泌乳量。乳母除每天喝白开水外,还要多吃流质食物,多喝骨头汤、肉汤、鸡汤、蛋汤、鱼汤等。乳母多食猪蹄炖花生仁或大豆、鲫鱼汤等也可促进乳汁分泌。

第三节　乳母的合理膳食

乳母膳食营养除满足自身需要外,还应满足泌乳的营养素消耗的需要,为此,膳食配制应根据其特殊需求合理安排。乳母对各种营养素的需要量增加,因此必须选用多种食物,合理搭配组成平衡膳食。乳母膳食原则为食物品种多样化、食物质量优、荤素搭配、干稀搭配、多喝汤。轻体力劳动妇女哺乳期应摄入 $12.5 \sim 13.8 MJ(3000 \sim 3300 kcal)$ 热能,蛋白质、脂肪与碳水化合物热能比分别为 $13\% \sim 15\%$, 27% 和 $58\% \sim 60\%$,如粮食 $450 \sim 600g$,蛋类 $50 \sim 100g$,肉类 $100 \sim 150g$,豆制品 $100g$,牛奶 $225g$,蔬菜 $400g$(绿叶菜应占 50% 左右)。

民间提倡的产后多食红糖、米酒、小米粥、鸡蛋和鸡汤以及芝麻等都是很好的习惯,符合产妇的营养要求和食疗保健原理。红糖和芝麻中钙、铁含量丰富,有补血作用。米酒有活血化瘀作用,有利于产后恶露的排出和子宫恢复。鸡蛋含有生物学价值最高的蛋白质以及多种维生素和矿物质,因此它是乳母必不可少的一种食物,但不宜过量。小米中 β 胡萝卜素、维生素 B_1、维生素 B_2,以及钙、锌、铁等矿物质的含量高于大米,乳母宜多食。喝汤是指摄入由肉、鱼、鸡等动物性食物制成的荤汤,一方面喝汤可补充优质蛋白质和脂肪,另一方面汤中含大量水分,可促进乳汁分泌。哺乳期还应食入一些新鲜蔬菜和水果,以补充多种维生素和膳食纤维,促进排便。烹调方法应多用烧、煮、炖,少用油炸,多喝汤,既可以增加营养,还可促进乳汁分泌。每日除三餐外,可适当加餐 $2 \sim 3$ 次,餐间可多饮水,因乳汁分泌与乳母饮水量有关。哺乳期女性应继续保持高纤维、低精制糖的饮食模式,不仅有助于女性产后减轻体重,而且降低其远期患上心血管疾病及代谢性疾病的风险。

第四章 婴幼儿的营养需要

第一节 营养评估及指导的意义

儿童体格发育是以儿童体格生长规律为依据的,包括发育水平、生长速度和匀称程度。通常采用年龄标准体重、年龄标准身高、身高标准体重三项指标来判断并检出肥胖儿、低体重儿、生长迟缓儿和消瘦儿。运用生长监测图将测得值连线可得出孩子的生长曲线,能更真实地了解孩子的生长状况。这种生长曲线可直观地反映生长速度、每次的发育水平及匀称程度,而且有助于有针对性地给出营养及喂养指导方案,及时纠正生长发育偏移。

饮食营养与儿童生长发育的关系十分密切。儿童生长发育旺盛,所需营养素相对于成年人要高一些。如果营养不良,就会使个体生理和心理发育受阻,对疾病的抵抗力下降。儿童的生长发育情况,如身高和体重常被用来评价儿童营养状况。因此,为了解孩子的发育水平和生长速度,可从满月起建立孩子的健康档案,定期连续地观察孩子的生长发育指标,通过营养医生全面、科学的指导,及时发现父母的喂养误区和孩子的生长偏离,合理喂养,均衡营养,发挥孩子最大的生长潜能。

一、营养评估方法

(一)按体重评估

体重反映小儿身体的总重量,表示身体的大小。"年龄别体重",即由年龄看体重的大小,这一指标下降可反映小儿长期或近期存在的营养不良问题,也是我们目前最常用的反映小儿营养不良的体格测量指标。

小儿的年龄别体重如低于同年龄、同性别参照人群值中的中位数减去 2 个标准差,则该小儿为低体重儿。参照人群假如为 1000 人,将这 1000 人的体重从小到大进行排列,然后再把他们分成 100 等份,而对应于 50% 位置的数值即为中位数。标准差是指在这一参照人群中,体重大小不一,其值的分散程度。例如,根据我国 9 市城区正常小儿体格发育指标的参考标准,6 个月大的男小儿体重的中位数是 8.39kg,标准差为 0.94kg。这个中位数减去 2 个标准差,即 8.39−2×0.94=6.51kg,也就是说,凡是 6 个月大的男小儿体重小于 6.51kg 的,就是低体重儿。

但年龄别体重指标所反映的小儿营养不良或营养过剩,还可能包括现时环境因素和长期环境因素这两种因素的影响。因此,使用年龄别体重标准对小儿现时营养的评价还混杂着长期环境因素的作用。

（二）按身高评估

身高反映着小儿的线性生长状况,因此,小儿年龄别身高偏低则表明某些小儿存在着长期的、累积的健康问题和营养不良问题。小儿的年龄别身高如低于同年龄、同性别参考人群值中的中位数减去 2 个标准差,则该小儿为生长迟缓儿。生长迟缓主要反映慢性长期营养不良。例如,根据我国 9 市城区正常小儿体格发育指标参考标准,6 个月大的男小儿身高的中位数是 68.6cm,标准差为 2.6cm。这个中位数减去 2 个标准差,即 68.6−2×2.6=63.4cm,也就是说,假如一个 6 个月大的男小儿身高低于 63.4cm,那他就被认为是生长迟缓儿。

（三）按体重和身高评估

根据小儿身高和体重的双重生长参考值,求出身高别体重值,可反映小儿近期的急性营养不良问题。评价方法为:以同等身高下体重的第 50 百分位数（即中位数）为该身高的标准体重。标准体重为 100%,±10% 为正常,低于标准体重 90% 为营养不良。营养不良还可分为轻度（<90%）、中度（<80%）、重度（<70%）和极重度（<60%）。例如,根据我国 9 市城区正常小儿体格发育指标参考标准,75cm 高的男小儿其标准体重为 9.33kg,那么其 ±10% 的范围是:9.33± 9.33×10%,即 8.40～10.26kg。所有低于 8.40kg 的小儿均为营养不良症患儿。其中低于 8.40kg,也就是低于标准体重 90% 的为轻度;低于 80% 的为中度。

采用身高别体重指标,可在同等身高的小儿中比较体重的大小,这样能消除发育水平、遗传和种族因素等造成的对身材发育的不同影响,同时也可更充分地反映小儿现时的营养状况。

（四）按上臂围和皮脂厚度评估

小儿上臂围包括上臂肌肉、骨骼、皮下脂肪和皮肤的厚度。经研究证明，小儿上臂围在 1 岁以内增加迅速，1～5 岁间增加 1～2cm。因此，在不能用秤称体重和量身长的地区，评定小儿营养是否良好，也可用测量上臂围的办法来测定。其标准是：1～5 岁小儿上臂围超过 13.5cm 为营养良好，12.5～13.5cm 为营养中等，而低于 12.5cm 为营养不良。世界卫生组织推荐采用的标准是：当采用中位数百分比时，上臂围值大于中位数的 85％为正常，85％～76％为营养不良（其中 85％～80％为轻度，80％～76％为中度），小于 76％为严重营养不良。另外，皮脂厚度也是衡量小儿营养状况及肥胖度的良好指标，而且可直观地表示近期的营养状况。用这一方法衡量时，目前医生大多选择在小儿上臂肱三头肌处进行测量，因为该处便于裸露，测量也方便。其次是选择肩胛下角处。皮脂厚度的正常范围是中位数加减一个标准差，超过该标准范围可视为肥胖或消瘦。

（五）按指数评估

指数法是一种根据小儿身体各部分之间有一定比例，用数学公式将几项有关小儿体格生长的指数联系起来再判断生长状况、营养状况、体型、体质的方法。这是一种综合评估，在儿童保健工作中，保健医生会根据不同的目的和要求，选择不同的指数对小儿进行评估，而常用的指数是 Kaup 指数。Kaup 指数即体重(kg)/[身长(m)]^2，它是将身长(高)的平方设想为小儿的体积，它既反映一定体积的重量，又反映机体组织的密度。因此它是评估婴幼儿营养状况一个较好的指标。一般情况下，Kaup 指数<12 为营养不良，12～13.5 为偏瘦，13.5～18 为正常，18～20 为营养优良，>20 为肥胖。例如，一个 3 岁男小儿体重 10kg，身高94cm(即 0.94m)，其 Kaup 指数即为 10÷0.94^2=11.32，这个小儿属于营养不良。

二、营养指导

(1)在儿童健康体检时，根据儿童的年龄阶段特点以及体格评价结果，开展个体化的儿童喂养与营养指导。

(2)认真做好母乳喂养、食物转换、儿童合理营养的咨询指导工作，指导家长采用科学的喂养方法,尽早培养儿童健康的饮食行为,促进儿童生长与发育。

（3）开展多种形式的喂养与营养保健知识健康教育活动,普及儿童营养知识。

三、营养评价的时间

（1）过程评价,主要是对喂养史的评价,包括母乳喂养的评价和食物添加的评价,后者还包括食物添加时间、品种、进食餐数及量、膳食调查。

（2）结果评价,包括体格测量等。具体指标包括体重指数（BMI）等。

第二节　营养素的食物来源

营养素（nutrient）是指食物中可给人体提供能量、构成机体和用于组织修复以及具有生理调节功能的化学成分。凡是能维持人体健康以及提供生长、发育和劳动所需要的各种物质都称为营养素。人体所必需的营养素有蛋白质、脂类、碳水化合物、矿物质、维生素和水六大类。人体的营养素还包含许多非必需营养素。

以下参考第一章,从蛋白质、脂类、碳水化合物、能量、矿物质、维生素这六个方面讲述其食物来源。

一、蛋白质

蛋白质（protein）是一切生命的物质基础,约占正常人体重的 $16\%\sim19\%$。人体内的蛋白质始终处于不断分解又不断合成的动态平衡之中,使组织蛋白不断地更新和修复。成人每天约有 3% 的蛋白质被更新。

蛋白质的基本构成单位是氨基酸,构成人体蛋白质的氨基酸有 20 种,其中9 种人体自身不能合成或合成速度不能满足机体需要,必须从食物中获得,称为必需氨基酸（essential amino acid）,它们是异亮氨酸、亮氨酸、赖氨酸、蛋氨酸、苯丙氨酸、苏氨酸、色氨酸、缬氨酸和组氨酸。半胱氨酸和酪氨酸可由体内蛋氨酸和苯丙氨酸转变而成,当体内蛋氨酸和苯丙氨酸合成不足时,必须直接从食物中摄取半胱氨酸和酪氨酸,故称之为条件必需（conditionally essential）或半必需

(semiessential)氨基酸。精氨酸和牛磺酸为儿童期条件必需氨基酸,需外源性供给。其余人体自身可以合成以满足机体需要的氨基酸,称为非必需氨基酸。

在吸收消化利用过程中,氨基酸需要一定的比例才能被充分地吸收利用。当某食物中某氨基酸远远不能达到这个比例时,即使蛋白质含量再高,也发挥不出它的优势,这个氨基酸就是限制性氨基酸(limiting amino acids,LAA)。比如豆类中的蛋氨酸,谷类中的赖氨酸,都是各自的限制性氨基酸。

(一)蛋白质的生理功能

(1)构成和修复人体组织。蛋白质是构成细胞、组织和器官的主要材料。儿童和青少年的生长发育都离不开蛋白质。成年人的身体组织也在不断地分解和合成,如小肠黏膜细胞每 1～2d 即更新一次,血液红细胞每 120d 更新一次。身体受伤后的修复也需要蛋白质。

(2)调节功能。体内新陈代谢过程中起催化作用的酶,调节生长、代谢的各种激素以及有免疫功能的抗体都是由蛋白质构成的。此外,蛋白质对维持体内酸碱平衡和水分的正常分布也有重要作用。

(3)供给能量。当食物中蛋白质的氨基酸组成和比例不符合人体的需要,或摄入蛋白质过多,超过身体合成蛋白质的需要时,多余的食物蛋白质就会被当作能量来源氧化分解,释放能量。此外,在正常代谢过程中,陈旧破损的组织和细胞中的蛋白质也会分解释放能量。1g 蛋白质可产生约 16.7kJ 的能量。

(二)食物蛋白质营养价值评价

食物蛋白质的营养价值主要是从食物的蛋白质含量、被消化吸收的程度和被人体利用的程度 3 方面来进行评价。

1.蛋白质的含量

它是评价食物蛋白质营养价值的基础。蛋白质的分子大小可相差几千倍,但它们含氮的百分率相当恒定,各种蛋白质中的氮含量都约是 16%。通常用微量凯氏(Kjeldahl)定氮法测定某一种食物的氮含量,再将氮含量乘以6.25(100÷16＝6.25)即可得出该食物的蛋白质含量。

2.蛋白质消化率

它反映蛋白质在消化道内被分解的程度及消化后的氨基酸和肽被吸收的程度。一般动物性食品中的蛋白质消化率高于植物性食品中的。

3. 蛋白质利用率

它是指食物蛋白质消化吸收后被人体利用的程度。衡量蛋白质利用率的指标很多，常用的有：

(1)生物价(biological value,BV)：是反映蛋白质消化吸收后被人体利用程度的指标，生物价越高，表明其被人体利用的程度越高。生物价的计算方法如下：

$$生物价 = \frac{储留氮量}{吸收氮量} \times 100$$

(2)蛋白质净利用率(net protein utilization,NPU)：是反映食物中蛋白质被利用程度的指标，即人体利用的蛋白质在食物蛋白质中所占的百分比，它包含食物蛋白质的消化和利用两个方面，因此更为全面。

$$蛋白质净利用率 = 消化率 \times 生物价 = \frac{储留氮量}{食物氮量} \times 100\%$$

(3)蛋白质功效比值(protein efficiency rate,PER)：蛋白质功效比值是用处于生长阶段的幼年动物(一般用刚断奶的雄性大白鼠)，在实验期内其体重增加量和摄入蛋白质的量的比值来反映蛋白质营养价值的指标。由于所测蛋白质主要被用来提供生长之需要，故该指标被广泛用于婴幼儿食品中蛋白质的评价。

$$蛋白质功效比值 = \frac{动物体重增加量(g)}{摄入蛋白质的量(g)}$$

(4)氨基酸评分(amino acid score,AAS)：又称蛋白质化学评分，是目前被广为采用的一种评价指标。用被测食物蛋白质的必需氨基酸评分模式与推荐的理想模式或参考蛋白模式比较，其分值为食物蛋白质中的必需氨基酸和参考蛋白中相应的必需氨基酸的比值，反映蛋白质构成和利用的关系。不同年龄人群、不同食物的氨基酸评分模式均不同。

(三)蛋白质的供给量及食物来源

蛋白质的参考摄入量因性别、年龄、劳动强度而异，正常成人为 1.16g/(kg·d)，按能量计算，蛋白质摄入量占膳食总能量的 10%~12%，儿童、青少年为 12%~14%。人体内反映蛋白质营养水平的常用指标主要有血清白蛋白含量(正常值 35~50g/L)，血清运铁蛋白含量(正常值 2.2~4.0g/L)等。

蛋白质广泛存在于动、植物性食物中。动物性食物中蛋类(鸡蛋、鸭蛋、鹅蛋、鹌鹑蛋)、瘦肉(猪肉、羊肉、牛肉、家禽肉等)、乳类(人乳、羊乳、牛乳)、鱼类(淡水鱼、海水鱼)、虾(淡水虾、海水虾)等蛋白质含量较为丰富。植物性食物中黄豆、蚕豆、花生、核桃、瓜子蛋白质含量较多,米、麦中也有少量的蛋白质。

动物蛋白质质量好、利用率高,但同时富含饱和脂肪酸和胆固醇,而植物性食物中大豆及其制品富含优质蛋白质,其余植物性食物的蛋白质利用率较低。对膳食进行合理搭配,可通过蛋白质的互补作用提高食物的营养价值。

二、脂类

脂类(lipids)包括脂肪和类脂。脂肪是由 1 分子甘油和 3 分子脂肪酸结合成的甘油三酯;类脂包括磷脂、糖脂和固醇类。

脂肪酸是脂肪、磷脂和糖脂的主要成分。根据脂肪酸分子结构中碳链的长度可将脂肪酸分为短链脂肪酸(碳原子少于 6 个)、中链脂肪酸(碳原子有 6～12 个)和长链脂肪酸(碳原子超过 12 个)。根据碳链中碳原子间双键的数目又可将脂肪酸分为饱和脂肪酸(不含双键)、单不饱和脂肪酸(含 1 个双键)和多不饱和脂肪酸(含 1 个以上双键)。植物油大多富含单不饱和脂肪酸和多不饱和脂肪酸,在室温下呈液态。动物脂肪多以饱和脂肪酸为主,在室温下呈固态。但也有例外,如深海鱼油虽然是动物脂肪,但它富含多不饱和脂肪酸,如二十碳五烯酸(EPA)和二十二碳六烯酸(DHA),在室温下呈液态。

自然界存在的脂肪酸有 40 多种。有几种脂肪酸人体自身不能合成,必须由食物供给,称为必需脂肪酸(essential fatty acid)。如亚油酸和亚麻酸。

(一)脂类的生理功能

(1)供能和贮能 1g 脂肪完全氧化可提供 39.7kJ 能量。脂类是人体最丰富的能量来源,同时也是体内能量的贮存库。机体摄入的能量除供生理代谢及体力活动所需之外,多余的部分则转化成脂肪,贮存于皮下、腹腔或内脏周围,必要时可为机体提供能量。

(2)构成身体组成成分和重要的生理活性物质 磷脂、糖脂和胆固醇构成细胞膜的类脂层,胆固醇又是合成胆汁酸、维生素 D_3 和类固醇激素的原料。

(3)维持体温和保护内脏 皮下脂肪可防止体温过多地向外散失,也可阻止外界热能传导到体内,有维持正常体温的作用,而内脏器官周围的脂肪垫有缓冲外力冲击保护内脏的作用。

(4)促进脂溶性维生素的吸收　脂肪是脂溶性维生素的重要载体,还可刺激胆汁分泌,促进脂溶性维生素的吸收和利用。

(5)增加饱腹感　脂肪在胃肠道内停留时间长,还可刺激产生肠抑胃素,使肠蠕动受到抑制,延长胃排空时间,增加饱腹感。

(二)脂肪的供给量和食物来源

脂肪无供给量标准。在不同地区由于经济发展水平和饮食习惯的差异,脂肪的实际摄入量有很大差异。我国营养学会建议膳食脂肪供给量不宜超过总能量的30%,其中饱和脂肪酸、单不饱和脂肪酸、多不饱和脂肪酸的比例应为1:1:1。亚油酸提供的能量能达到总能量的1%～2%即可满足人体对必需脂肪酸的需要。

脂肪的主要来源是烹调用油脂和食物本身所含的油脂,如猪油、鱼肝油、菜籽油、花生油、豆油、芝麻油。果仁、各种肉类、蛋中含有一定的脂肪,米、面、蔬菜、水果中脂肪含量很少。

三、碳水化合物

碳水化合物(carbohydrate)是由碳、氢、氧三种元素组成的一类化合物,又称糖类。根据分子结构分为单糖、双糖和多糖三大类。

单糖是最简单的碳水化合物,易溶于水,可直接被人体吸收利用。最常见的单糖有葡萄糖、果糖和半乳糖。双糖是由两分子单糖脱去一分子水缩合而成的糖,易溶于水。它需要分解成单糖才能被人体吸收。最常见的双糖是蔗糖、麦芽糖和乳糖。多糖是由许多单糖分子结合而成的高分子化合物,包括淀粉、糖原和膳食纤维。膳食纤维(dietary fiber)是指不能被人体消化吸收的多糖,包括果胶、树胶、纤维素、半纤维素。

(一)碳水化合物的生理功能

(1)供给能量　碳水化合物是供给人体能量的最主要、最经济的来源。它在体内消化后,主要以葡萄糖的形式被吸收,并可迅速氧化提供能量。1g碳水化合物可产生16.7kJ能量。脑组织、心肌和骨骼肌的活动需要靠碳水化合物提供能量。

(2)构成机体的成分　碳水化合物是细胞膜的糖蛋白、神经组织的糖脂以及传递遗传信息的脱氧核糖核酸(DNA)的重要组成成分。

（3）节约蛋白质 碳水化合物的摄入充足时，人体首先使用碳水化合物作为能量来源，从而避免消耗蛋白质来提供能量。

（4）抗生酮作用 脂肪代谢过程中必须有碳水化合物参与才能完全氧化而不产生酮体。酮体是酸性物质，血液中酮体浓度过高会发生酸中毒。

（5）糖原有保肝解毒作用 肝内糖原储备充足时，肝细胞对某些有毒的化学物质和各种致病微生物产生的毒素有较强的解毒能力。

膳食纤维的生理功能如下：

（1）改善肠道功能、利于粪便排出 这是由于膳食纤维有很强的吸水性，可在肠道内吸收水分，增加粪便体积并使之变软利于排出。

（2）降低胆固醇 膳食纤维可抑制胆固醇的吸收，加速其排出，从而降低其在血液中的浓度。

（3）控制体重，防止肥胖 这是由于富含膳食纤维的食物体积较大，能量密度（单位重量所含能量）较低，有利于减少能量的摄入量。

（二）碳水化合物的供给量和食物来源

成人膳食中由碳水化合物供给的能量以占摄入总能量的 60%～70% 为宜。

谷类（米、面、玉米）、淀粉类（山芋、土豆、芋头、绿豆、豌豆）富含淀粉，是碳水化合物的主要来源。食用糖（白糖、红糖、砂糖、葡萄糖、果糖、蔗糖、麦芽糖）几乎100%是碳水化合物。蔬菜水果中除含少量果糖外还含膳食纤维。

四、能量

人体消耗的能量用于以下几方面：基础代谢、体力活动和食物的特殊动力作用。对于生长发育中的儿童和青少年，还包括生长发育以及身体各种组织增长和更新所需要消耗的能量。

（1）基础代谢（basal metabolism）能量消耗

基础代谢是维持生命最基本活动的代谢状态，即身体完全安静松弛，无体力、脑力负担，无胃肠消化活动，清醒静卧于室温 18～20℃ 舒适条件下的代谢状态。基础代谢消耗的能量是维持生命活动最起码的能量需要，受诸多因素的影响，体型、性别、年龄和生理状态都对基础代谢的高低有影响。一般来说，男性比女性高,儿童和青少年比成年人高,寒冷气候下比温热气候下高。

(2)体力活动(physical activity)能量消耗

它是指人体在进行各种活动或劳动时所消耗的能量。它与下列因素有关:①肌肉越发达者,活动时消耗的热能越多;②体重越重者,做相同运动所消耗的能量也越多;③活动强度越大、时间越长,消耗的能量越多。

(3)食物特殊动力作用(specific dynamic action)能量消耗

人体由于摄入食物而引起的额外能量消耗叫食物特殊动力作用的能量消耗。它是食物在消化、转运、代谢及储存的过程需要消耗的能量。各种营养素的特殊动力作用强弱不同,蛋白质最强,其次是碳水化合物,脂肪最弱。一般混合膳食的特殊动力作用所消耗的能量约为每日消耗能量总数的10%。

(4)生长发育(growth and development)能量消耗

儿童和青少年的生长发育需要能量来合成新的组织。每增加1g新组织约需要消耗20.9kJ能量。同样,孕妇体内胎儿的生长发育和自身生殖器官的增生也需要消耗相应的能量。能量摄入必须和生长速度相适应,否则生长便会减慢甚至停止。

食物中的碳水化合物、脂肪和蛋白质是能量的来源。这三种营养素在代谢中可以互相转化,但彼此不能完全替代,它们在膳食中应保持恰当的比例。根据我国人民膳食习惯,在摄入的总能量中碳水化合物提供的能量应占60%～70%,脂肪提供的能量应占20%～25%,蛋白质提供的能量应占10%～15%。

五、矿物质

矿物质又称无机盐,它是构成人体组织和维持正常生理活动的重要物质。人体组织几乎含有自然界存在的所有元素,其中碳、氢、氧、氮四种元素主要组成蛋白质、脂肪和碳水化合物等有机物,其余各种元素大部分以无机化合物形式在体内起作用,统称为矿物质或无机盐。也有一些元素是体内有机化合物(如酶、激素、血红蛋白)的组成成分。这些矿物质根据它们在人体内含量的多少分为常量元素(又称宏量元素)和微量元素。由于新陈代谢,每天都有一定量的矿物质经粪、尿、皮肤、头发、指甲等途径排出,必须从食物和饮水中得到补充。在中国人膳食中容易缺乏的矿物质有钙、铁、碘等元素。在一些地质条件特殊的地区存在因摄入氟或硒过多而发生的氟中毒或硒中毒问题。

（一）钙（calcium）

钙是人体中含量最多的一种矿物质。新生儿体内含钙 25～30g。成人体内含钙达 1000～1200g，相当于其体重的 1.5%～2.0%。

1.钙的生理功能

（1）构成骨骼和牙齿：钙是构成人体骨骼和牙齿的主要成分，体内 99% 的钙集中在骨骼和牙齿。其余 1% 的钙以游离或结合形式贮存于软组织和体液中，统称为混溶钙池。人的一生中，骨骼不断地吸收和形成，骨骼中的钙在破骨细胞作用下不断释放，进入混溶钙池，混溶钙池中的钙不断沉积于成骨细胞中，使骨骼更新。幼儿骨骼约每 1～2 年更新一次，以后随着年龄增长，更新速度减慢，成年时每年更新 2%～4%，10～12 年更新一次，40～50 岁以后，骨骼中的钙含量和骨密度逐渐下降，可能出现骨质疏松现象。这种变化女性早于男性。

（2）维持神经与肌肉活动：在红细胞、心肌、肝与神经等细胞膜上，均有钙的结合部位，钙离子释放时，细胞膜的结构与功能发生变化，钙与镁、钾、钠等离子在血液中的浓度保持一定比例才能维持神经、肌肉的正常兴奋性。

（3）参与凝血过程、激素分泌，维持体液酸碱平衡以及细胞内胶质稳定性，也是体内许多重要酶的激活剂。

2.钙的吸收和利用

摄入的钙主要在小肠近端吸收，吸收率约 20%～60%。膳食中的植酸和草酸可与钙结合成难以吸收的钙盐，膳食中纤维素含量过高也会影响钙的吸收。膳食中的维生素 D，牛奶中的乳糖以及膳食中钙、磷比例适宜等因素均可促进钙的吸收。当人体缺钙或钙需要量大时（如婴幼儿、孕妇、乳母），钙的吸收率也会相应增高。

3.钙的供给量和食物来源

考虑到中国人的膳食以植物性膳食为主，钙的吸收率比较低，中国营养学会推荐的钙供给量为成人 800mg/d，青少年、孕妇和乳母应适当增多。奶和奶制品中钙含量最为丰富且吸收率也高。虾皮中含钙高，芝麻酱、大豆及其制品也是钙的良好来源。

（二）铁（iron）

铁是人体中含量最多的必需微量元素,成年人体内含有 2～4g 铁,根据其在体内的功能状态可分为功能性铁和储存铁两部分。功能性铁存在于血红蛋白、肌红蛋白和一些酶中,约占体内总铁量的 70%。其余 30% 为储存铁,主要以铁蛋白和含铁血黄素的形式存在于肝、脾和骨髓中。

1. 铁的生理功能

铁是合成血红蛋白的主要原料之一,参与体内氧与二氧化碳的转运、交换和组织呼吸过程。铁还是体内参与氧化还原反应的一些酶和电子传递体的重要成分,如过氧化氢酶和细胞色素等都含有铁。

2. 铁的吸收和利用

食物中的铁有两种形式,一种是非血红素铁,另一种是血红素铁,两种形式的铁在小肠内的吸收率不同,影响它们的因素也不同。非血红素铁主要存在于植物性食物中。这种铁需要在胃酸作用下还原成亚铁离子才能被吸收。食物中的植酸盐、草酸盐、磷酸盐、鞣酸和膳食纤维都会干扰其吸收,因此吸收率很低,一般只有 1%～5% 被吸收。在膳食中促进铁吸收的因素包括蔬菜水果中的维生素 C,某些氨基酸以及鱼、肉类中的某些成分。由于目前还未具体找到这些成分,暂时称它们为"肉类因子"。牛奶和蛋类食品中不存在"肉类因子"。血红素铁存在于动物的血液、肌肉和内脏中,其吸收率可达 20% 以上,且不受膳食中其他成分的影响。铁的吸收除受其化学形式和膳食因素影响外还与身体的铁营养状况有关。体内铁储备充足时吸收率低,体内铁缺乏或需要量增高时吸收率增高。这种现象在非血红素铁的吸收中表现得更为显著。

3. 铁的供给量和食物来源

铁的供给量为:成年男子 12mg,妇女 18mg,孕妇和乳母 28mg。动物内脏(特别是肝脏)、血液、鱼、肉类都是富含血红素铁的食品。深绿叶蔬菜,其所含铁虽不是血红素铁但摄入量多,所以仍是中国人膳食铁的重要来源。

（三）锌（zinc）

人体内含锌 2～3g,它广泛分布于全身组织。已经发现有 50 多种酶含锌或与锌有关。锌的主要生理功能是:①促进生长发育,参与核酸和蛋白质的合成,促进细胞生长、分裂和分化,也是性器官发育不可缺少的微量元素;②改善味觉,增进食欲;③增强对疾病的抵抗力。

锌在十二指肠被吸收,吸收率较低,只有20%～30%。膳食中的草酸、植酸和过多的膳食纤维都会干扰锌的吸收。膳食中植酸、钙和锌结合成络合物而降低锌的吸收率。发酵可破坏谷类食物中的植酸,提高锌的吸收率。

锌的供给量成人为每天15mg,孕妇和乳母为每天20mg。动物性食物是锌的可靠来源。海牡蛎含锌最丰富。以每100g食物中的含锌量计,海牡蛎肉含锌超过100mg,畜、禽肉及动物肝脏、蛋类含锌2～5mg,鱼及一般海产品含锌1.5mg,奶和奶制品含锌0.3～1.5mg,谷类和豆类含锌1.5～2.0mg,蔬菜水果含锌少于1mg。

（四）碘（iodine）

人体内含碘20～50mg,其中70%～80%存在于甲状腺内。碘是甲状腺素的重要成分。甲状腺素是一种重要的激素,在促进生长和调节新陈代谢方面有重要作用。成年人膳食和饮水中长时间地缺少碘便会发生甲状腺肿大,病人的甲状腺细胞数目增多、体积增大,以代偿性地从血液中吸收较多的碘。孕妇、乳母缺碘会导致胎儿和婴幼儿全身严重发育不良,身体矮小,智力低下,称为呆小症。膳食和饮水的含碘量与地质情况有关,所以甲状腺肿和呆小症呈地区性分布,是一种地方病。世界不少地区存在碘缺乏问题,中国也不例外。在中国已将消灭碘缺乏病列入国家计划,强制推行碘化食盐。

中国营养学会建议的碘供给量为成人每日150μg,孕妇、乳母需适量增加。富含碘的食物主要是海产品,如海带、紫菜、海鱼、海虾等。

（五）硒（selenium）

1957年美国科学家发现硒可以预防动物肝坏死,并确认硒是动物必需的微量元素。20世纪70年代中国科学家发现克山病（一种地方性心肌病）与人群缺乏硒有关,补充硒可预防克山病,从而证明硒也是人体必需的微量元素。

硒的主要生理功能:①硒是人体内谷胱甘肽过氧化物酶的重要组成成分。谷胱甘肽过氧化物酶是体内重要的抗氧化酶,有保护细胞膜免受氧化损伤,延缓衰老的作用。②硒通过脱碘酶调节甲状腺激素而影响机体全身代谢。近年来发现Ⅰ、Ⅱ、Ⅲ型脱碘酶都是含硒酶,它们能将甲状腺素（T4）转变成活性更强的三碘甲腺原氨酸（T3）。③硒是重金属的解毒剂,能与铅、镉、汞等重金属结合,使这些有毒的重金属不被肠道吸收而排出体外。

硒的供给量和食物来源：中国营养学会提出的硒的 RNI 是 0.5 岁 $20\mu g/d$，4 岁 $25\mu g/d$，7 岁 $35\mu g/d$，11 岁 $45\mu g/d$，14 岁以上 $50\mu g/d$。肝、肾、肉类和海产品都是硒的良好食物来源。植物性食物的硒含量取决于当地水土中的硒含量，高硒与低硒地区所产粮食的硒含量可相差 1 万倍。

六、维生素

维生素（vitamin）的种类很多，化学结构各不相同，在生理上既不是构成各种组织的主要原料，也不是体内的能量来源，但它在能量产生的反应中以及机体物质代谢过程中起着十分重要的作用。根据维生素的溶解性将其分为脂溶性维生素和水溶性维生素。脂溶性维生素是指不溶于水而溶于脂肪及有机溶剂中的维生素，包括维生素 A、维生素 D、维生素 E、维生素 K。水溶性维生素是指可溶于水的维生素，包括 B 族维生素（维生素 B_1、维生素 B_2、维生素 PP、维生素 B_6、叶酸、维生素 B_{12}、泛酸、生物素等）和维生素 C。

维生素是生命活动不可缺少的营养素，常以辅酶或辅基的形式参与机体的重要生理过程。维生素缺乏常见的原因有摄入量不足、吸收利用率低、需要量增加及烹调不合理造成的破坏等。

（一）维生素 A 和胡萝卜素

维生素 A（vitamin A）是指含有视黄醇（retinol）结构，并具有其生物活性的一大类物质。植物中含有的一些类胡萝卜素，如 α-胡萝卜素、β-胡萝卜素等可在人体内转变成维生素 A。

维生素 A 的主要生理功能有：①维持正常视觉和暗适应能力；②促进细胞增生和分化；③维持正常的生殖功能；④对机体免疫系统有重要作用；⑤可改善铁吸收和促进储存铁转运，增强造血系统的功能；⑥抗氧化作用和抑制肿瘤生长的作用。

维生素 A 缺乏可导致：暗适应能力下降，严重者可致夜盲症；结膜干燥角化，可形成干眼病，严重者可致失明；皮肤干燥、儿童生长发育迟缓、易感染，血红蛋白合成代谢障碍，免疫功能低下。摄入大剂量维生素 A 可引起急性、慢性中毒，并可能致畸。

富含维生素 A 的食物有动物肝脏、鱼肝油、鱼籽、奶油、禽蛋等。富含胡萝卜素的食物有胡萝卜、芒果、杏、西兰花、苋菜、红心甜薯等。

（二）维生素 D

维生素 D 有两种形式，即胆钙化醇（维生素 D_3）和麦角钙化醇（维生素 D_2）。人类可从两种途径获得维生素 D，即通过膳食获取及在皮肤内由维生素 D 原形成。

维生素 D 的生理功能包括：①促进小肠对钙的吸收和肾小管对钙、磷的重吸收；②对骨细胞呈现多种作用，通过维生素 D 内分泌系统调节血钙平衡；③促进细胞的分化、增殖和生长。

缺乏维生素 D 可引起小儿佝偻病、成人骨软化症、老年人骨质疏松与手足痉挛症。摄入过量可引起维生素 D 中毒。

中国成人膳食中维生素 D 的 RNI 为 $5\mu g/d$。富含维生素 D 的食物有鱼肝油、奶油、鸡肝、鸡蛋等。

（三）维生素 C

维生素 C 又名抗坏血酸（ascorbic acid），溶于水，极易氧化，在碱性环境、加热或与铜、铁共存时极易被破坏，在酸性条件下稳定。

维生素 C 的生理功能有：①抗氧化作用，维生素 C 在细胞内是一个强还原剂或电子供体，可还原活性氧，与其他抗氧化剂一起清除自由基；②作为羟化过程底物和酶的辅因子，参与体内许多重要生物合成的羟化反应，在胶原合成、创伤愈合过程中起重要作用；③促进铁吸收。

人体缺乏维生素 C 可引起坏血病，主要临床表现是毛细血管脆性增强，牙龈肿胀、出血、萎缩，皮下瘀斑、紫癜和关节疼痛等。长期过量服用维生素 C 可出现草酸尿以至形成泌尿道结石。

中国成人膳食中维生素 C 的 RNI 为 $100mg/d$。富含维生素 C 的食物为新鲜蔬菜（如辣椒、小白菜、油菜、豌豆苗等）和水果（如柑橘、草莓、酸枣等）。

第五章　婴幼儿喂养

从出生至 1 周岁为婴儿期,其中从出生至满 1 个月称为新生儿期。婴儿期是出生后生长发育最快的时期,1 周岁时婴儿体重增加至出生时的 3 倍,身长增至出生时的 1.5 倍。婴儿期脑细胞数量和体积持续增加,至 6 月龄时脑重增加至出生时的 2 倍,达 600~700g,1 岁时达 900~1000g,接近成人脑重的 2/3。此期对营养的需求高,而婴儿期消化器官功能尚未发育完善,不恰当的喂养易致消化功能紊乱和营养不良,影响其生长发育。

第一节　婴幼儿消化系统的特点

一、婴幼儿消化系统解剖特点

(一)口腔

足月新生儿出生时已具有较好的吸吮吞咽功能,颊部有坚厚的脂肪垫,有助于吸吮活动,早产儿则较差。吸吮动作是复杂的先天性反射,严重疾病可影响这一反射,使吸吮变得弱而无力。婴幼儿口腔黏膜薄嫩,血管丰富,唾液腺发育不够完善,唾液分泌少,口腔黏膜干燥,加之婴幼儿不懂得保护口腔,易受损伤和细菌感染。3~4 个月时唾液分泌开始增加,5~6 个月时明显增多。但婴儿口底浅,尚不能及时吞咽所分泌的全部唾液,因此常发生生理性流涎。

(二)食管

婴儿的食管呈漏斗状,黏膜纤弱、腺体缺乏、弹力组织及肌层尚不发达。下食管括约肌发育不成熟,控制能力差,常发生胃食管反流,绝大多数在 8~10 个月时症状消失。婴儿吸奶时常吞咽过多空气,易发生溢奶。

(三)胃

婴幼儿胃容量小,胃液分泌量比成人少,婴幼儿胃液中胃酸和胃蛋白酶的含量均不及成人，故每日饮食次数要比成人多。新生儿胃容量约为 30～60mL，后随年龄而增大，1～3 个月时为 90～150mL，1 岁时为 250～300mL，5 岁时为 700～850mL，成人约为 2000mL。故年龄愈小，每日喂食的次数愈多。婴儿胃呈水平位，当开始行走时其位置变为垂直；胃平滑肌发育尚未完善，在充满液体食物后易使胃扩张；由于贲门和胃底部肌张力低，幽门括约肌发育较好，故易引起幽门痉挛，出现呕吐。胃排空时间随食物种类不同而异，稠厚含凝乳块的乳汁排空慢；水的排空时间为 1.5～2h；母乳为 2～3h；牛乳为 3～4h。早产儿胃排空更慢，易发生胃潴留。

（四）肠

小儿肠管相对比成人长，一般为身长的 5～7 倍，或为坐高的 10 倍。这样有利于增加肠道消化和吸收食物的面积，以满足婴幼儿生长发育的需要。小肠的主要功能包括运动（蠕动、摆动、分节运动）、消化、吸收及免疫保护。大肠的主要功能是贮存食物残渣、进一步吸收水分以及形成粪便。但婴幼儿的肠壁薄，黏膜脆弱，肠液中的各种酶含量较成人低，对完成消化吸收功能不利。小肠黏膜肌层发育差，同时肠系膜长而薄弱，结肠无明显结肠带与脂肪垂，升结肠与后壁固定差，容易被牵长，因此发生肠套叠、肠扭转的可能性比成人高。

肠壁薄故通透性高，屏障功能差，肠内毒素、消化不全产物和过敏原等可经肠黏膜进入体内，引起全身感染和变态反应性疾病。由于小儿大脑皮层功能发育不完善，进食时常引起胃-结肠反射，产生便意，所以大便次数多于成人。婴幼儿肠黏膜上皮细胞所分泌的免疫球蛋白 A(IgA)低，所以易患细菌性或病毒性肠炎。婴幼儿神经系统功能发育不完善，肠道运动及分泌消化液的功能易受内外因素的影响，在其他系统发生疾病时，如发热、感冒、肺炎等均可影响婴幼儿消化功能，造成食欲不好、呕吐和腹泻。

（五）肝

年龄愈小，肝脏相对愈大。婴儿肝脏结缔组织发育较差，肝细胞再生能力强，不易发生肝硬化，但易受各种不利因素的影响，如缺氧、感染、药物中毒等均可使肝细胞发生肿胀、脂肪浸润、变性坏死、纤维增生而肿大，影响其正常功能。婴儿时期胆汁分泌较少，故对脂肪的消化、吸收功能较差。

（六）胰腺

出生后 3～4 个月时胰腺发育较快,胰液分泌量也随之增多。出生后一年,胰腺外分泌部生长迅速,为出生时的 3 倍。胰液分泌量随年龄增长而增加,至成人每日分泌 1～2L。酶类出现的顺序为:胰蛋白酶最先,而后是糜蛋白酶、羧基肽酶、脂肪酶,最后是淀粉酶。新生儿所含脂肪酶活性不高,直到 2～3 岁时才接近成人水平。婴幼儿时期胰液及其消化酶的分泌易受炎热天气和各种疾病的影响而被抑制,容易发生消化不良。

（七）肠道细菌

在母体内,胎儿的肠道是无菌的,出生后数小时细菌即从空气、奶头、用具等经口、鼻、肛门入侵至肠道;主要分布在结肠和直肠。肠道菌群受食物成分影响,单纯母乳喂养儿肠内的细菌以双歧杆菌占绝对优势;人工喂养和混合喂养儿肠内的大肠杆菌、嗜酸杆菌、双歧杆菌及肠球菌所占比例几乎相等。正常肠道菌群对侵入肠道的致病菌有一定的拮抗作用。婴幼儿肠道正常菌群较脆弱,易受许多内外界因素影响而致菌群失调,引起消化功能紊乱。

二、婴幼儿的生理特点

婴幼儿期是人一生发育最旺盛的阶段。在出生的第一年中,头 4～6 月后其体重从出生时的约 3kg 增加至约 6kg,而在一岁前,又再增加至 9kg 以上,所以发育的速度是很快的。从营养及生理方面来说,这一阶段至少有如下几个特点:

（1）新生儿从子宫内营养过渡到子宫外营养,但其消化器官仍有不健全的地方,因此依赖母亲的喂养。

（2）胎儿在怀孕后期大脑急剧发育,乳儿出生 5～6 月之后到第二年末,也是乳儿大脑急剧发育的阶段,需要营养素的支持。

（3）婴幼儿体内营养素的储备量相对较小,适应能力也较低。容易发生过敏,而这种不耐受性又往往不易察觉,有时误以为是肠道感染。因为最基本的表现之一是腹泻,而腹泻又会导致营养素的丢失。

（4）及至幼儿阶段后,上述的发育情况得到改进,随着乳齿生长和胃容量的加大（300～500mL）,幼儿对食物的可接受性提高。此时,幼儿正常条件下的活动加强,体力消耗也大,饮食也逐步过渡到基本上由自己的消化器官来摄取营养素的一个很长的过程。

（5）在这一阶段中，婴儿或幼儿生长非常迅速，需要各种营养素，但其消化器官正在发育而远未成熟，因此生理需要与身体的消化功能间存在着矛盾。对婴儿来说，唾液腺的分泌机能还低，咀嚼肌虽然已较早发育，有利于吮吸，但舌和齿远不能完成口腔消化食物的第一步，胃的容量很小，仅 30～35mL，黏液腺和肌层很薄，胃的幽门括约肌比较健全，但贲门却往往仍未能紧闭，胃液虽然含盐酸、蛋白酶、凝乳酶等，但其分泌功能距离成人的消化功能还很远。肠道的黏膜发育较快，但肠的肌层发育较慢，其神经丛及髓鞘也仍在发育中，故对肠液分泌及蠕动的调节还未健全。不过，婴儿消化道对母乳的适应性良好。

三、婴幼儿的营养需要

（一）能量

膳食能量供给不足，其他营养素就不能在体内被很好地利用，影响生长发育；能量供给过多又会引起肥胖症。我国建议 1 岁以内的婴儿每日能量适宜摄入量为 397kJ/kg。婴儿的生长状况是评价能量需要量是否得到满足的重要指标。

（二）蛋白质、脂肪和碳水化合物

婴儿的蛋白质需要量是根据营养状况良好的采用母乳喂养的婴儿对蛋白质的需要量来确定的，我国婴儿的蛋白质的 RNI 为 1.5～3g/(kg·d)。婴儿期蛋白质营养不良不仅影响其体格发育，还会影响智力发育，使机体免疫功能低下等。蛋白质过多不但没有好处，而且会增加肾的溶质负荷，产生负面影响。

脂肪在婴儿的营养中占有特别重要的地位。0～6 个月的婴儿，脂肪供能占每日总能量的 45%～50%，6～12 个月占 35%～45%。不饱和脂肪酸对婴儿有重要作用。婴儿需要摄入约相当于总能量的 1% 的不饱和脂肪酸，才能保证脑和神经系统的发育和正常生长。以母乳或婴儿配方奶喂养基本能满足需要。

碳水化合物的主要作用是供给能量，帮助机体蛋白质的体内合成及脂肪氧化。乳类中的碳水化合物主要是乳糖，还有少量低聚糖。新生儿体内缺乏淀粉酶，4～6 个月的婴儿可开始添加适量的淀粉，但不宜过多，原因是碳水化合物在婴儿肠内发酵，产生大量短链脂肪酸，刺激肠的蠕动而引起腹泻。不宜让婴幼儿养成吃糖或甜食的习惯，预防龋齿的发生。

（三）水

婴幼儿发育尚未成熟，调节功能和代偿功能差，易出现脱水等水代谢障碍，应注意婴幼儿水的补充。

（四）无机盐

无机盐是人体必需的营养物质，在婴儿期具有极其重要的作用，较容易缺乏的有钙、铁、锌。婴幼儿骨骼生长和牙齿钙化都需要大量的钙和磷。母乳可提供适量的钙、磷。我国 0～6 个月婴儿钙的 AI 为 300mg/d，6～12 个月为 400mg/d。足月产新生儿肝脏内储留了大量的铁，可供出生后 6 个月使用，4 个月前一般不会出现缺铁性贫血。4～6 个月就应该添加含铁的食物，如铁强化米粉、猪肝泥等。我国每日膳食中半岁以上婴幼儿铁的参考摄入量为 10mg。

（五）维生素

几乎所有的维生素缺乏都会影响婴儿的生长发育。维生素 D 可调节钙、磷代谢，缺乏时可发生佝偻病。维生素 A 和维生素 D 摄入过多可引起中毒，婴幼儿维生素 A 每日适量摄入量为 $400\mu g$，维生素 D 则为 $10\mu g$。硫胺素、核黄素和尼克酸都随能量需要量而变化，可从母乳中获得。维生素 C 受乳母的膳食影响，人工喂养儿应注意补充，可采用菜汤、橘子水、番茄汁和其他水果、蔬菜等进行补充。我国建议每日膳食中维生素 C 推荐摄入量为 1 岁以下婴幼儿 50mg，1 岁以上婴幼儿 60mg。

第二节　母乳喂养

母乳是婴儿的最佳天然食品，能满足婴儿头 4～6 个月生长发育所需的全部营养需要，且有免疫功能，卫生状况、温度适宜，应大力提倡母乳喂养。母乳喂养是我国的传统习惯，但一度有用牛乳及配方乳替代母乳的错误观念，使母乳喂养率有下降趋势。从 20 世纪 80 年代起，卫生部在 WHO 的合作下，将母乳喂养提到儿童保健工作的重要位置上来。90 年代中期，母乳喂养率有明显提高。

一、母乳的成分与功能

母乳中的成分超过 200 种，除了给婴儿提供必需营养外，同时具有免疫功能等其他生物活性。母乳中的营养素在数量、比例及生物活性形式等方面均特别适合婴儿的生理发育及生长需要。母乳喂养的优点有：

（1）母乳的蛋白质含量虽低于牛乳，但其蛋白质构成以乳清蛋白为主，遇胃酸生成的凝块较小，易于消化。

（2）母乳中能量的 50％ 由脂肪提供，是婴儿能量的主要来源，且母乳的脂肪球小，还含有脂肪酶，故较易消化吸收。另外，母乳中的长链多不饱和脂肪酸，如二十二碳六烯酸（DHA）、花生四烯酸（AA）等是婴儿髓鞘形成和中枢神经系统发育所必需的，视网膜杆状细胞的感光功能和视力发育也有赖于这些营养素。

（3）母乳中碳水化合物主要是乳糖，乳糖可分解为半乳糖和葡萄糖，半乳糖与脂类结合形成半乳糖脂，是形成脑苷脂、促进神经系统发育所必需的。乳糖还可促使肠道乳酸杆菌的生长，抑制大肠杆菌的繁殖，增加婴儿对胃肠道感染的抵抗力。同时，母乳中低聚糖较多，可以作为肠道致病菌的可溶性受体，对肠道致病菌产生的毒素起直接抑制作用，因而可减少婴儿腹泻的发生。

（4）钙、磷是骨骼和牙齿的重要组成成分，并对维持神经与肌肉正常兴奋性和细胞膜的正常功能有重要作用。虽然母乳中钙含量低于牛乳，但钙磷比例恰当，其吸收率远高于牛乳。母乳含锌量与牛乳相仿，但母乳中的锌主要与小分子多肽结合，吸收率高。母乳与牛乳中铁含量都低，但母乳中的铁易于吸收，平均吸收率为 50％，远高于牛乳的 10％。母乳中的钠、氯含量易受乳母食盐摄入量的影响，由于婴儿肾功能未发育完全，无机盐过多会增高肾溶质负荷，对肾脏不利，故应提倡乳母少食盐。

（5）母乳中维生素的含量与母体摄入量有关，若乳母饮食中长期缺乏某种特定的维生素，则母乳中这种维生素的含量也较低。但母乳中维生素的含量与母体摄入量的关系因维生素种类的不同而有所不同。当乳母口服大量维生素 C 时，乳汁中维生素 C 含量也增高，但到一定饱和度后，再增加膳食中的维生素 C 也不能使乳汁中维生素 C 含量继续提高。而母乳中维生素 B_1 的含量却能随着摄入量的增加而持续升高，如乳母缺乏维生素 B_1，在乳汁中也能反映出来，所以如果乳母患脚气病，婴儿也易患脚气病。

脂溶性维生素中，只有维生素 A 能少量通过乳腺，维生素 D 几乎完全不能通过，故母乳中维生素 D 含量很低，母乳喂养儿应在出生后 2～4 周补充维生素

D 和多晒太阳。母乳中维生素 K 含量也很低,母乳喂养儿易出现维生素 K 的缺乏而出现凝血改变。在美国,所有新生儿出生后均肌注 0.5～1mg 的维生素 K,以预防维生素 K 缺乏性出血。

(6)母乳中含有免疫球蛋白和非特异性免疫物质(吞噬细胞、乳铁蛋白、溶菌酶、乳过氧化氢酶、补体),可抑制病毒,杀灭细菌,对婴儿有保护作用。

(7)母乳喂养有利于建立母子感情。哺乳的过程可增进母子间的情感交流,有益于母子双方的身心健康。

二、母乳喂养的方法

(一)良好的母乳喂养方法

(1)产前准备

母亲孕期体重适当增加(12～14kg),贮存脂肪以供哺乳能量的消耗。母亲孕期增重维持在正常范围内可减少妊娠糖尿病、高血压、剖宫产、低出生体重儿、巨大儿和出生缺陷及围产期死亡的危险。

(2)尽早开奶

出生后 2 周是母乳喂养的关键时期。产后 1h 内应帮助新生儿尽早实现第一次吸吮,对成功进行母乳喂养十分重要。早期吸吮能刺激乳母尽早分泌乳汁,提高泌乳量,延长哺乳时间;早期开奶可让婴儿吸到更多的初乳,初乳含大量的免疫物质和丰富的营养成分,有利于婴儿的健康;早期开奶有利于子宫收缩和产妇的恢复。

(3)促进乳汁分泌

①按需哺乳:按需哺乳在及时给婴儿补充食物的同时,还有利于刺激乳汁分泌。多数母婴在实践中会自然形成喂奶间隔时间,通常白天吮奶 5～10 次,夜间 2～3 次。3 月龄内婴儿应频繁吸吮,每日不少于 8 次,可使母亲乳头得到足够的刺激,促进乳汁分泌。

②乳房排空:吸吮产生的"射乳反射"可使婴儿短时间内获得大量乳汁;每次哺乳时应强调喂空一侧乳房,再喂另一侧,下次哺乳则从未喂空的一侧乳房开始。

③乳房按摩:哺乳前热敷乳房,从外侧边缘向乳晕方向轻拍或按摩乳房,有

促进乳房血液循环、乳房感觉神经的传导和泌乳作用。

④乳母生活安排：乳母身心愉快、充足睡眠、合理营养（需额外增加能量500kcal/d），可促进泌乳。

（4）正确的喂哺技巧

①哺乳前准备：等待哺乳的婴儿应是清醒状态、有饥饿感，并已更换干净的尿布。哺乳前让婴儿用鼻推压或舔母亲的乳房，哺乳时婴儿的气味、身体的接触都可刺激乳母的射乳反射。

②哺乳方法：每次哺乳前，母亲应洗净双手。正确的喂哺姿势有斜抱式、卧式、抱球式。无论用何种姿势，都应该让婴儿的头和身体呈一条直线，婴儿身体贴近母亲，婴儿头和颈得到支撑，婴儿贴近乳房，鼻子对着乳头。正确的含接姿势是婴儿的下颌贴在乳房上，嘴张得很大，将乳头及大部分乳晕含在嘴中，婴儿下唇向外翻，婴儿嘴上方的乳晕比下方多。婴儿慢而深地吸吮，当能听到吞咽声时，表明含接乳房姿势正确，吸吮有效。哺乳过程注意母婴互动交流。

③哺乳次数：对 3 月龄内婴儿应按需哺乳。对 4～6 月龄婴儿应逐渐定时喂养，每 3～4h 一次，每日约 6 次，可逐渐减少夜间哺乳，帮助婴儿形成夜间连续睡眠能力。但有个体差异，需区别对待。

（二）常见的母乳喂养问题

（1）乳量不足：正常乳母产后 6 个月内每天泌乳量随婴儿月龄增长逐渐增加，成熟乳量平均可达每日 700～1000mL。婴儿母乳摄入不足可有下列表现：

①体重增长不足，生长曲线平缓甚至下降，尤其新生儿期体重增长低于 600g；

②尿量每天少于 6 次；

③吸吮时不能闻及吞咽声；

④每次哺乳后常哭闹不能安静入睡，或睡眠时间小于 1h（新生儿除外）。

若确实因乳量不足影响婴儿生长，应劝告母亲不要轻易放弃母乳喂养，可在每次哺乳后用配方奶补充母乳不足。

（2）乳头内陷或皲裂：对于乳头内陷，需要产前或产后做简单的乳头护理，每日用清水（忌用肥皂或酒精之类）擦洗、挤、捏乳头，母亲亦可用乳头矫正器矫正乳头内陷。母亲应学会"乳房喂养"而不是"乳头喂养"，大部分婴儿仍可从扁平或内陷的乳头吸吮乳汁。每次哺乳后可挤出少许乳汁均匀地涂在乳头上,乳汁中丰富的蛋白质和抑菌物质对乳头表皮有保护作用,可防止乳头皲裂及感染。

(3)溢奶

①发生原因:小婴儿胃容量较小,胃呈水平位置,且具有贲门括约肌松弛、幽门括约肌发育较好等消化道的解剖生理特点,使 6 月龄内的小婴儿常常出现溢奶。喂养方法不当导致吞入气体过多或过度喂养亦可发生溢奶。

②缓解方法:喂奶后宜将婴儿头靠在母亲肩上竖直抱起,轻拍背部,可帮助排出吞入的空气而预防溢奶。婴儿睡眠时宜右侧卧位,可预防睡眠时溢奶而致窒息。若经指导后婴儿溢奶症状无改善,或体重增长不良,应及时转诊。

(4)母乳性黄疸:母乳性黄疸是指纯母乳喂养的健康足月儿或近足月儿出生2 周后发生的黄疸。母乳性黄疸婴儿一般体格生长良好,无须治疗,黄疸可自然消退,应继续母乳喂养。若黄疸明显,累及四肢及手足心,应及时就医。如果血清胆红素水平大于 15~20mg/mL,且无其他病理情况,建议停喂母乳 3d,待黄疸减轻后,可恢复母乳喂养。停喂母乳期间,母亲应定时挤奶,维持泌乳,婴儿可暂时用配方奶替代喂养。再次喂母乳时,黄疸可有反复,但不会达到原有程度。

(5)母亲外出时的母乳喂养:母亲外出或上班后,应鼓励母亲坚持母乳喂养。每天哺乳不少于 3 次,外出或上班时挤出母乳,以保持母乳的分泌量。

(三)母乳保存方法

母亲外出或母乳过多时,可将母乳挤出存放至干净的容器或特备的"乳袋",妥善保存在冰箱或冰包中,但冷藏时间不宜超过 12h。采奶和保存母乳都应该注意以下几点:

(1)大部分婴儿都隔 3h 左右吃一次奶,妈妈可以根据宝宝的吃奶频率来决定挤奶的频率,最好不要超过 3h。

(2)不能在乳房很胀的时候再挤奶,胀奶会减少乳汁的分泌量。

(3)要有专门储存母乳的储存袋或是奶瓶,如果不是一次性的则需要经过严格的消毒。

(4)挤出的母乳在室温(19~22℃)下可以保存 10h。

不同温度下母乳储存时间可参考表 5-1,母乳食用前用温水加热至 40℃左右即可喂哺。

表 5-1　母乳储存时间

储存条件	最长储存时间
室温（25℃）	4h
冰箱冷藏室（4℃）	48h
冰箱冷冻室（－20℃）	3 个月

（四）不宜母乳喂养的情况

母亲正接受化疗或放射治疗、患活动期肺结核且未经有效治疗、患乙型肝炎且新生儿出生时未接种乙肝疫苗及乙肝免疫球蛋白、乳房上有疱疹、吸毒等情况下，不宜母乳喂养。如果婴儿能够持续获得可接受的、可行的、可负担的安全代乳品喂养，建议 HIV 阳性的母亲不进行母乳喂养。另外，新生儿建议纯母乳喂养，不建议混合喂养。HIV 感染母亲若出现严重乳腺疾病（如乳头出血、乳头或乳房溢脓、乳腺炎／脓肿），HIV 传染给婴儿的概率增加，应暂停母乳喂养。

第三节　混合喂养

母乳不足，或母亲因工作或其他原因不能按时给婴儿哺乳时可采用混合喂养（mixture feeding）方式，即以婴儿配方奶粉作为母乳不足的补充或每日替代 1～2 次母乳喂养。较好的方法是每次哺乳后再加喂一定量的配方奶，这样可保证婴儿对母亲乳房的吸吮，避免母乳分泌量的逐渐减少。

一、混合喂养特点

混合喂养是在确定母乳不足的情况下，以其他乳类或代乳品来补充喂养婴儿。混合喂养虽然不如母乳喂养好，但在一定程度上能保证母亲的乳房按时受到婴儿吸吮的刺激，从而维持乳汁的正常分泌，婴儿每天能吃到 2～3 次母乳，对婴儿的健康仍然有很多好处。混合喂养每次补充其他乳类的数量应根据母乳缺少的程度来定，喂养方法有两种：一种是先母乳，接着补喂一定数量的牛奶或有机奶粉，这种叫补授法，适用于 6 个月以前的婴儿。其特点是，婴儿先吸吮母乳，使母亲乳房按时受到刺激，保持乳汁的分泌。另一种是一次喂母乳，一次喂配方奶粉,轮换间隔喂食,这种叫代授法,适用于 6 个月以后的婴儿。这种喂法容易使母乳减少,逐渐地用牛奶、稀饭、烂面条代授,可培养孩子的咀嚼习惯,为以后断奶做好准备。

二、混合喂养的原则

混合喂养虽然比不上纯母乳喂养,但还是优于人工喂养,尤其是在产后的几天内,不建议因母乳不足而放弃。

(1)混合喂养时,应每天按时母乳喂养,即先喂母乳,再喂其他乳品(这样可以保持母乳分泌)。但其缺点是因母乳量少,婴儿吸吮时间长,易疲劳,可能没吃饱就睡着了,或者总是不停地哭闹,这样每次喂奶量就不易掌握。除了定时母乳喂养外,每次哺乳时间不应超过 10min,然后喂其他乳品。注意观察婴儿能否坚持到下一喂养时间,是否真正达到定时喂养。

(2)如不能白天哺乳,加之乳汁分泌亦不足,可在每日特定时间哺喂,一般不少于 3 次,这样既保证母乳充分分泌,又可满足婴儿每次的需要量。其余的几次可给予其他乳品,这样每次喂奶量较易掌握。

(3)如混合喂养,应注意不要使用橡皮奶头、奶瓶喂婴儿,应使用小匙、小杯或滴管喂,以免造成乳头错觉。

(4)一次只喂一种奶,吃母乳就吃母乳,吃配方奶就吃配方奶。不要先吃母乳,不够了,再冲配方奶粉。这样不利于消化,也易使婴儿对乳头产生错觉,可能引发厌食配方奶,拒吃奶瓶。夜间母亲比较累,尤其是后半夜,起床给婴儿冲奶粉很麻烦,最好是母乳喂养。夜间母亲休息,乳汁分泌量相对增多,婴儿需要量又相对减少,母乳可能会满足婴儿的需要。但如果母乳量太少,婴儿吃不饱,就会缩短吃奶间隔,影响母子休息,这时就要以配方奶为主了。

三、混合喂养应对方法

(1)先喂母乳,不够的时候再拿配方奶补齐。
(2)喂几次母乳,再喂几次配方奶。
(3)白天全部喂配方奶,晚上全部喂母乳。
(4)一次母乳、一次配方奶交替喂养。

（5）以母乳为主，偶尔加一点儿配方奶。

采取先喂母乳，不够再拿配方奶粉补齐的方法，对增加母乳分泌有帮助，能最大限度地保证母乳喂养。不足之处是容易造成乳头错觉，可能会出现营养不良。

采取一次母乳、一次配方奶交替的方法，适合母乳比较少的情况。

如果基本上没有母乳了，喂母乳只是为了哄婴儿睡觉，那就尽快把母乳断掉。当然，要采取自然断奶的方法。

采取以母乳为主，只是偶尔加点儿配方奶的方法，如果婴儿生长发育得很好，说明乳量还是够的，就不必添加配方奶了。

由喂母乳改喂配方奶时，由于配方奶大多味道比母乳重，很容易出现拒奶现象。一定要循序渐进地改变，减少母乳，增加配方奶，或者将母乳和配方奶调在一起喂，便于婴儿逐渐习惯接受，如果婴儿不爱喝可尝试更换一种配方奶来喂。

母乳不足时，需加牛奶或其他乳制品进行混合喂养。混合喂养虽不如母乳喂养效果好，但要比完全人工喂养好得多。

混合喂养时，每次应先哺母乳，将乳房吸空后，再给补充其他乳品，补授的乳汁量要按婴儿食欲情况与母乳分泌量多少而定，原则是婴儿吃饱为宜。补授开始需观察几天，以便掌握每次补授的奶量及宝宝有无消化异常现象。以无腹泻、吐奶等情况为好。

在喂配方奶时，可以用小火煮沸 3～5min，一方面可以消毒杀菌，另一方面可使配方奶中的蛋白质变性，使婴儿易消化吸收。

混合喂养不论采取哪种方法，每天一定要让婴儿定时吸吮母乳，补授或代授的奶量及食物量要足，并且要注意卫生，注意食品安全，母乳以外的替代品的选择要慎重。

第四节　人 工 喂 养

由于各种原因不能母乳喂养时，则只能采用人工喂养。对婴儿来讲，除母乳之外的其他乳汁，如牛乳、羊乳都有不可避免的缺陷，牛乳蛋白质中酪蛋白含量过高，不利于婴儿消化，牛乳脂肪中饱和脂肪酸太多，不饱和脂肪酸（如 DHA等）太少而不能满足婴儿的需要。此外，牛乳中蛋白质、钙、钠、钾、氯和磷的高含量会增加婴儿肾的溶质负荷,与婴儿未成熟的肾功能不相适应。婴儿配方奶(infant formula)是依据母乳的营养成分及其组成模式,对牛奶或其他奶类进行调整,配制而成的适合婴儿生理特点并能满足婴儿生长发育需要的母乳的替代品。对缺乏母乳喂养的婴儿,应正确选用婴儿配方奶,并按照说明书的要求正确冲调后喂养,不可冲调过稀,也不可冲调过浓。

一、常用乳品种类

1.牛奶

(1)牛奶成分

牛奶所含乳糖较人乳少,故喂食时最好加5％~8％糖。牛奶中矿物质成分较高,不仅使胃酸下降,且加重肾溶质负荷,不利于新生儿、早产儿、肾功能较差的婴儿。牛奶含锌、铜较少,含铁量虽与人乳相仿,但其吸收率仅为人乳的1/5。

(2)牛奶制品

①全脂奶粉:是将鲜牛奶浓缩、喷雾、干燥而制成的。按重量1∶8(30g乳粉加240g水),或按体积1∶4(1匙乳粉加4匙水)加开水冲调成乳汁,其成分与鲜牛奶相似,因经热处理,较鲜牛奶易于消化。

②蒸发乳:是将鲜牛奶经蒸发浓缩至一半容量,高温消毒,装罐保存而制成的。加等量开水即成全脂牛奶。

③酸奶:是将鲜牛奶加乳酸杆菌,或稀盐酸、乳酸、柠檬酸而制成的。其凝块细、酸度高,有利于消化吸收。

④婴儿配方奶粉:将全脂奶粉改变成分使之接近人乳,即将牛乳脱脂及去掉部分盐分,加入乳清蛋白,调整酪蛋白的含量,加入植物油以代替牛乳脂肪,并加β乳糖及调整锌、铜、铁的含量等,适合于年幼婴儿喂养。

甜炼乳(将鲜牛乳浓缩至2/5,加40％蔗糖制成)、麦乳精等因含糖太高不宜作为婴儿主食。

(3)牛乳量计算法

婴儿每日牛乳需要量的个体差异较大,可根据具体情况增减。一般按每日能量需要计算:婴儿每日约需能量0.4~0.5MJ(100~120kcal)/kg,每日需水分150mL/kg。100mL含8％糖的牛乳约供能量0.4MJ(100kcal),其中牛乳

100mL 供能 0.29MJ(70kcal)，糖 8g 供能 0.13MJ(32kcal)，故婴儿每日约需加糖牛奶 100～120mL/kg。例如一个 3 个月大的婴儿，体重 5kg，每日需喂含 8% 糖的牛奶量为 550mL(550mL 鲜牛奶，44g 蔗糖)；每日需水 750mL，除牛乳外尚需分次供给温开水或果汁 200mL。全日牛奶量可分成 5 次喂哺。一般小儿全日鲜牛奶喂哺量以不超过 800mL 为宜，能量供应不够时可增补辅助食品。

2. 羊奶

其成分与牛奶相仿，蛋白质与脂肪稍多，尤以白蛋白为高，故凝块细，脂肪球也小，易消化。由于其叶酸含量极低，维生素 B_{12} 也少，故采用羊乳喂养时应添加叶酸和维生素 B_{12}，否则可引起巨幼红细胞性贫血。

3. 代乳品

大豆类代乳品的营养价值较谷类代乳品好，因大豆所含蛋白质量多质优，氨基酸谱较完善，含铁量也较高，但脂肪和糖含量较低，供能较少，钙也少。制备时应补足所缺成分，可作为 3～4 个月以上婴儿的代乳品。3 个月以下婴儿因不易消化最好不用豆类代乳品。

(1)豆浆

500g 大豆加水 4000g(1∶8)浸泡 8～12h，磨细去渣，留汁约 3000g。每 500g 加食盐 0.5g、乳酸钙 1.5g、淀粉 10g、糖 30g，煮沸腾、煮透 20min，以灭活大豆中的皂角甙、α1 抗胰蛋白酶、红细胞凝集素及硫脲类等有害物质。开始喂哺时，可将豆浆加水 1∶1 稀释，如无消化不良可逐渐减少水分。

(2)豆类代乳品

如 5410 代乳粉含大米粉 45%，大豆粉 28%，蛋黄粉 5%，豆油 3%，蔗糖 16.5%，骨粉 1.5%，食盐 0.5%，核黄小米 0.5%，营养较丰富，适合婴儿需要。

(3)米、面制品

如乳儿糕、糕干粉等以米、面为主制成的米、面制品，大多含碳水化合物较多而蛋白质、脂肪过少，所含必需氨基酸也不完善，一般只宜作为辅助食品，不应代替乳汁作为婴儿主食。如加入一定量豆粉、蛋粉、鱼蛋白粉或奶粉及植物油，则可大大增加其营养价值。

二、人工喂养应对

乳品和代乳品的量和浓度应按小儿年龄和体重计算，按小儿食欲调整，切忌过稀或过浓。

冲完一次奶粉后,请检查一下是否将小匙正确放置,并每次用前都消毒。因为喂养者手上的细菌可能粘在小匙上带入奶粉罐里,污染奶粉可导致消化道的感染。

控制好奶的温度。宝宝的奶粉适宜用 50~60℃ 的温开水冲泡,太热会破坏奶粉的营养成分,或者按照所买奶粉标明的温度冲泡。

奶瓶以直式为好,易清洗,奶头软硬合适,奶头孔大小按婴儿吸吮力而定,以奶瓶盛水倒置水滴连续滴出为宜。

每次吃剩下的奶一定要倒掉,不能留到下一餐再吃,陈奶很容易会造成细菌污染,可导致腹泻,甚至食物中毒。

每次喂哺后一切食具应洗净并煮沸消毒,奶瓶应洗净煮沸消毒 15min,奶头应煮沸超过 5min。

每日喂哺次数和间隔时间与母乳喂哺相近,小婴儿间隔时间可略长,约 3.5~4h。

每次喂哺前可将乳汁滴几滴于手背或手腕处试乳汁温度,以不烫手为宜;喂奶时奶瓶斜度应使乳汁始终充满奶头,以免将空气吸入,哺乳完后应竖抱拍气。

人工喂养要在两餐之间适量补充水分。

睡前用奶瓶喝奶后,再换上一瓶白开水喝,起到清洁口腔的作用。喂奶后可用消过毒的纱布蘸清水,擦洗牙面,每次喂奶最好不要超过 15min,减少奶液浸泡牙齿的时间。

三、配方奶的配制

调奶前洗净双手,给奶瓶消毒,在干净的桌面上进行操作。

准备沸水,冷却到 50℃ 左右,将准确分量的温开水倒入奶瓶。

在奶瓶中加入准确分量的奶粉,只可用专用的量匙盛取奶粉,匙中的奶粉不要堆高也不要压紧。注意,过稀和过浓的奶对婴儿是有害处的。

把胶盖和胶垫圈装到奶瓶上旋紧(这时是不装奶嘴的),使奶瓶密闭,充分摇动奶瓶,使奶粉与水完全融合。

将配好的奶降温后，放入冰箱。不能把温热的奶放入保温瓶内，这样很容易造成细菌繁殖；把暂时不用的奶瓶放入冰箱；热好的奶一定要马上食用，一次喂不完的奶都要扔掉。

四、配奶的设备

（一）奶嘴

（1）奶嘴　通常有橡胶和硅胶两种奶嘴。橡胶奶嘴是一种天然柔软的材料，能感觉到奶的温度，就像母乳喂养时的感觉。缺点是使用一段时间后容易变形，需及时更换。而硅胶奶嘴不易变形、不易受潮、易于清洗，但是不易传热。奶嘴也分不同型号，通常小号适合 0～4 个月宝宝，中号适合宝宝 4 个月到断奶期间使用。奶嘴不同的孔型决定奶的流速。

（2）奶嘴打孔器　为奶嘴打孔或根据需要将奶嘴上现有的孔扩大，满足喂饮需要。一般不主张自行开孔或扩大。

（3）奶瓶刷　专用的奶瓶刷当然要准备，需要大、小两个，大的用来刷瓶身，小的用来刷奶瓶的"螺丝口"部位以及奶嘴。

（4）剪刀　要准备一把剪刀专门用于剪开奶盒或奶粉袋等。用前要消毒。

（5）外出用品　包括冰包、温奶器或奶瓶保温桶等。

（二）奶瓶消毒

一定要保证消毒，而且要多准备几个奶瓶，把消毒好的奶瓶放在冰箱中备用。正常情况下孩子一天 24h 内大约需要喂 6 次，所以每天需要做两次消毒，早晚各一次。

在婴儿刚出生的几个月里，其免疫系统尚未发育完全，容易被细菌感染。人工喂养时，奶瓶、奶嘴的消毒是非常重要的环节。可以采用冷水消毒、蒸汽消毒、微波炉消毒或者传统的煮沸消毒。

冷水消毒：用较大的专用容器放置宝宝的喂奶用具，只需加入清水和婴儿用品专用消毒液。通常 30min 消毒在 24h 内持续有效。

蒸汽消毒：电子蒸汽消毒器操作简单，几分钟便可以为一组奶瓶消毒，消毒完毕会自动关闭。不过打开消毒器后应马上使用奶瓶，或者将奶瓶存放于冰箱内。如果消毒器打开时间过长，会使消毒无效。

微波炉消毒:将喂奶用具放入专用的微波炉消毒盒,用微波炉消毒方便、清洁、快速。

煮沸消毒:洗净每样东西后放在锅里煮沸25min,注意将每样东西都浸没在水中。

(三)奶瓶加热

提前30min从冰箱里取出奶瓶,使其恢复至室内的温度,不要打开瓶盖。此时无须给瓶子加热。

配方奶应该尽量与母乳有同样的口感。如果希望给奶瓶快速加热,可以用热水冲热奶瓶,或者把奶瓶放在热水中,几分钟后就可使用。也可以把奶瓶放在微波炉中或热奶器中加热,只需要半分钟的时间。绝不可把温热的配方奶放在保温瓶中,也不要把温热的配方奶保存过夜。这两种做法都会促进里面细菌的快速生长。

五、正确姿势

(一)坐着喂

将一腿架高10~15cm,将婴儿搂抱在抬腿一侧的臂弯中,头放在肘关节内,一手托住婴儿背部和臀部。在喂奶的过程中,不能大弧度弯腰或用力向前探身,以免乳头过度送入婴儿口中,引起呛咳。

婴儿吃奶时,颈部过度伸展,常提示乳头离婴儿的嘴巴太远,可试着让他坐在小枕头或软垫上,然后再连同枕头一起将婴儿放到膝上,再用胳膊的弯曲处托住婴儿的头部。

(二)盘腿喂

母亲坐在床上,盘起双腿,让婴儿坐在腿上,然后用手臂扶着婴儿,让其小手可以自由地碰触母亲的乳房,这样婴儿会感到温暖和亲近。

六、人工喂养的营养问题

人工喂养要按需进行,不要过早添加辅食。在人工喂养时,父母常将配方奶粉的量冲得很多,并常在满月后就将营养米粉或奶糕调入奶粉中让孩子吃,这样容易造成过度喂养,并使婴儿的胃容量扩大,摄入量也增大。

（1）体重超标

血脂高的肥胖儿童更容易发生脂肪肝、脂肪性肝炎。肥胖儿童中脂肪肝的发生率可达 31.4％,脂肪性肝炎的发生率达 7.8％。肥胖发生的年龄越小、肥胖病史越长,各种代谢障碍就越严重,成年后患糖尿病、高血压、冠心病、胆结石、痛风等疾病的危险性就越大。

（2）导致儿童龋齿率上升

儿童进食的多为高蛋白、高能量的黏糊状食物,营养物质在乳牙边积累,变成了龋齿的温床。

（3）导致儿童性早熟

儿童在生长发育过程中盲目进补、过量摄入激素可能导致性早熟。各种高能量营养食品中一般都暗藏有促使儿童性早熟的激素。这些激素可能会扰乱儿童自身的内分泌状态:在生理上,可能会导致儿童骨骺提前闭合,直接影响到孩子的最终身高;在行为上,由于儿童的心理发育尚未成熟,性器官的过早发育和性意识的过早觉醒,将导致儿童不具备相应的自控能力,女孩可能会出现早恋、早婚、早孕,男孩则可能出现性攻击、性犯罪等。因此,在为婴儿选择奶粉时,应注意奶粉配方,选择不含激素的产品。

第五节　补充食品添加

随着婴儿年龄的增长、生长发育的逐步成熟,单纯乳类已不能完全满足婴儿对营养素的需要,同时,婴儿消化系统及各器官的协调性已逐步发育成熟,胃肠道消化酶也逐渐活跃,牙齿萌出,对食物有了新的要求。这时应逐步添加辅助食物,补充婴儿的营养需要,为断奶作准备。

一、及时添加转奶期食物的原因

婴儿需要及时添加转奶期食物的原因如下:消化功能日趋完善;某些营养素的储备已耗尽;单纯乳类不能满足生长发育需求,需补充乳品营养的不足;需逐步接受成人固体食物,为断奶作好准备;促进婴儿神经心理发育。

二、开始添加转奶期食物的时间

引入其他食物的年龄没有严格的规定,应根据婴儿发育成熟状况决定。一般以年龄多从 4～6 个月龄起,婴儿体重达到 7kg 或体重增加一倍时。

出现体重增长减慢或不增加;婴儿可控制头在需要时转向食物(勺)或吃饱后把头转开;日间定时进食,每次哺乳量达 200mL;全天哺乳量达 1000mL;吃完后还意犹未尽。均提示应该开始给婴儿添加转奶期食物。

早产/低出生体重儿引入其他食物的年龄有个体差异,与其发育成熟水平有关。

三、怎样添加转奶期食物

婴儿食物转换是在满足基本奶量的基础上对其他食物逐渐习惯的过程,应遵循以下原则:由少到多、由稀到稠;由淡到浓、逐步增加;每次添加一种(至少连吃 3～5d),使消化道逐步适应;防止食物过敏;在心情舒畅、有饥饿感时添加;若遭拒绝,可反复试验;在天气炎热、小儿患病、多次拒绝等情况下,暂缓添加。

四、添加辅助食物顺序

添加辅助食物应从一种到多种,由少到多,先液体后固体。具体顺序是:

(1)1～3 个月:纯母乳喂养者仅需补充鱼肝油以供给维生素 A、维生素 D,一般出生后 2～4 周便可添加鱼肝油。人工喂养儿还要注意补充维生素 C,可用菜汤(绿色蔬菜切细或制成泥状后煮汤)、新鲜番茄汁、橘子汁、橙子汁等。

(2)4～6 个月:婴儿体内铁的储备已快耗尽,应添加含铁的食物,可喂铁强化米粉、蛋黄、菜泥、水果泥等。

(3)7～8 个月:此时婴儿乳牙已有部分萌出,可以喂饼干、馒头干等,使其练习摩擦牙床,帮助牙齿的生长。

(4)9～10 个月:可逐渐喂肉末、肝泥和鱼肉、碎菜等,还可喂 1～2 次稠粥,为断奶作准备。

(5)11～12 个月:可吃的食品较多,如面食、米饭等,食物应尽量多样化,注意煮软使之容易消化。

没有一种食物能够具备所有的营养素,因此,食物的多样化,实际是保证孩子获得全面营养的基础。可以让孩子获得丰富的味觉、嗅觉、视觉、触觉的感知刺激,这些方面都有利于孩子的早期发展。食物平衡的原则,是指同时在 4 个方面使膳食营养供给与机体生理需要之间达到平衡,即氨基酸平衡、热量营养素构成平衡、酸碱平衡、各种营养素摄入量之间平衡。适量的营养,是指所摄入的营养素既能满足机体的需要量,又不危及机体健康。

五、辅食添加的时间和种类(表 5-2)

表 5-2　辅食添加的时间和种类

时间	种类
2～3 个月	鱼肝油
4～6 个月	米粉糊、麦粉糊、烂粥等淀粉类食物,蛋黄、大豆蛋白粉、豆腐花、嫩豆腐、全脂牛奶等高蛋白食品,叶菜汁(先)、果汁(后)、叶菜泥、水果泥、鱼肝油
7～9 个月	稀粥、烂饭、饼干、面包、馒头等淀粉类食物,无刺鱼、全蛋、肝泥、动物血、碎肉末、黄豆制品、较大婴儿奶粉或全脂牛奶、蔬菜泥、水果泥、鱼肝油
10～12 个月	稠粥、烂饭、饼干、面条、面包、馒头、无刺鱼、全蛋、肝泥、动物血、碎肉末、黄豆制品、较大婴儿奶粉或全脂牛奶

第六节　早产儿和低出生体重婴儿的喂养

早产儿是指胎龄未满 37 周(小于 259d)的婴儿,不论其出生体重大小,均称为早产儿(或未成熟儿)。其产生的原因复杂,与遗传、感染、宫颈机能不全、多胎妊娠、既往早产史和妊娠合并症/并发症等因素有关。近 10 年来,我国早产儿发生率由 2003—2004 年的 7.8% 增加到目前的 10% 左右。早产儿由于宫内储备不足及生理功能不成熟,出生后有较多的健康问题。合理的喂养可为其提供生长发育所需要的营养和能量,提高免疫力。早产儿出生后中枢神经系统细胞要继续分裂增长,若早期营养不良,可致细胞分裂停止,造成精神发育迟滞及智力落后。因此,早产儿出生后的营养支持直接影响其近远期预后及生长发育。

一、早产儿营养与潜在的问题

（一）肠道喂养不耐受

国内早产儿喂养不耐受发生率在 25％ 左右。喂养不耐受是指开始喂养后，临床上有呕吐、腹胀、胃潴留等症状体征中的一项或多项。呕吐是指呕吐次数多于每天 13 次；奶量不增或减少多于 1d。胃潴留是指喂奶前抽取胃残留液量大于前次喂养量的 1/3，或是有咖啡样或有胆汁样胃内容物。根据医护人员的临床判断，呕吐、腹胀、胃潴留的发生时间为第一次出现这些症状的日龄。

（二）维生素 A 缺乏

维生素 A 主要在孕晚期通过胎盘转运至胎儿，早产儿由于维生素 A 经胎盘传递不足，肝脏储备不足和组织需要利用增加，更容易出现维生素 A 缺乏。

维生素 A 缺乏时易发生以下健康问题：

（1）肺支气管发育不良，易患呼吸道感染；

（2）对大脑的影响：海马及皮层蛋白质含量降低，细胞增殖指数增高，海马锥体细胞之间突触联系数量减少，突触内突触小泡减少，导致脑发育受损和学习记忆能力下降；

（3）对眼睛的影响：维生素 A 构成视觉细胞内的感光物质视紫红质，当儿童体内缺乏时将引起暗适应能力下降、夜盲，角结膜干燥、角膜角化等，导致视力障碍。

（三）锌缺乏综合征

严重的锌缺乏可引起皮炎、脱发、腹泻、神经系统相关症状（例如易烦躁，行为改变，生长受限）。

锌缺乏综合征与以下因素有关：

（1）母乳中的锌含量不足；

（2）身体快速增长，锌需要量增多；

（3）消化系统发育不成熟，肠道锌排出增多，吸收减少；

（4）肌肉和骨骼中锌储存量较少。

即使在乳汁中的锌含量处于正常水平的情况下，早产儿的锌水平在刚出生的前 13 周内仍处于负锌平衡。

（四）生长迟缓

由于许多营养物质的储备是在胎儿期最后 3 个月完成的，而早产儿在宫内储备低，又受出生后早期各种因素的影响，因此在出院时会有相当一部分存在生长迟缓。

二、早产儿营养支持的目标及补给途径

（一）早产儿的营养支持

合理的营养支持策略是提高早产儿存活率的关键环节之一，不仅关系到近期的生长发育，而且会影响到远期的预后，因此充足均衡的营养是保证早产儿健康成长的物质基础。

1. 早产儿的营养需求

成熟儿从母乳中摄入的蛋白质占总热量的 6%～7%，早产儿摄入的蛋白质占总热量的 10.2%，高于正常儿。足月儿所需必需氨基酸有 9 种，早产儿有 11 种，因早产儿缺乏有关的转化酶，不能将蛋氨酸转化成胱氨酸，将苯丙氨酸转化成酪氨酸，因此胱氨酸、酪氨酸成为必需氨基酸，必须从食物中摄取。由于孕后期 4 个月是合成牛磺酸的关键期，早产儿在胎儿期合成和储存牛磺酸的时间大大减少，更易导致牛磺酸缺乏。因此，合理补充牛磺酸对早产儿的大脑发育、神经传导、视觉机能的完善及钙的吸收均有良好的作用。

早产儿对无机盐的需要量比足月儿多。胎儿在母体内的最后阶段是无机盐增加的阶段，如钙、磷、铁都要增加，早产儿体内就会缺乏无机盐。早产儿缺维生素 E，易出现溶血性贫血。早产儿对脂肪的吸收率不如成熟儿，并可能缺乏脂溶性维生素及其他营养素。早产儿的营养应因人而异。因情况不同，存在个体差异，营养上应结合个体情况细致考虑。

（1）胎儿和新生儿的生长（表 5-3）

表 5-3　胎儿和新生儿的体重增长规律

胎龄（周）	体重增长[g/(kg·d)]
24～28	15～20
29～32	17～21

表 5-3

胎龄（周）	体重增长[g/(kg·d)]
33～36	14～15
37～40	7～9

出生后足月新生儿生理性体重会下降，主要是因为体内水分的丢失。母乳喂养的足月儿于出生后 10d 内恢复出生体重，以后每日以平均 20g 的速度生长。早产儿生理性体重下降值可达出生体重的 10%～15%，恢复至出生体重的时间也较长，甚至长达 2～3 周。新生儿营养支持的目标是满足其生长发育的需求，对早产儿来说最佳目标是达到宫内生长速度。

（2）能量需求（表 5-4）

一般认为早产儿对热量的要求高于成熟儿。因早产儿安静代谢率（指肺呼吸的做功）比成熟儿大，但吸收能力低于成熟儿，所以热能的供给一开始不宜过多，视情况逐步加多。早产儿的能量平衡可以用以下公式来表示：能量摄入＝能量排泄＋能量储备＋能量消耗。其中能量排泄主要通过粪便，一小部分通过尿液；能量储备主要指蛋白质和脂肪，前者的储备与蛋白质的摄入量直接相关，而后者的储备与能量摄入有关；能量消耗用于基础代谢、体温调节、活动与合成机体组织。对临床状况稳定、处于生长状态下的早产儿来说，推荐能量摄入量为 110～130kcal/(kg·d)。参见表 5-4。

表 5-4　早产儿的能量需求

	能量需求[kcal/(kg·d)]
基础代谢	50
活动	5
体温调节	10
总能量消耗	65
能量排泄	15
能量储备	30～50
推荐能量摄入量	110～130

早产儿出生后第一周其能量消耗较低,约为 40～50kcal/(kg·d),出生后第二周增至 55～65kcal/(kg·d),故对于胎龄 30～34 周、不需机械通气的早产儿在出生后第一周达到能量平衡所需的能量摄入量为 60～70kcal/(kg·d),第二周增至 70～80kcal/(kg·d),以后能量摄入量进一步增加以满足体重稳定增长的需求。需要机械通气、支气管肺发育不良,处于坏死性小肠结肠炎、败血症等严重疾病状态的早产儿和超低出生体重儿其能量消耗较高。

2.早产儿营养支持的目标

早产儿营养支持的目标是在恢复至出生体重后,体重增长 20～30g/d(≤ 1500g 的早产儿应增长 15～20g/d),身长增长 0.8～1.0cm/周,头围增长 0.5～ 0.8cm/周。早产儿对营养物质的需求与足月儿不同,早产儿营养支持的目标基于不同的体重标准和不同的年龄阶段。第一阶段是出生后 7d 以内,称为"转变期",此时的目标是维持营养和代谢的平衡;第二阶段是临床状况平稳至出院,称"稳定-生长期",此时的目标是达到宫内增长率:平均 14.5g/(kg·d);第三阶段是出院至 1 岁,称为"出院后时期",此时的目标是完成追赶性生长。不同的体重标准反映了出生前宫内营养储备的差异,而不同的年龄阶段则反映了随着出生后的成熟其生长和代谢的变化。

目前一般主张早喂养,使其生理性体重下降时间缩短,或程度减轻,低血糖发生率减少,血胆红素浓度相对减少。一般出生后 6～12h 开始喂糖水,24h 开始喂乳,体重过低或曾发生紫绀、呼吸困难的婴儿,可适当推迟喂养,静脉补液。

(二)早产儿营养补给途径

早产儿营养补给途径主要包括两种:一是"稳定-生长期",在医院时可以采用静脉营养辅以微量肠道营养和肠内营养;二是"出院后时期",居家时可以采取完全肠内营养。

1.早产儿肠外营养

肠外营养(parenteral nutrition)是早产儿营养支持的重要内容,是宫内经母体输送营养的延续,是提高极超低出生体重儿存活率的必不可少的治疗手段之一。它分为全肠外营养(TPN)、部分肠外营养(PPN)。肠外营养的对象为因各种原因不能进行胃肠道喂养超过 3d 或喂养不能完全满足其需求的早产儿。肠外营养的途径包括:周围静脉、脐静脉、经周围静脉导入中心静脉置管。肠外营养提供的热量以 60～80kcal/(kg·d)为宜。

液体需要量因个体而异。见表5-5。

表 5-5　不同日龄婴儿液体需要量[mL/(kg·d)]

出生体重	＜1000g	1000～1500g	1500～2500g	＞2500g
第 1 天	100～120	80～100	60～80	40～60
第 2 天	120～140	100～120	80～100	60～80
第 3～7 天	140～160	120～160	100～140	80～120
第 8～28 天	140～180	140～180	140～160	120～140

液体需要量随不同新生儿、不同环境和不同病情而有所不同,如患儿体重每天减轻超过 2%～5%或任何时候体重减轻超过 10%～15%,尿量少于 0.5mL/(kg·d)超过 8h,需增加液体量。参见表5-6。

表 5-6　早产儿的不显性失水(IWL)

出生体重(g)	IWL[mL/(kg·d)]
750～1000	82
1001～1250	56
1251～1500	46
＞1501	26

早产儿经光疗、发热、排泄丢失等需增加液体量;气管插管辅助通气时经呼吸道不显性失水减少,心、肺、肾功能不全时需控制液体量;总液体量在 20～24h 均匀输入,应用输液泵。

葡萄糖:静脉输注速度,足月儿从 6～8mg/(kg·min)开始,早产儿从 3～5mg/(kg·min)开始。如能耐受,可以每日增加 0.6～1.2mg/(kg·min)。

(1)血糖的监测

在出生后最初几天,如新生儿改变糖速或血糖水平异常,应每 4～6h 测一次血糖;如血糖浓度＞120mg/dL,或尿糖＞(＋＋),应降低输入糖的浓度。当糖速为 4mg/(kg·min)时仍持续高血糖,可慎重使用胰岛素 0.01～0.05U/(kg·h)。

当血糖浓度＜25mg/dL,应立即静脉输注 10%葡萄糖 2mL/kg,以后以 6～

8mg/(kg·min)的速度持续泵入,并监测血糖维持其稳定。出生后第一天血糖浓度>45mg/dL,以后血糖浓度>50mg/dL,血糖浓度理想范围是 54～108mg/dL(3～6mmol/L)。一般情况下,糖浓度选择周围静脉<12.5%,中心静脉可达 25%。

(2)小儿专用氨基酸溶液

这种溶液中,氨基酸种类多(19 种),必需氨基酸含量高(占 60%),如组氨酸、酪氨酸、半胱氨酸、牛磺酸等,支链氨基酸含量丰富(占 30%),适于婴幼儿,尤其是新生儿和早产儿使用。

(3)代谢性休克

出生后头几天禁食的极低出生体重儿,如仅接受葡萄糖,则每天丢失储存蛋白质的 1%,从而引起早期营养不良,并可能引起代谢性休克。这种代谢性休克会触发以内生性葡萄糖为特征的饥饿反应。早产儿从断脐起一些必需氨基酸的浓度开始下降。如果不及早静脉输注氨基酸,血浆中某些氨基酸(如精氨酸、亮氨酸)浓度就会下降。胰岛素的分泌除了依靠血糖浓度也依靠这些氨基酸的浓度。氨基酸缺乏会使胰岛素以及胰岛素样生长因子减少,从而限制葡萄糖的转运和能量代谢。葡萄糖在细胞膜上的转运下调会引起细胞内能量减少,导致 Na^+-K^+-ATP 酶活性下降。这会直接引发细胞内钾漏出细胞外,造成非少尿性高钾血症。应及早应用氨基酸,避免"代谢性休克"。尽早输注氨基酸能够刺激胰岛素分泌,阻断饥饿反应、改善糖耐量。提倡从胎儿期到出生后的代谢转变平顺过渡,避免持续数日不用 PN 引发不必要的代谢危机。传统的氨基酸供给量从 0.5g/(kg·d)开始,是不足以补充出生后逐渐丢失的蛋白质的。每天必须摄入至少 1.5～2.0g/kg 的蛋白质才能预防内源性蛋白质的进一步分解代谢。氨基酸的起始量 1.0～1.5g/(kg·d),可弥补每日的丢失量,甚至有人认为起始量 2.0g/(kg·d),递增速度 1.0g/(kg·d)也是安全的,最后目标量为 3.0g/(kg·d)。体重小于 1200g 的婴儿,也可以到 3.5g/(kg·d)。

生后尽早开始(第一个 24h),起始剂量 1.5～2.0g/(kg·d),按 0.5～1.0g/(kg·d)增加,足月儿至 3.0g/(kg·d),极超低出生体重儿可达 3.5～4.0g/(kg·d)。小儿氨基酸溶液浓度为 6%,输注时配制浓度为 2%～3%。

(4)脂肪乳剂

脂肪乳剂是以大豆油等为原料,卵磷脂或大豆磷脂为乳化剂,由甘油为等渗剂和水组成。主要作用是提供必需脂肪酸,供给高热量等。中、长链脂肪酸在血中清除率更快,因 MCT 的代谢无须肉毒碱转运而直接通过线粒体膜进行 β 氧化;不在肝脏和脂肪组织内蓄积,不干扰胆红素代谢,对肝功能无不良影响;供能迅速,可增加氮贮留;减少对免疫系统的抑制作用;推荐应用 20% 浓度的中长链脂肪乳剂。

胎儿在宫内对脂肪摄取很少,依靠脂肪的能量代谢到孕晚期才开始,并且到近足月时才逐渐增加。新生儿的脂肪储备低,若用无脂的肠外营养液,72h 之内会出现必需脂肪酸缺乏。采用 0.5~1.0g/(kg·d) 的脂肪乳剂摄入即可预防必需脂肪酸的缺乏。出生后 24h 后,从 1.0~1.5g/(kg·d) 开始,按 0.5~1.0g/(kg·d) 增加[超低出生体重儿起始剂量为 0.5~1.0g/(kg·d),按 0.5g/(kg·d) 增加],总量为 2.5~3.0g/(kg·d)。但患高胆红素血症、有出血倾向或凝血功能障碍、严重感染时慎用。

脂肪乳剂进入体内可产生大量游离脂肪酸,竞争白蛋白上的结合位点,影响游离胆红素的代谢。脂肪乳剂量在 1.0~3.0g/(kg·d) 时,一般不会影响体内胆红素的代谢。脂肪乳剂所含不饱和脂肪酸极易发生过氧化,从而引起组织的过氧化损伤。研究发现脂肪乳剂对机体脂质过氧化的影响与剂量及使用时间有关,开始使用 1g/(kg·d) 的脂肪乳剂是安全的,出生两天后开始使用比第一天就开始使用产生的脂质过氧化少。影响脂肪清除的最重要因素是脂肪乳剂的输注速度,脂肪乳剂应在 24h 内均匀输入,一般输注速度不大于 0.12g/(kg·h)。必须补充水溶性维生素、微量元素并维持电解质平衡。

肠外营养时需监测:电解质平衡、皮肤弹性、前囟、尿量及比重、肌酐、红细胞压积;生长参数:体重、身长、头围;血常规和血生化、血糖、血气分析、血 ALT、TBil/DBil、TP/ALB、ALP、TBA、血 BUN、Cr、血脂。

2.早产儿肠内营养

早期的肠内营养对维持早产儿消化道结构和功能的完整性是必需的,兼有直接营养作用和间接促进胃肠功能作用。无先天性消化道畸形及严重疾患、能耐受胃肠道喂养的早产儿应进行肠内营养。

(1)尽早开始喂养:出生体重>1500g、病情相对稳定者可于出生后 12h 内开始喂养。有围产窒息、应用消炎痛、脐动脉插管的婴儿或极超低出生体重儿可适当延迟喂养 24～48h。

(2)喂养方式的选择:胎龄＞34 周、病情稳定、呼吸＜60 次/min 的早产儿适于直接哺乳;胎龄＜32 周的早产儿或由于疾病本身和治疗上的因素不能直接喂养者可选用管饲法喂养,首选胃管,对于胃食道反流严重者可选用经胃十二指(空)肠置管,管饲法喂养时可采用间歇推注或持续输注法。

早产儿,尤其是极低出生体重儿,在病情不稳定的最初阶段可采用微量喂养,即奶量＜10～20mL/(kg·d)的喂养方法。自出生后 24h 内开始,采用母乳或早产儿配方奶喂养,奶液不必稀释,在正式喂养开始之前可持续数日至 2 周。早期微量喂养有益于加强肠道组织细胞的发育,提高胃肠道黏膜酶的分泌及活性;促进胃肠道运动功能的成熟,提高胃肠激素的水平;有助于促进肠蠕动和胆红素在粪便中的排泄,减少胆红素肠-肝循环。非营养性吸吮在早产儿管饲法喂养期间促进胃肠动力及胃肠功能的成熟;促进早产儿胃肠激素的分泌;改善早产儿的生理行为。

3.乳类选择

(1)母乳

母乳是最理想的选择,母乳中蛋白质含量高;乳清蛋白比例高;脂肪和乳糖含量较低;钠盐含量较高;钙磷易于吸收;胃排空快。母乳中的某些成分,包括激素、肽类、氨基酸、糖蛋白,对小肠的成熟起一定作用。母乳为早产儿提供最理想的免疫防御,母乳中有防御作用的物质包括抗微生物因子(分泌型 IgA、乳铁蛋白、溶菌酶等)、抗炎症因子(抗氧化物、表皮生长因子、细胞保护因子等)、白细胞(中性粒细胞、吞噬细胞和淋巴细胞)和低聚糖,它们对早产儿免疫功能的发育起调节作用。母乳中富含长链多不饱和脂肪酸(如 DHA 等)和牛磺酸,促进早产儿视网膜和中枢神经系统的发育。直接哺乳增进母子感情,增强母性和母亲信心。母乳喂养时间越长,将来发生代谢综合征(肥胖、高血压、2 型糖尿病、心脑血管病)的概率越低。

(2)母乳强化剂

纯母乳喂养的极超低出生体重儿摄入的营养不够其生长所需,生长速度较慢。母乳内的钙和磷含量较低,存在造成早产儿骨发育不良和代谢性骨病的危险。母乳强化剂含有牛乳清蛋白或其水解产物,葡萄糖聚合物或糊精-麦芽糖复合剂，维生素，微量元素和矿物质（如钠、钙、磷、镁）等。因此，推荐母乳喂养的早产儿使用含蛋白质、矿物质和维生素的母乳强化剂以确保满足预期的营养需求。

（3）早产儿配方奶

早产儿配方奶保留了母乳的优点，补充母乳对早产儿营养需要的不足，适当提高热量，使配制的蛋白质、糖、脂肪等营养素易于消化和吸收等。早产儿配方奶可分为液体和粉状两种。其共同特点是：蛋白质含量高，乳清蛋白占 60%～70%；中链脂肪酸占 40%，亚油酸和亚麻酸的含量和比例适宜；40%～50%乳糖和 50%～60%多聚葡萄糖，供给所需要热量，而不增加血液渗透压；添加了更多的钙、磷、铁、钠、铜和硒等矿物质，以满足其快速生长的需要。早产儿配方奶能补充母乳中各种营养成分的不足，但缺乏母乳中的许多生长因子、酶、IgA 和巨噬细胞等。适合体重＜2000g 早产儿的乳类是母乳＋母乳强化剂或早产儿配方奶，而前者无论从营养价值还是从生物学功能来看都应为首选。

4.喂养摄入量

喂养摄入量随早产儿出生体重及成熟程度而定，可参考早产儿摄入量计算公式（略）。

5.肠内营养的监测

机械性指标：体位，喂养管的位置，口鼻腔护理。

胃肠道指标：胃残留量，有无呕吐、腹胀，腹围，大便（次数、性状、潜血等）。

代谢指标：液体需要量[mL/(kg·d)]，热卡摄入量[kcal/(kg·d)]、蛋白质摄入量[g/(kg·d)]，尿量[mL/(kg·h)]、尿比重，血糖、电解质、血气、肝肾功能。

生长参数：体重、身长、头围。

6.喂养间隔时间

一般体重 1000g 以下者，每 1h 喂一次；1001～1500g 者，每 1.5h 喂一次；1501～2000g 者，每 2h 喂一次；2001～2500g 者，每 3h 一次，或依据具体情况分别对待。

7.喂养耐受性的判断和处理

监测胃残留量：对于用胃饲管喂养的早产儿，每次喂养前要先抽取胃中残余奶量。正常的胃残留量是，体重小于 1200g 的早产儿，胃残留量每次可以有 1～2mL；体重 1200～1500g 的早产儿，胃残留量可以有 2mL。如果胃残留量在 2～

3mL 或出现绿色胃残留物,还不足以诊断喂养不耐受,可以继续喂养。若胃残留量大于前次喂养量的 25%,则要考虑减少奶量。若胃残留量大于前次喂养量的 50%,或大于每日喂养总量的 10%,或不止一次大于前次喂养量的 30%应减量或停喂一次。如胃液中含血液、胆汁等则禁食。

若婴儿频繁呕吐(每天大于 3 次),要开始将喂奶时间延迟,或者酌情不增奶量、减少奶量(超过 3d)。

腹围和排便情况:腹围增加 1.5cm 或腹胀且有张力时应减量或停喂一次。如胎便排出延迟或大便不畅应予谨慎灌肠帮助排便。

呼吸暂停、疑有胃食道反流,应注意体位,减少每次喂养量,缩短间隔时间,必要时给予红霉素。

频繁呕吐、胃残余奶量增加、腹胀、腹部皮肤变色,肠鸣音消失,血便或大便潜血阳性,提示感染或患坏死性小肠结肠炎,应立即禁食。

小胎龄儿、低出生体重儿、机械通气、脐插管、开奶延迟、胎粪黏稠和 SGA 是喂养不耐受的常见原因。

根据不同病情决定喂养策略和处理方法,而不要轻易禁食,这是保证喂养成功的关键。

三、早产儿出院后营养健康指导

早产儿达到出院指标,如能经口喝完要求的奶量,达到满意的体重增长速率,血液生化指标正常,生命体征稳定,可以出院。出院前,院方应制订个体化出院计划,帮家长完成饮食计划,建立体重增长曲线图。父母应有能力用母乳、奶瓶,或其他替代方法喂养早产儿。

(一)早产儿母乳喂养

早产儿摄入的蛋白质的质和量应充分达到胎儿宫内生长速度的需要,但也不应该超过,以免加重其未成熟的代谢系统和泌尿系统的负担。早产儿首选母乳。母乳中所含蛋白质、脂肪、糖的比例适当,早产儿母乳富含必需氨基酸且与足月儿母乳有所不同,尤其是早产儿所必需的牛磺酸含量较高,而对中枢神经系统有不良作用的苯丙氨酸和酪氨酸含量较低。早产儿为了"追赶"生长速度,需要更多的蛋白质和热量,而早产儿的母亲身体会迎合这个需要制造出高热量、高蛋白的母乳。这种超级母乳中所含有的更加丰富的抗体和养分,会避免早产儿患上诸多感染性疾病。母乳喂养的早产儿比奶粉喂养的早产儿成长得更好,呼吸暂停(窒息)的现象明显下降。早产儿吸吮能力差,不会吞咽,易发生呛咳,由于胃容量小,食道下端张力低下,易出现溢乳,同时早产儿多种消化酶和胆汁缺乏,消化吸收能力差,对食物的耐受性较差,若喂养不当,易发生肠坏死,母乳喂养能有效降低早产儿坏死性小肠结肠炎的发生率。人类大脑发育最快的时期是从妊娠3个月到出生后18个月,母乳能促进早产儿大脑的发育,是早产儿的重要营养来源。母乳喂养时间越长,将来发生代谢综合征的概率越低。

(二)早产儿配方奶的补充

当母乳不足,满足不了早产儿的生长发育需求时应及时添加母乳强化剂或早产儿配方奶。当母乳喂养达到 1000mL/(kg·d)或完全经肠道喂养时就需要添加母乳强化剂。早产儿每日摄入 180mL/kg 的强化母乳能达到理想的营养状态。不能母乳喂养者,应采用早产儿配方奶。足月儿配方奶和以大豆为主的配方奶营养物质含量低,不提倡给早产儿使用。早产儿配方奶 100mL 至少含有 29%的蛋白质或其水解产物,其乳糖含量减少,取而代之的是高分子葡萄糖聚合物。目前长链多不饱和脂肪酸被广泛添加于早产儿配方奶中,它可以促进视觉的发育成熟。

(三)维生素 A 的补充

维生素 A 的贮备主要是在孕后期完成,早产儿出生时血浆中维生素 A 水平明显低于足月儿,低出生体重儿需要摄取足够的维生素 A 来补充维生素的储备,促进组织的生长和愈合。维生素 A 对铁剂存在协同作用,能改善机体铁的吸收、转运和分布。当维生素 A 缺乏时,运铁蛋白合成减少,使红细胞生成过程中铁从肝脏等组织的转运过程受阻,引起骨髓缺铁,使造血能力下降。2001 年国际维生素 A 研讨会对维生素 A 缺乏人群补充维生素 A 的剂量方案如下:出生后 10 天补充维生素 A;0~5 个月婴儿为 50 万 IU/次,共 3 次,每次至少间隔 1 个月,可在出生后 6、10、14 周计划免疫时给予;6~11 个月婴儿每 4~6 个月给予 1 次,100 万 IU/次,可在任何时机给予(在麻疹计划免疫时给予最佳);大于 12 个月龄儿童每 4~6 个月给予 1 次,200 万 IU/次,可在任何时机给予。通过膳食补充维生素 A 是改善维生素 A 缺乏的最有效途径。因此,应通过营养教育途径,提倡母乳喂养,增加深绿蔬菜、胡萝卜、猪肝、蛋黄等富含维生素 A 食品的摄入,改善维生素 A 的营养状况,降低维生素 A 缺乏的发病率,提高儿童及青少年的健康水平。

（四）维生素 K

新生儿容易发生维生素 K 缺乏症,尤其是早产儿,出生后 1 个月、2 个月均需注射维生素 K。

（五）维生素 D

早产儿从出生后即应补充维生素 D 800～1000U/d,3 个月后改为 400 U/d 直到 1 岁半。

（六）钙及磷的比例适宜

适宜的钙、磷比例（2∶1）可以提高早产儿对钙的利用率。

（七）铁

母乳喂养的早产儿补充元素铁 2～4mg/（kg·d）,配方奶喂养者 1～2mg/（kg·d）,极低出生体重儿 4mg/（kg·d）,直至 1 岁。

铁的来源包括含铁食物、强化铁配方奶、母乳强化剂和铁制剂。

（八）益生菌及低聚糖

益生菌能抑制病原性微生物的生长,提高肠黏膜的渗透性,调节免疫系统的功能。低聚糖是肠道内正常菌群的养料,能促进双歧杆菌的生长,抑制病原体与受体的结合,可以预防腹泻及便秘的发生。

（九）微量元素锌的补充

早产儿一旦确诊锌缺乏,可及时采用口服锌制剂予以纠正。锌产品有醋酸锌、葡萄糖酸锌、硫酸锌,或者是氨基酸与锌螯合物,按 1mg/（kg·d）补充即可。可多食含锌食物,富含锌的食物主要有动物的瘦肉和肝脏、蛋类及牡蛎等、坚果类（如花生、核桃等）,水果中苹果的锌含量最高,另外还有豆腐皮、黄豆、白木耳、白菜等。

（十）出院后的监测

用婴儿体重秤监测体重,分别测量吃奶前与吃奶后的体重来计算摄入奶量,以每周体重变化的趋势来评估婴儿的生长发育,调节饮食,定期进行生化检测,检测血清碱性磷酸酶活性水平、血钙、血磷,血白蛋白和 BUN。当生长不佳时或实验室检查异常时应重新评估饮食。出院后一周回院随访,以后每月随访,监测体重、身长、头围,根据营养状况及体格发育生长曲线是否正常来进行评估,充分考虑个体差异进行个体化指导。早产儿 2 岁以内,建议将其年龄经过纠正后再评估。出院后早产儿追赶性生长应在 1 岁以内完成,尤其前半年。头围的增长对神经系统的发育评估尤为重要,头围的追赶性生长最早出现,其次是体重,身长最后。早产儿本身的生长曲线至少应该维持和标准生长曲线呈平行趋势,否则要考虑是否有摄入奶量不足或营养以外的其他原因存在。理想的营养目标不应仅是体重的增长,还应包括获得与同孕周胎龄儿相似的体质结构。

第七节　幼儿和学龄前儿童的营养与膳食

一、幼儿的营养与膳食

(一)幼儿的营养

1~3 岁的幼儿生长发育虽不及婴儿期迅速,但仍在不断发育中,应供给充分的能量和优质蛋白质。能量需要量为 4600~5440kJ/d,蛋白质需要量为 35~45g/d,约为成人的一半,而其对矿物质和维生素的需要量常大于成人的一半。这一阶段幼儿的脑和神经系统发育迅速,应特别注意补充含不饱和脂肪酸较多的食品,如海鱼、坚果等。

(二)幼儿的膳食

尽管幼儿胃的容量已从婴儿时的 200mL 增至 300mL,但牙齿正在生长,咀嚼能力有限,胃肠道的发育还不够成熟,消化功能也远不如成人,故此阶段仍不能让他们食用一般的家庭膳食。幼儿膳食从婴儿期的乳类为主过渡到以谷类为主,奶、蛋、鱼、禽、肉及蔬菜和水果为辅的混合膳食,但其烹调方法应与成人有别,以与幼儿的消化、代谢能力相适应。

(1)平衡膳食

幼儿膳食需包括 100~250g 谷类,至少 350mL 的牛奶,50g 鸡蛋,75~125g 鱼(或禽、畜肉),15~50g 豆制品,75~200g 新鲜蔬菜和水果。在有条件的地方,应每周给孩子吃一些动物血、肝脏和海产品类食物,还应常给婴儿吃一些坚果类食物,如核桃、花生等。特别需要强调的是此时多数孩子已断母乳,但不能断奶,每日供给奶或相应的奶制品不应少于350mL。

（2）合理烹调

幼儿主食以软饭、面条、麦糊、馒头、面包、饺子、馄饨等交替使用。蔬菜应切碎煮烂,瘦肉宜制成肉糜或肉末,易于为幼儿咀嚼、吞咽和消化。花生、黄豆等粒状食物应磨碎制成泥糊状,以免呛入气管。幼儿食物的烹调宜采用清蒸、焖煮,少用油炸。也不宜添加味精等调味品,以清淡、原汁原味较好。

（3）膳食安排

每日"3餐2点",进餐应该有规律。早餐宜提供一日能量和营养素的25％,早点和午点各提供5％～10％,午餐和晚餐各提供30％。吃饭时应培养孩子专心进食,暂停其他活动,要引导和教育孩子自己进食。

（4）培养良好饮食习惯

幼儿的学习模仿能力强,幼儿期是培养良好饮食习惯的关键时期,应经常变换食物品种,让孩子熟悉各种食物的味道,养成不挑食、不偏食的良好饮食习惯,同时,家长要以身作则,不要在孩子面前挑食、偏食。夏日水分补充宜用白开水或冲淡的果汁,不要喝碳酸饮料。

二、学龄前儿童的营养与膳食

（一）学龄前儿童的生理及营养特点

3～6岁的学龄前儿童体格发育速度相对减慢,但仍保持稳步的增长,此期身高增长约21cm,体重增长约5.5kg,神经细胞的分化已基本完成,但脑细胞体积的增大及神经纤维的髓鞘化仍继续进行。足够的能量和营养素的供给是生长发育的物质基础。中国营养学会推荐的能量及营养素摄入量见本书附表。

学龄前儿童常常存在蛋白质、能量摄入不足等营养问题,另外,缺铁性贫血、维生素A缺乏、锌缺乏也较为常见。在一些地区,儿童的蛋白质、热能营养不良发生率已逐渐下降,但超重和肥胖的问题,微量元素,如铁、锌及维生素的缺乏（尤其是亚临床缺乏）因精制食品和西式快餐的引进等原因而越来越突出。

（二）学龄前儿童的膳食

这一年龄阶段的孩子多数进入幼儿园，他们的活动能力增加，除了遵循上述幼儿膳食的基本原则外，食物的份量要增加，每日应供给 200～300mL 牛奶，一个鸡蛋、100g 无骨鱼或禽畜瘦肉及适量豆制品，主食 150～250g。软饭可逐渐过渡为普通米饭、面条及糕点，并且逐步让孩子进食一些粗粮类食物，每周进食一次富含铁的猪肝或猪血及含碘、锌丰富的海产品。在较贫困的农村要充分利用大豆资源来解决儿童的蛋白质营养问题，每日至少供给 25～50g 大豆。注意通过言传身教引导孩子养成良好而又卫生的饮食习惯。可以让孩子和其他小朋友共同进食，以相互促进食欲。

应该定时测量孩子的身高和体重，并做记录，以了解孩子发育的进度，并注意孩子的血色素是否正常。避免在幼年出现过胖，如果有这种倾向，可能是因为偏食含脂肪过多的食物，或是运动过少，应在指导下做适当的调整，改变不当的饮食及行为。

儿童和成人的食物是有区别的，酒类绝不是孩子的食物，成人认为可用的"补品"，也不宜列入孩子的食谱。

第六章　婴幼儿饮食行为

第一节　与进食技能发育有关的感知觉发育

进食技能学习需要感知觉和感知觉的反馈,涉及本体感受、触觉、压力觉、温度觉、嗅觉和味觉。

(1)嗅觉的发育　胎儿生活的环境——羊水的气味与妊娠期母亲食物类型有关。胎儿出生后母婴通过味觉互相熟悉,婴儿鼻前庭对母亲气味的感觉可引导婴儿寻找乳头吸吮。乳汁的味觉刺激、温度,母亲的声音等可强化婴儿早期的学习。婴儿有嗅觉记忆,出生时已表现出对不同气味的反应,逐渐学习识别不同气味。

(2)味觉的发育　胎儿在宫内吞咽羊水,羊水中含各种物质。胎儿在胎内已可接触羊水中的乳糖、乳酸、植酸、脂肪酸、磷脂、肌酸、尿素、尿酸、氨基酸、蛋白质和盐等各种物质。羊水是胎儿第一个体验味觉的物质。

新生儿可表现喜欢甜味、不喜欢苦味或酸味的表情。传导苦味的神经成熟程度不同,新生儿可能对不同的苦味成分有不同的敏感度。与年龄有关的对咸味的反应,反映了新生儿期以后中枢神经与周围神经的成熟程度。

2～7 个月婴儿可能存在味觉敏感期。

第二节　进食技能发育

摄取食物是一个复杂的过程。食物的消化和吸收过程需要口腔、胃、小肠、唾液腺、胰腺、肝胆的参与,食欲随感觉传入神经完成,吸吮、吞咽的口腔运动需要与呼吸运动协调,咀嚼和吞咽动作也需神经肌肉协调完成。儿童进食技能的发育是摄取食物、获得营养的基础,需口唇、舌、咽肌肉协调以及手-口的协调活动能力的发育。只有了解有关进食技能发育的相关消化系统解剖生理知识,如吸吮、吞咽的机制等,才能有效解决婴幼儿喂养问题。

一、觅食反射

胎儿 28 周出现觅食反射,是婴儿出生时具有的一种最基本的进食动作。手指或母亲乳头触及新生儿面颊时,新生儿的头会转向同侧,似"觅食"。出生 2~3 周后婴儿逐渐习惯哺乳时母亲乳头触及面颊,可不出现"觅食"动作,直接吸吮。

二、吸吮与吞咽

胎儿 15 周开始出现吸吮动作,24 周出现弱的吸吮反射,28 周出现口腔吸-吞反射使少量羊水摄入,34~36 周时胎儿有稳定的吸吮和吞咽动作。36 周胎儿吸吮与呼吸逐渐协调。吸吮动作发育成熟后才有有效的吞咽动作。婴儿消化道构造可适应出生后纯乳汁的营养摄入,如口腔小、舌尖短而舌体宽(被舌系带固定)、无牙、颊脂肪垫、颊肌与唇肌发育好均有利于婴儿吸吮。随食物性质由纯乳类到半固体、固体的变化,婴儿在获取食物的过程中舌的形态亦逐渐变化,舌系带逐渐吸收、舌尖变长,2 岁后舌形态近于成人。因此,婴儿期不宜做舌系带手术,否则影响正常吸吮功能。婴儿吸吮-吞咽过程是从出生时的最基本的进食动作——觅食反射、吞咽反射动作发展到 2~5 月龄的有意识吞咽动作。进食固体食物提示主动吞咽行为发育成熟。小婴儿吞咽时,咽-食管括约肌不关闭,食管不蠕动;食管下部的括约肌不关闭,易发生溢乳。

虽然小婴儿的吞咽是由反射引起的,但舌尖抬高发生的反射是随意的,主要为舌体后部运动,舌体顶着上颚,挤压食物到咽部,声门关闭,刺激咽部的触觉感受器引起吞咽,食物进入食管。这个过程仅需数秒钟,受脑干的吞咽中枢控制。4~6 月龄时舌体下降,舌的前部逐渐开始活动,可判别食物所在的部位,食物放在舌上可咬或吸,食物被送达舌后部时吞咽。

吸吮人乳时婴儿的嘴轻压乳头,舌、上腭对乳头的吸吮,使口腔产生 70~170mmHg(9.33~22.7kPa)的负压吸吮力,乳汁被"推"向咽部刺激吞咽。奶瓶喂养时婴儿吸吮奶乳头的压力低,易于吸出,乳汁通过颌和舌的前部挤压硬腭压出乳汁。足月儿吸10～30次停顿1次，吞咽：呼吸：吸吮以1：1：1的方式进行。喂养困难婴儿可见"吸吮差"，呼吸、吸吮、吞咽协调差。吸吮协调差表现为吸吮活动无节律；功能不全表现为异常颌和舌的活动所致的喂养停顿。

吸吮发育成熟后，出现舌体前部至后部的运动，为有效吞咽。2月龄左右的婴儿吸吮动作成熟；4月龄时婴儿吸、吞动作可分开，可随意吸、吞；婴儿5月龄时吸吮强，上唇可吸净勺内食物，开始有意识地进行咬这一动作；6月龄婴儿会有意识地张嘴接受勺及食物，嘴和舌协调完成进食，下唇活动较灵活，进食时常噘嘴，以吸吮动作从杯中饮用食物，常呛咳或舌伸出；8月龄婴儿常常以上唇吸吮勺内食物。食物的口腔刺激、味觉、乳头感觉、饥饿感均可刺激吸吮的发育。让婴儿较早感觉愉快的口腔刺激，如进食、咬东西、吃拇指有利于以后进食固体食物和食物的转换。

咀嚼是有节奏的咬、滚动、磨的口腔协调运动，代表婴儿消化功能发育成熟。神经元的发育逐渐成熟和外界条件的刺激可促进咀嚼发育。消化过程的口腔阶段的咀嚼动作是婴儿食物转换所必需的技能。脑干的神经核控制咀嚼，当刺激附近的味觉中枢时，产生有节律的咀嚼运动。

在消化的口腔阶段食物团块使下颌下移，咀嚼肌肉伸展使下颌关闭，连续的反射引起咀嚼动作。5月龄左右的婴儿出现上下咬的动作，表明婴儿咀嚼食物动作开始发育(与乳牙是否萌出无关)；6～7月龄的婴儿可接受切细的软食；9～12月龄的婴儿学习咀嚼各种煮软的蔬菜、切碎的肉类；1岁左右婴儿舌体逐渐上抬、卷裹食物团块，下颌运动使食物团块在口腔内转动并送到牙齿的切面，可磨咬纤维性食物；2岁左右幼儿舌体和喉下降到颈部，口腔增大，可控制下颌动作和舌向两侧的活动，随吞咽动作发育成熟，嘴唇可控制口腔内食物。咀嚼发育有赖于许多因素，其中学习是一个重要因素。出生后6～8月是训练婴儿学习咀嚼、吞咽的关键期。引进固体食物前应有1～2个月训练儿童的咀嚼和吞咽行为的时期。如果错过咀嚼、吞咽行为学习的关键期，儿童将表现不成熟的咀嚼和吞咽行为，如进食固体食物时常常出现"呛"、"吐出"或"包在口中不吞"。4～5月龄婴儿常常吸吮手指、抓物到口、用唇感觉物体；7月龄左右，可训练婴儿咬嚼指状食物、从杯中吸水，8月龄后婴儿开始学用杯喝奶、感觉不同的食物质地；9月龄开始学用勺自喂，1岁后断离奶瓶、刷牙，均有利于儿童降低口腔敏感性、口腔肌肉协调与咀嚼功能发育。不宜以乳牙萌出时间作为给婴儿进食固体食物的依据。

三、儿童早期食物接受

儿童食物接受类型是从其经历的食物刺激获得的。儿童对食物熟悉的程度决定儿童对食物是否喜爱。新生儿至 3～4 月龄婴儿接触固体食物或物品（如勺）时出现舌体抬高、舌向前努出的挤压反射。婴儿最初的这种对固体食物的抵抗可被认为是一种适应性保护功能，其生理意义是防止吞入不宜吞入的东西。婴儿早期对新食物的拒绝也是一种适应性保护功能。婴儿后期必须逐渐学习接受一些新的食物，才能成功地从奶制品为主的食物转变到成人固体食物。所有引入的食物对婴儿来说都是新的，可表现出拒绝或"厌新"。如果婴儿有足够的机会（连续 8～10 次/4～5 日），在愉快的情况下去尝试新食物，婴儿的态度会很快从拒绝变为接受。抚养者的灰心、焦急或强迫的方法会对儿童接受新食物产生副作用。

四、儿童对食物的偏爱

婴儿早期味觉发育与以后进食的偏爱行为密切相关。早期的经历使儿童具有判断某些食物可吃或不可吃的能力。4～5 岁儿童已有与成人相似的对食物好恶的倾向，包括拒绝不愉快的味道，或有害的、非食物性的东西。儿童的拒绝行为可预防儿童摄入某些对自己有害的食物。儿童，包括婴儿，往往出现连续几日选择某些食物的现象，可能是儿童体内一种自然的营养素平衡。成人应容许儿童广泛选择食物。经常变换食物，增加味觉的刺激，可使儿童熟悉、接受、习惯某些特殊食物的味道，减少儿童对某些熟悉的食物产生偏爱。强迫儿童接受某些有营养的、不太好吃的食物，儿童被迫或为获得奖励吃，反而会使儿童不喜欢有营养的食物。应正面鼓励使儿童接受食物。

进食是一种社会性活动，社会、家庭的习惯可影响儿童对食物的喜恶。就餐时儿童与家庭成员在一起，家庭成员进食的行为和对食物的反应可作为儿童的榜样。应让婴儿经常与成人共同进餐，使儿童有较多机会模仿成人的进食动作，从开始用手指抓食物到学会使用勺、筷子。

第三节　进食技能发育与神经心理发育的关系

一、平衡、运动动作发育

婴儿竖颈、坐的平衡动作发育和手到口的精细动作的发育是进食技能发育必要的运动功能。当婴儿眼、手协调动作出现，如抓物到口时，可开始训练婴儿学习自己进食。

二、口腔功能与语言的发育

人的吸吮动作是与生俱来的，但是，进食的技能，咀嚼、吞咽固体食物的本领却是要通过逐渐训练、学习才能掌握的。两者所动用的神经、肌肉是不同的。合理的辅食添加，不仅是婴幼儿对营养素的需求，也锻炼了婴儿的咀嚼和吞咽功能。正常情况下当食物体积较大或食物纤维较粗时，需要靠舌、唇、颊部做协调的运动。进食行为有赖于进食技能的发展，进食技能的发展是通过学习而获得的进步。帮助婴幼儿学习好的进食技能，才能使其形成良好的进食行为，从而获得充足的营养素，促进身体健康成长。口腔运动发育与进食技能和语言发育有关，吸吮协调差与功能不全的婴儿以后可出现语言发育延迟；口腔控制改善，如吃勺中食物时嘴唇关闭、可从杯中喝水等口腔技能与闭口发唇音（如"p"、"b"、"m"）的能力有关。舌系带与语言发育无关。

三、独立能力的培养

自我进食学习过程不仅有益于眼、手、口协调动作，还可培养儿童独立能力，使其增强自信心。应允许婴儿尽早参与进食活动，让 6 月龄左右的婴儿自己扶奶瓶吃奶；7～9 月龄时学习从杯中饮水，手拿指状或条状食物自己吃；10～12 月龄学习自己用勺；18 月龄至 2 岁的幼儿已可独立进食。

第四节 喂养与进食行为

儿童期分为几个不同的阶段,由于婴幼儿期父母参与小儿进食的行为较多,所以一般把婴幼儿期的进食行为称为喂养行为,之后的儿童各期以小儿自主进食为主,这便是通常意义上的进食行为。这两种行为与儿童营养状况、生长发育、认知、技能培养等密切相关。

一、喂养行为中喂养者的问题

1.强迫进食问题

年轻父母由于工作的原因或育儿经验不足,祖父母或外祖父母参与照顾儿童的现象非常普遍。老年人由于文化程度和信息来源的限制,不太了解儿童生长发育的新的指标和如何科学评价,常常由于传统观念及责任心驱使认为不把孩子喂胖就没尽到职责,结果是哄着、追着甚至用威慑力量来迫使孩子进食,从而引起多种不良后果,最常见的是儿童肥胖或厌奶、厌食,还可能引发小儿心理行为发育障碍。

2.辅食添加问题

6～12月龄婴儿正处于逐步添加辅食的时期,这段时间需要添加多种辅食,学习进食技能。因此喂养问题出现的第一个高峰期是在婴儿出生后6个月左右,常与辅食添加过程中新的喂养方式的建立有关。

(1)辅食添加时间问题

合理地添加辅食是保证婴幼儿良好生长发育的必要条件,但添加辅食并非越早越好。过早添加辅食非常容易引起婴儿母乳摄入量的迅速降低,使总的能量和营养素的摄入量减少,甚至会引起厌奶,导致一系列疾病发生。辅食添加过晚也不行,不但满足不了婴儿的营养需求,还会影响嗅觉、味觉和咀嚼功能的发育及握勺等饮食技能的训练。

(2)添加辅食的种类和顺序问题

人们习惯选择给4～6个月婴儿添加蛋、果蔬类食品,而不习惯给6～8个月婴儿添加谷类、豆类、瘦肉类食物,原因是很多父母认为蛋类、乳类等食物最有营养,最适合婴儿,结果过早给孩子添加各种蛋制品、奶酪等乳制品,导致婴儿过敏及一些潜在的过敏相关性疾病发生率明显升高。同时他们普遍认为动物性食物营养丰富,淀粉类食物营养不足。认知的偏差导致喂养行为的偏离,造成婴幼儿营养摄入不均衡,引起肥胖或营养不良。

3.进餐环境及饮食技能训练问题

(1)缺乏利用就餐环境对儿童进行认知和适应能力的培养

家庭进食或集体进食是指家庭成员或朋友围桌而坐、充满亲情、愉快交谈、祥和进食,通过这个过程儿童受到适度摄食、充分咀嚼、细嚼慢咽等正确进食习惯的熏陶,同时加强人际交流、社会性合作的养成。

(2)忽略对儿童饮食技能的训练

养育者多在婴幼儿10个月以上仍然不给其握勺的机会,怕就餐工具伤及孩子、担心饭桌变得脏乱、弄脏衣服等。10~12个月时婴儿应尽快学会自己用勺,这种自我进食能力的获得是发展小儿自我信心、责任心的第一步。

二、进食行为中儿童存在的问题

婴幼儿的吞咽是一种天然的进食行为,与消化系统的结构与功能发育密切相关,但许多进食行为是靠学习获得的。正常的进食行为是循序渐进的。但是在这一系列的过程中会出现很多问题。婴幼儿期最常见的进食行为问题有恋奶、厌食、偏食以及爱吃零食等。

1.恋奶

恋奶是指3个月时仍没有形成正确的规律喂养,经常夜间喂奶。这将会引起一系列的生长发育问题。夜奶常会造成深睡眠时间不足,影响其身长的增长。或因进食总热量增加引起肥胖。或影响白天食欲。也可能由于总热量供给不足导致营养不良。另外,恋奶儿容易情绪不稳定。

2.爱吃零食、偏食和厌食

爱吃零食是现在孩子的通病,往往导致孩子厌吃一日三餐,即使进食也是偏食某些食物。吃零食是造成孩子厌食和偏食的主要原因之一。三者共同的结果是造成孩子进食无规律,营养摄入失衡,引起营养性疾病,进而影响孩子的生长发育。

三、影响儿童进食行为的因素

1.社会人口学因素

经济条件好的家庭,更注重添加辅食而且有能力选择质量优的食品。他们正确添加辅食和选用国际知名品牌加工食品的比率高。由于家长对于不良喂养行为的认识不足造成对儿童自主进食的训练不够。当前,大多数婴儿至少部分接受过配方奶喂养,配方奶喂养的差异性可能会导致短期或长期的健康问题。喂养者在使用奶瓶喂养孩子的经历中不时会带有一些负面的情绪,如内疚、生气、焦虑、怀疑和失败感等。

2.母亲的个体状况对喂养行为的影响

母亲的年龄、身体素质、疾病影响、喂养态度、文化程度等都影响着其喂养行为。生活在农村的母亲更缺乏科学喂养知识,她们对营养素的主要食物来源等问题认识不足,尤其是年龄大、文化程度低及子女多的母亲。部分母亲认为母乳喂养过程是复杂的、难以操作的,从而减低了母乳喂养的积极性。

3.人文及环境影响

友情对儿童的饮食行为可能是一个独特的影响因素。与自己熟悉的人一起进餐较与不熟悉的人一起进餐的进食量多,体质量超标的儿童尤为明显,一个体质量不超标的参与者与一些体质量超标的伙伴一起进餐会比一个体质量超标的参与者与一些体质量不超标的伙伴共同进餐的进食量多。伙伴间的体质量状况可能会互相影响,体质量超标儿童的过量进食对于正常儿童的进食会产生促进作用,而体质量超标朋友之间行为的相似性又会增加控制饮食的难度,因为这些儿童经常处于一种暴食的环境中。因此建议儿童应更多地在家中进食,减少外出就餐。

四、喂养行为与疾病

1.喂养行为与婴幼儿肥胖

母乳喂养对于儿童远期的肥胖是有预防作用的。母乳喂养对于预防肥胖和多种慢性疾病的作用从既往研究中已得到验证。

2.喂养行为与婴幼儿营养不良

不合理的辅食添加是发展中国家婴幼儿营养不良、生长发育迟缓及疾病发病率、死亡率高的主要原因。包括中国在内的发展中国家母乳喂养儿在出生后至 4 个月与发达国家小儿相比，生长发育、营养状况无差别，甚至较好。但 6 个月后前者生长减慢，年龄别体质量逐渐低于国际标准，其主要原因是断奶食品添加时间、质量、数量不合适。儿童生长发育状况与有无添加肉、蛋类无关，而与添加肉、蛋类的数量和频度有关。婴幼儿和学龄前儿童喂养障碍的发病率约为 25%～40%，在排除医学的原因后，其原因可能与缺乏适当的喂养行为、强迫进食产生的恶果等有关；积极的喂养行为能促进儿童良好饮食习惯的形成。

3. 喂养行为与认知能力发展

一般 10 个月以上的婴幼儿手指活动能力相对比较强，此时是开始学习进食较好的阶段。让儿童学习进食的好处有增加对食物的兴趣、锻炼婴儿手眼协调能力和手指小肌肉的发育能力、增加婴儿的自信心，从而促进儿童认知能力的发展。适当的膳食可以满足生命中不同阶段的需要，对于人们的生长发育、心理健康、预防疾病以及获得最理想的健康状况都是非常重要的。因此，从小养成良好的进食习惯，对于一生健康有着重大意义。

第五节　婴幼儿喂养困难

婴幼儿时期不仅是体格生长的高峰期，也是认知、行为能力的发生和发展高峰期。从出生时进食单一的乳类到摄入多样化食物，从吸食流质食物到咀嚼和吞咽固体食物，从接受被动喂养到主动自主进食，看似天然的过程，但对每个婴幼儿的生长发育和长期健康却有深远的影响。婴幼儿的合理喂养与生长发育关系密切，喂养问题是发展中国家婴幼儿营养不良、生长发育迟缓及疾病发病率、死亡率高的主要原因。主要分为喂养困难及喂养障碍，可发生在正常儿童的生长发育过程中，也可发生在患慢性或严重疾病及发育障碍或发育异常儿童中。普通的喂养问题为婴儿进食过少、偏食、挑食、自我进食能力延迟、不良进食行为及异常饮食习惯。喂养障碍为拒绝进食、呕吐、呛奶等，可引起体重不增或下降。80% 的发育障碍儿童有不同程度的喂养障碍。1%～2% 的严重喂养障碍发生在婴儿期，其中 70% 严重喂养障碍可持续到 4～6 岁。同时，喂养障碍还与以后的认知发育缺陷、行为问题及进食紊乱有关。合理的喂养将有助于预防喂养问题和营养性疾病的发生。

一、婴幼儿喂养困难影响因素

1. 早产与婴幼儿喂养困难的关系

早产与婴幼儿喂养困难的发生有一定的关系,这是由于胎儿胃肠分泌和胃动力的发育随出生时胎龄增大而不断完善,早产儿即使未发现明显器质性疾病,由于胎龄小、体重轻,其本身胃肠道功能不成熟和胃食道反流易发生喂养不耐受。早产儿虽然存在功能性的胃动素受体(Mot-R),但启动和推动移动性运动复合波(MMC-Ⅲ相)的机制不成熟,因而易出现进食奶量少、呕吐、腹胀等情况。此外,危重早产儿及无吸吮力的早产儿若在新生儿治疗期间仅给予全静脉营养,或采取延迟开奶或限制奶量的喂养方法,将忽略肠内营养对肠道结构和功能的成熟的重要性。若在给予静脉营养的同时早期加用肠内微量喂养将有助于促进胃肠动力成熟和改善对喂养的耐受性。同时,非营养性吸吮能帮助早产儿建立有节律的吸吮和吞咽模式,减少因胃管喂养造成吸吮和吞咽功能的减弱和消失。在经胃管喂养的同时进行非营养性吸吮,能通过口腔内的感觉神经纤维兴奋迷走神经,改善胃肠调节肽的水平,刺激胃肠道的成熟,促进生长,有助于从胃管喂养过渡到经口喂养。因此,重视早产儿在其新生儿期的喂养,在给予静脉营养的同时,给予早期肠内微量喂养和非营养性吸吮是预防婴幼儿喂养困难发生的重要措施。

2. 吐奶与婴幼儿喂养困难的关系

吐奶是婴儿常见的现象,排除器质性疾病后,吐奶主要由婴儿胃肠道的解剖生理特点所引起。婴幼儿食管肌肉的张力较低,容易引起扩张,同时蠕动较慢,故而食物容易淤积。贲门比较松弛,关闭不紧,易被食物冲开。当胃内食物稍多时,可以冲开贲门而倒流回食管,胃酸引起食道炎,进食时疼痛感加重,导致进食困难。采用频繁更换奶粉,过早添加辅食,喂养次数过多而量不足等错误应对方式,造成消化道负荷增加,不利于婴儿正常消化酶的成熟、分泌以及消化道功能的建立,最终导致因喂养方式不当而造成喂养困难。填鸭式的喂养会导致吐奶。长期反复吐奶,胃酸会引起食管黏膜的损伤,进食时疼痛感加重,导致进食困难。因此应科学合理地应对婴幼儿吐奶,例如:掌握好喂奶的时间间隔、采用适宜的喂奶姿势、注意吃奶的口型、排除鼻腔阻塞、选择合适的奶嘴孔、保持奶瓶与嘴呈

45 度均是防止婴幼儿喂养困难发生的有效方法。

3. 便秘与婴幼儿喂养困难的关系

婴幼儿便秘是一种常见病症,排除先天性肠道畸形后,便秘主要是由于当婴儿进食太少时,消化后液体吸收余渣少,致大便减少、变稠。奶中糖量不足时肠蠕动弱,可使大便干燥。长期饮食不足会引起营养不良,腹肌和肠肌张力减低,甚至萎缩,收缩力减弱,形成恶性循环,加重便秘。此外,大便性质和食物成分关系密切。如食物中含大量蛋白质,而碳水化合物不足,肠道菌群继发改变,肠内发酵过程少,大便易呈碱性,干燥;生活不规律和缺乏按时大便的训练,未形成排便的条件反射导致便秘很常见;环境和生活习惯的突然改变也可引起短时间的便秘。简而言之,便秘可由肠道病变引起,也可源于饮食、精神及习惯等诸因素影响。婴儿期的便秘多与喂养不当有关。采用以配方奶为主的人工喂养、在辅食添加时期又没有注意添加有益排便的富含纤维素的蔬菜等辅食,到幼儿期还以糊状精细软食为主食者,不仅便秘更为严重,而且因得不到咀嚼多渣食物的锻炼机会,常常导致口腔功能发育不良,进而导致喂养困难的发生。因此,提倡母乳喂养、合理均衡膳食、采用正确的喂养方法、训练排便习惯,不仅能有效改善婴幼儿便秘,而且可预防婴幼儿喂养困难的发生。

4. 口腔功能问题与婴幼儿喂养困难

口腔功能问题主要表现在拒绝半固体和固体食物,这类食物进入口中即出现明显的恶心或呕吐,无基本的咀嚼动作。但同时有食欲摄入乳类和泥状食品。喂养困难婴幼儿以 6～24 个月的为最多。这主要是因为出生后 6 个月正好是刚开始添加辅食的阶段,婴儿常常表现出对熟悉食物(乳类)的偏爱,对新口味和新口感的恐惧和拒绝。进食辅食后,部分小儿会出现恶心,甚至呕吐。如果家长能正确对待儿童添加辅食后出现的这类反应,这一过程将会是短暂的。由于一部分家长误认为儿童的这一反应是"不会吃"、"不能吃"、"不要吃",从而停止辅食的添加,使儿童失去了学习喜欢新食物和进食新食物的机会,会对婴幼儿的生长发育产生不利的影响。

具有口腔功能问题的婴幼儿主要表现为口腔的敏感性异常和口腔运动的不协调。口腔的高敏感性表现为口腔过度敏感,食物或匙一进入口腔即出现恶心,甚至呕吐。口腔的低敏感性则主要表现为喜欢被抚摸脸部,流口水多,口腔里喜含食物,餐后口腔内食物残渣余留较多,口腔多不完全闭合。正常情况下当食物体积较大或食物纤维较粗时,需要靠舌、唇、颊部做较大幅度的运动协调,口腔运动不协调的小儿主要表现为咬、嚼、吞咽的不协调,拒绝进食固体和半固体的食物,或进食这类食物很困难。

5. 气质类型与婴幼儿喂养困难

气质主要是由生物学决定的,是一种相当稳定而持久的心理特征,是行为的表现方式,体现了行为的速度、强度、灵活性等动力特点。婴幼儿厌食与其气质特点有关,不同气质类型的儿童具有不同的进食行为表现,难养型和启动缓慢型的婴幼儿更易发生喂养问题。不易抚养的婴幼儿,其生物功能规律性弱,对新事物适应较慢,经常表现为情绪消极、反应强烈,易出现进食行为问题,包括拒绝新食物、新口味适应慢等。此外,该类型婴幼儿的进食反应也会直接影响到其与养育者间的养育和喂养模式。母亲对其气质感知情况有助于婴幼儿厌食的治疗。因此,养育者对具有不易抚养气质的婴幼儿应了解他们的感知及生物规律,固定喂养人、喂养地点、延长添加新食物时间等,有助于防止喂养困难的发生和治疗。

6. 家庭因素与婴幼儿喂养困难

主要抚养人的文化程度越高,对喂养知识的认知正确率越高,越能选择正确的喂养方式、喂养条件。社会经济地位及父母文化水平低的家庭养育知识(如辅食添加的时间、种类、频率等,进食的环境要求,喂养时语言及非语言鼓励等喂养态度与策略)匮乏,容易导致婴幼儿喂养障碍。有部分婴幼儿在进食后,会出现恶心,甚至呕吐。如果家长能正确对待添加辅食后的这类反应,这一过程将会是短暂的。但是,有一部分家长(特别是文化程度较低的家长)并没有认识到这一问题,以至于贻误了婴幼儿学习喜欢新食物和进食新食物的机会。因此,应将婴幼儿抚养人作为宣传教育的重点人群,积极纠正抚养人错误的育儿观念,使其帮助婴幼儿从小养成良好的饮食习惯。

7. 喂养行为与婴幼儿喂养困难

固定的就餐地点和时间有利于培养有效的进食条件反射,促进消化液的分泌,促进消化吸收。在进食安排上,8月龄以上婴幼儿每日进食次数不宜超过6次,餐次过多会影响胃肠道的正常排空,使进食量减少,且不利于其对饥饿感和饱足感的正常感知,长此以往,最终导致婴幼儿失去进食的乐趣和主动性,造成不良后果。而安静的进餐环境有利于婴幼儿进餐时注意力的集中,激发其对食物和进食的兴趣。

二、婴幼儿体格生长偏离与喂养困难

营养学专家 Lucas 于 1996 年曾提出"营养程序化"的概念:在发育的关键时期或敏感时期的营养状况将对机体或各器官功能产生长期乃至终生的影响。婴幼儿正处于发育的关键期,婴幼儿喂养困难常见的不良结局有营养不良、智力发育落后、语言障碍及儿童青少年期亲子关系不良、行为障碍、进食障碍等。其中最常见、最直接的结局是因能量摄入不足而造成营养不良。摄入多种多样的食物是保证良好健康与营养状况的基础。而喂养困难婴幼儿不能保证摄入各种食物。有挑食习惯的婴幼儿由于摄入的食物(包括新鲜蔬菜、水果、富含蛋白质的食物、纤维素等)不足,进而易出现营养不足。婴幼儿的食物多样化,可改善婴幼儿微量营养素营养状况,促进婴幼儿健康生长。喂养困难婴幼儿能量、碳水化合物、蛋白质摄入明显低于正常同龄儿,且锌、维生素 B_6 摄入也低于正常同龄儿。尤其是 3 岁以下婴幼儿,挑食更容易发生低体质量。因此,喂养困难婴幼儿摄入的食物不能保证正常的生长发育。

三、喂养困难的对策

1. 根据孩子的饥饿、饱足信号进行喂养

理想喂养行为的发生始自于婴幼儿适时发出饥饿信号,喂养人正确识别这种信号并积极有效地给予回馈,婴幼儿获得与自身发育阶段相符合的食物种类和数量及进食过程中与喂养人之间的良性互动,从而获得生理和心理上的满足,完成进食过程。所以喂养始动环节中婴幼儿和喂养人之间信息的正确传输和应答非常关键,尤其是婴幼儿因其自身发育阶段的特殊性,表达生理、心理需求的方式比较单一且缺乏特异性,如果喂养人不能正确地识别婴幼儿的饥饿信号,过早或过迟地给予回应,或者根据自身的期待采取胁迫等不适当的手段过度地喂食,都可能会对婴幼儿正常进食能力的发育和进食规律的形成产生负面影响,从而导致喂养困难的发生。研究表明积极的喂养行为(喂养时言语和非言语的鼓励,角色扮演,耐心、积极的喂养策略)与婴幼儿接受更多的食物具有显著的相关

性,即使在儿童患病或拒食时,积极的喂养也可起到补偿作用。

因而,喂养人应该掌握不同时期婴幼儿的营养需求规律及发育特点,正确选择喂养时机,适量喂养,塑造婴幼儿良好的进食行为,促进婴幼儿身心健康发育。

2. 鼓励婴幼儿自行进食

进食是一个学习和不断实践的过程,是发育和成长的标志。婴幼儿期是进食能力逐步完善成熟的关键阶段,在这一阶段完成从最初原始低级的简单吸吮至具备接近成人水平的复杂咀嚼、吞咽功能。在婴幼儿学习自我进食的过程中,通过积极主动的够取及结合食具的灵活应用,既促进了手指、手腕精细动作和协调性发育,提高了进食技能,完成了积极的进食过程,又完成了对外部世界的探索和感知,实现了自我能力的突破,获得了心理上的成就感和满足感。这种进食能力的正常发育对婴幼儿生理、心理行为的影响不言而喻。因而,如果喂养人能根据婴幼儿进食技能发育的规律,科学、适时地引导和鼓励婴幼儿自我进食,无疑会对正常喂养行为的发生和良性喂养结局的形成产生积极的正反馈作用。反之,过分地剥离或取代婴幼儿的这种自主进食能力的发育,可能会减缓其对食物的适应过程并增加进食挫败感及降低探索新鲜食物的兴趣,从而增加挑食、厌食等喂养困难发生的风险。

3. 进餐时和婴幼儿有言语性鼓励和情感交流

婴幼儿期的喂养行为是喂养者和婴幼儿之间的一种生理和心理互动过程,这要求喂养者和婴幼儿之间建立起一种良性的互动和适应关系。进食行为不仅要满足婴幼儿生长对营养的生理需求,喂养过程中亲子间的积极、有效互动对婴幼儿心理和情感的健康发育同等重要,而由此获得的婴幼儿心理社会性良性发育对促进食欲的形成、积极尝试更多新鲜的食物及消除对进食的恐惧等都有重要的影响。

因而,喂养时喂养人应与婴幼儿有目光交流、言语和行为鼓励,并及时关注婴幼儿进食的细小信号,准确分辨出婴幼儿是否需要继续进食或者停止进食,并且控制婴幼儿适当的进食速度,使其合理摄入,从而消除或降低婴幼儿喂养困难的发生。

4. 积极应对婴幼儿进食困难

婴幼儿期是进食能力学习和发育的关键时期,具有很强的可塑性。而婴幼儿喂养困难的发生又与婴幼儿、喂养人、喂养环境及这三者之间的复杂交互作用等多种因素有关。喂养人作为整个喂养行为的主要规划者和执行者,其自身对婴幼儿喂养困难发生的敏感性和理解力的高低,将直接关系到婴幼儿喂养困难的发生与否及严重程度,也可对婴幼儿喂养困难的治疗及预后产生重要影响。如果喂养人能及早、及时地发现婴幼儿的喂养困难并积极通过科学、规范的渠道找寻和纠正导致喂养困难的原因,并不断提高和完善自身的科学喂养知识,则多半可以改善甚或逆转婴幼儿的喂养困难行为。

5. 不应强迫孩子将剩余的食物吃完

婴幼儿期是体格生长最迅速的时期,身体的快速发育需要足量营养素和能量的及时有效供给。随着人们生活水平的不断提高,食物越发丰富多样,许多婴幼儿喂养人,尤其是一些经历过食物匮乏和物资奇缺年代的长辈,常常因为对婴幼儿的进食量有一过高的期望值,总担心小儿吃得少,经常或总是鼓励孩子将剩余的食物吃完,直到"撑够"为止才放心。一方面可因能量的过度摄入而使已经处在良好的营养状态下的小儿出现肥胖倾向,诱发婴幼儿肥胖的发生;另一方面则会增加婴幼儿的不良进食情绪,影响其进食的愉悦感和探索的乐趣,从而降低食欲,增加厌食、拒食的风险,导致喂养困难的发生。

因而婴幼儿喂养人应根据婴幼儿的年龄和生长特点,对进食有恰当的期望,由喂养人决定什么时候吃、在哪里吃和吃什么,而吃多少由婴幼儿决定,不强制其吃完,不威逼和哄骗,吃饱则允许停下不吃;不强化冲突,营造快乐的进食氛围。

6. 建立良好的进食节律性

婴幼儿处于生长发育的初始阶段,这一阶段是他们从母体体内成长环境过渡到体外生存环境的初期,在与外界环境各种因素的接触和作用过程中,各组织器官的结构和功能逐步迈向成熟,这一阶段也是饮食、睡眠、运动等各种生物节律性建立和形成的重要时期。人体在长期的生物进化过程中形成的生物节律性是机体与外界环境相适应的结果,良好的生物节律性可最大限度地保证生命体的协调稳定。进食作为生命存在的第一要素,其节律性的形成对保证营养的合理摄入和消化系统的正常发育具有重要的意义。在婴幼儿期,伴随消化系统的逐渐发育成熟和婴幼儿进食能力的提高,应该着重培养其进食的节律性,使其定时进食,让婴幼儿体验饥饿,获得饱足感,不要在两餐之间以高能量的零食和饮料补偿餐中的摄入不足,每餐间隔 2～3h。如果一味地迁就婴幼儿的不良进食习惯,允许其想吃就吃,不仅无助于其获得进食的饱足感和形成良好的进食节律性,反而会降低其对进食的兴趣和增加挑食、厌食等的风险,甚至伴随这种进食的随意性,对其个性、情感的发育也有一定的负面影响。

所以,婴幼儿喂养人应该根据婴幼儿的成长阶段和发育要求,逐渐规范其进食的规律,合理安排进餐时间,帮助其建立良好的进食节律性。

7.控制孩子吃零食的量

婴幼儿正处在发育阶段,需要规律地进餐,这样才能更好地消化吸收,从而保证机体的需要。特殊人群膳食指南指出针对婴幼儿一部分营养素和能量可用零食形式提供,同时有资料表明部分零食有利于婴幼儿生长发育。但应该引起重视的是,零食虽然可以提供能量和营养素,但不如正餐全面均衡,吃过多的零食会导致婴幼儿某些营养素的缺乏,使之生长发育受到限制。而且零食口味往往比较刺激,过量食用可影响食欲及破坏良好的进食习惯的形成,影响正餐的摄入量甚至导致拒食,阻碍全面摄取生长发育所需的营养素。所以对婴幼儿家长教育的内容应是教他们如何根据婴幼儿的年龄来选择营养丰富的零食及教他们如何控制婴幼儿吃零食的量。

8.尽量少用奶瓶来喂辅食

在从婴儿早期的以乳类为主要食物类型向成人的自主进食多样化食物的过渡过程中,辅食起着承上启下的关键作用。及时、足够和安全的转奶期食物的添加,不仅可保证婴幼儿生长发育对均衡全面营养的需求,而且在促进与进食相关的口腔感觉/运动功能发育、味觉的成熟、咀嚼吞咽功能的成熟及消化系统的功能完善等方面都有重要的作用。辅食的添加应该与婴幼儿的生理、心理发育规律相符合,并遵循从少到多,从细到粗,从一种到多种的基本原则来进行。辅食的添加是婴幼儿学习和提高自主进食能力的一种重要途径,应该结合婴幼儿的发育水平配合适当的餐具,如勺子、碗等来完成。婴幼儿喂养人使用奶瓶来喂辅食,可能在量的水平上对提供婴幼儿所需的某些营养素未必会有影响,但长期液态或糊状的食物形式及相对单一的食物类别(毕竟可完全转换为液体或糊状的食物种类有限),不仅无法保证足够、全面的营养膳食摄入,而且会使咀嚼功能和言语发育受到影响。长此以往会形成口腔运动功能问题,表现为流涎,食物在口中不咀嚼或含在口中不吞咽,对硬的固体食物感觉恶心、呕吐等。这会限制正常的进食行为甚至诱发喂养困难的发生。

9.单独给孩子制备食物

在婴幼儿最初的喂养阶段,结合婴幼儿自身生理发育的特殊性及各系统功能的不成熟性,选择单独给孩子制备符合其发育阶段需要和进食能力允许的食物,既可满足婴幼儿对均衡全面营养的需求,又能促进与进食有关的吞咽、咀嚼等进食技能的提高和消化器官的发育。因而从最初添加的泥糊状食物到碎末状、半固体直至固体食物的逐渐过渡,无论在食物的性状和种类上,还是各种食物的搭配组合和烹饪方法上,都要求喂养人根据婴幼儿不同发育阶段的不同特点和要求,单独给孩子制备食物,这样既可保证婴幼儿的全面营养需要,又能促进其进食能力的逐步成熟。

10.同一种食物用不同做法促进食欲

进食行为的发生源于适宜食欲的激发,而婴幼儿食欲的形成受自身发育水平、食物的刺激和进食经历等的综合影响,其中食物作为进食行为的主体发挥着核心作用。随着婴幼儿口腔的神经和肌肉发育趋向成熟,婴幼儿能较好控制舌的运动,开始长出牙齿并出现咀嚼活动,肠道消化酶分泌增加,消化能力变强,味觉敏感,喜欢新的口感和味道。此时喂养者要进一步调整食物色、香、味、形,诱发其食欲,同时要及时锻炼婴幼儿的咀嚼功能并设法在这一时期让婴幼儿尝试和喜欢吃各种食品,这样才能避免其形成挑食、偏食、异食、拒食等不良进食习惯。此外,通过改变食物的做法还可帮助纠正婴幼儿的不良进食行为。比如孩子若有偏食、挑食,可采取把不同的食物混合在一起、调节口味和烹调方法等手段,来鼓励孩子进食。

第六节　婴幼儿喂养的误区

一、各年龄阶段婴幼儿的常见喂养误区

(一)0～1个月的常见喂养误区

1.以牛奶代替母乳

母乳喂养是公认的较好的喂养方式,但是有的妈妈看母乳的初乳比较淡和

稀薄,不如奶粉冲出来的浓,便认为母乳没有营养,转而用牛奶代替母乳喂养。

初乳是母乳的精华,也是最适合婴儿的食物。虽然初乳的量比较少,但是初乳中含有的免疫活性成分是其他牛奶或配方奶粉不能替代的,因此不能浪费。

2.用鲜奶代替配方奶粉

除了母乳外,其他动物的乳汁并不适合宝宝饮用。以牛乳为例,它含有的大量的酪蛋白会影响婴幼儿的消化吸收;由于婴幼儿的肾脏功能较弱,牛乳中含有的微量元素也不能被充分吸收。因此,在母乳不足时,应该选用配方奶粉,虽然配方奶粉不及母乳有营养,但比鲜奶要好得多,对婴幼儿的消化吸收也很有利。

(二)1~6个月的常见喂养误区

1.过早添加辅食

添加辅食是帮助从母乳过渡到日常食物的必经过程,但是辅食的添加不能过早。年龄较小时,婴幼儿体内的消化酶分泌不足,过早添加辅食会引起消化不良等症状。

2.添加辅食首选蛋黄

尽管蛋黄的营养价值高,但蛋黄中的铁元素并不能被婴幼儿较好吸收,因此建议,辅食应首选婴儿米粉,婴儿米粉含有婴儿生长所需的微量元素,同时也容易被消化吸收。

3.奶粉冲得越浓越好

浓奶会增加婴幼儿的肠胃负担,因此,配方奶应严格按比例冲调。

(三)6~12个月的常见喂养误区

1.吃蛋黄补血

蛋黄中虽然含有大量铁元素,但是蛋黄中含有的铁会和磷酸盐结合而降低铁的吸收率。因此蛋黄并不是补血或预防贫血的佳品。

2.馒头蘸菜汤

菜汤中含有大量的油盐,会对婴幼儿的肾脏造成负担。建议在1岁前尽量保持饮食清淡。

3.汤比肉更有营养

生活中流传着这样的说法:汤比肉更有营养。事实上,汤所含的蛋白质仅为肉的10%,其脂肪和矿物质的含量也非常有限,其营养成分远不如肉。但是,汤能刺激食欲,帮助消化,因此最好是两者一块吃。

4.用水果代替蔬菜

水果和蔬菜在营养成分上有很多相似之处,但也有很多不同点。相比而言,蔬菜中含有的维生素、膳食纤维等含量比水果要高,而水果中含有的碳水化合物、有机酸等含量比蔬菜高,因此二者不能互相替代。

5.随意吃营养品

婴幼儿在同时吃很多补品的时候,会使部分营养素摄入过量导致体内营养素失调,这对其生长发育非常不利。

二、忽略口腔功能问题

口腔功能问题往往并未被有关专业人士和家长所认识,以往的处理常常是从疾病的角度出发,大多以服用"开胃药"为主,这并不能真正解决婴幼儿口腔功能的问题。口腔功能问题除发育上的缘故外,主要还是环境因素强化所致。比如,家长未提供婴幼儿学习的机会,或由于婴幼儿对食物的拒绝,家长大多放弃让婴幼儿进食辅食,或随婴幼儿年龄的增长,辅食的量和质地未作相应的改变。

三、限制婴幼儿的活动

因为进食技能的发展受到大运动和精细运动发展的影响很大,活动过少可能影响婴幼儿进食技能的学习。手抓食物进食有赖于手指一把抓和拇、食指抓握技能的发育,并需在颈部和躯干的控制下将食物放入口腔,用嘴唇获取食物时还需颈部的旋转。婴幼儿自己用匙进食时需要肘和肩的屈曲,用嘴唇从匙中获取食物,并保持一定的颈部旋转。家长对婴幼儿的过分呵护及对活动的过分限制,不仅影响婴幼儿大运动和精细运动的发育,还影响婴幼儿进食技能的发展。因此,让婴幼儿进行适当的活动,不仅有助于大运动和精细运动的发育,还将促进进食技能的发展。

第七章 营养状况评价

第一节 营养状况评价原则

一、个体营养素摄入量评估

对个体的膳食进行评价是为了说明个体营养素摄入量是否充足,可以比较实际摄入量和相应人群需要量中值加以判断。如摄入量高于中值,则此个体的摄入量是充足的;反之,是不足的。

膳食评估包括膳食能量评估和膳食结构评估。膳食能量评估是对个体的膳食能量摄入情况进行评估,得到不同等级的膳食能量评估结果;膳食结构评估是从各种类食物摄入是否均衡的角度对膳食进行评估,分为结构合理、结构欠合理和结构严重欠合理三种评估结果。通过能量和结构两个方面的评估,可以从整体上了解个体膳食摄入情况,根据膳食评估结果和个体基本信息,结合中国居民膳食指南,对个体具体的膳食摄入给出有针对性的指导建议,指导建议包括理想食谱和个性化建议。其中,理想食谱具有合理能量和平衡膳食结构的特征,个性化建议促进其控制摄入过量食物和增加摄入不足食物。

（一）EAR 评价个体摄入量

EAR 是根据个体需要量的研究资料制定的,可以满足某一特定性别、年龄及生理状况群体中 50％个体需要量的摄入水平,可以用于检查个体摄入不足的可能性。如摄入量低于 EAR 时,摄入不足的概率可达 50％需求量;摄入量在 EAR 和 RNI 之间时,则摄入不足的概率至少为 2％～3％。

（二）RNI 评价个体摄入量

RNI 只能用于对个体的摄入水平的评价。此外,RNI 不能用于群体评价。具体可参见第一章相关内容。

（三）AI 评价个体摄入量

不是全部的营养素都制定有 RNI 值。这是因为有些营养素没有足够充分的数据为其制定 RNI 值。在这种情况下，可以用 AI 来代替 RNI 做膳食计划或者做膳食评估，用法基本相同。AI 一般大于 EAR，也可能大于 RNI，但小于 UL。AI 不一定是一个理想摄入量。在个体需要量的研究资料不足，不能计算 EAR，也不能求得 RNI 时，可设定 AI 来代替 RNI。AI 主要作为个体营养素摄入目标，同时作为限制过多摄入的标准。当健康个体摄入量达到适宜摄入量（AI）时，出现营养缺乏的危险性很小，如长期摄入超过适宜摄入量（AI），则有可能产生毒副作用。

二、群体营养素摄入量评估

主要是评估人群中摄入不足或摄入过多的流行情况，以及亚人群间摄入量差别。

（一）EAR 评价群体摄入量

比较日常营养素摄入量与需要量来评估摄入不足的情况。对有 EAR 值的营养素，摄入量低于 EAR 者在人群中占的百分比即为摄入不足的比例数。

（1）概率法（probability method）。这是一种把群体内需要量的分布和摄入量的分布结合起来的统计学方法。它产生一个估测值，表明有多大比例的个体面临摄入不足的风险。在群体内摄入量和需要量不相关或极少相关的条件下，这种方法的效果良好。概率法由人群需要量的分布获得每一摄入水平的摄入不足危险度；由日常摄入量的分布获得群体内不同的摄入水平及其频数。有了人群需要量的分布资料以后，对每一摄入水平都可以计算出一个摄入不足危险度；再加权平均求得人群的摄入不足的概率。

（2）平均需要量切点法（EAR cut-off method）。EAR 切点法比概率法简单，本法要求：观察营养素的摄入量和需要量之间是否相关；需要量可以认为呈正态分布；摄入量的变异要大于需要量的变异。根据现有的知识，我们可以假定凡已制定 EAR 值和 RNI 值的营养素都符合上述条件，都可以用本法进行评价。

EAR 切点法不要求计算每一摄入水平的摄入不足危险度，只需简单地计算在观测人群中有多少个体的日常摄入量低于 EAR。这些个体在人群中的比例就等于该人群摄入不足个体的比例。

（二）AI 评价群体摄入量

对于有 AI 值的营养素只能比较群体平均摄入量或中位摄入量和 AI 的关系。当平均摄入量低于 AI 时,不能判断摄入不足个体的比例。

不管采用何种方法来评估群体中营养素摄入不足的概率,日常摄入量的分布资料是必不可少的。人群日常摄入量的分布可以用统计学方法调整每一个体观测到的摄入量来求得。要对摄入量的分布进行调整至少要观测一个有代表性的亚人群,其中每一个体至少有连续三天的膳食资料或者至少两个独立的日膳食资料。

第二节　营养状况评价方法

儿童营养状况评价方法包括膳食调查、体格检查、体格发育评价和实验室检查四个方面。

一、膳食调查

进行膳食调查时,估计每日膳食摄入情况可根据调查研究的目的、研究人群、对方法的精确性要求、所用经费以及研究时间的长短来选择不同方法。

（一）膳食调查方法

1. 称重法

称重法是实际称量各餐进食量,以生/熟比例计算实际摄入量。查"食物成分表"得出今日主要营养素的量（人均量）。通常应按季节、食物供给不同每季度测一次。调查需准备表格、食物成分表、计算器、秤（称食物、器皿重量）。称重法的优点是准确,但较复杂,调查时间较长（3～4d）。多应用于集体儿童膳食调查,也可根据调查目的选择个人进行膳食调查。

常以平均数法分析结果,即根据每日摄入食物种类、数量计算各种食物中某营养素的总量,用日人数算出人平均摄入量。日人数为三餐人数的平均数。

（注：如三餐就餐儿童数相差太大,应按日人数计算出人平均摄入量。日人数＝早餐主食量/早餐人数＋中餐主食量/中餐人数＋晚餐主食量/晚餐人数）

2.询问法

询问法多用于个人膳食调查,采用询问被调查对象刚刚吃过的食物或过去一段时间吃过的食物的方法。询问法又分 24 小时回忆法、膳食史法和食物频度法。询问法简单,易于临床使用,但因结果受被调查对象报告情况或调查者对市场供应情况以及器具熟悉程度的影响而不准确。多种方法结合可增加准确性。采用 24 小时回忆法一般至少要调查 2～3 次,计算与结果分析同称重法。

3.记账法

记账法是最早、最常用的方法。多用于集体儿童膳食调查。记账法简单,但结果不准确,在集体伙食单位如果不需要个人的数据,只要平均值(如托幼单位、学校和部队),可以不称量每人摄入的熟食量,只称量总的熟食量,然后减去剩余量,再除以进餐人数,即可得出平均每人的摄入量。要求记录时间较长,如 1 个月或更长。有些研究为了了解慢性病与饮食的关系,可采用长达一年的膳食记录方法,时间长短根据要研究的项目的需求而定。该法适合于家庭调查,也适用于托幼机构、中小学校的调查。如果食物消耗量随季节变化较大,不同季节内多次短期调查的结果比较可靠。计算与结果分析同称重法。这种方法可以调查较长时期的膳食,具体方法如下:

(1)食物消耗量的记录 开始调查前称量家庭结存或集体食堂库存的所有食物,然后详细记录每日购入的各种食物和每日各种食物的废弃量,如有多少食物喂给动物,多少因变质或其他原因被丢弃等。在调查周期结束后称量剩余的食物(包括库存、厨房及冰箱内食物)。为了记录的准确性,调查中应对食物的品牌及主要配料作详细记录;记录液体、半固体及碎块状食物的容积,可用标准量的杯和匙、盘、碗定量;糖或包装饮料可用食品标签上的重量或容积;对各种糕点可记录食物的重量。将每种食物的最初结存或库存量,加上每日购入量,减去每种食物的废弃量和最后剩余量,即为调查阶段该种食物的摄入量。在调查过程中,注意要称量各种食物的可食部。如果调查的某种食物采用的是市品量(毛重),计算食物营养成分应按市品量计算。根据需要也可以按食物成分表中各种食物的可食百分比转换成可食部数量。调查期间,不要疏忽各种小杂粮和零食的登记,如绿豆、蛋类、糖果等。

(2)进餐人数登记 家庭调查要记录每日每餐进食人数,然后计算总人日数。为了对被调查对象所摄入的食物及营养素进行评价，还要了解进餐人的性别、年龄、劳动强度及生理状态，如孕妇、乳母等。对于有伙食账目的集体食堂等单位，可查阅过去一定期间食堂的食物消费量，并根据同一时期的进餐人数，计算每人每日各种食物的摄入量，再按照食物成分表计算这些食物折合营养素的数量。

（二）膳食评价

将膳食调查结果与 DRIs 比较。

（1）营养素摄入 对个体而言：计算出的摄入量低于 EAR 时摄入不足的概率高达 50％，必须提高摄入；摄入量在 EAR 和 RNI 之间时也可能需要改变，因为摄入不足的概率大于 2％～3％，只有多天的观测达到或超过 RNI 时，或虽只有几天的观测但结果远高于 RNI 时才可以有把握地认为摄入量是充足的。

对群体而言：计算出的摄入量低于 EAR 的个体在群体中占的百分比数即为摄入不足的比例数；摄入量等于或高于 RNI 时，人群摄入不足的概率较小；不宜用 RNI 和 AI 作为切点来评估人群摄入不足，也不宜用食物频数来评估人群摄入不足。

当能量摄入量高于 EAR 时，显示能量摄入足够，反之说明能量摄入不足；当蛋白质摄入量大于或等于 RNI 或 AI 时，显示蛋白质摄入足够，反之说明蛋白质摄入不足，优质蛋白质占膳食中蛋白质总量的 1/2 以上；矿物质、维生素摄入量应大于或等于 RNI 或 AI。

（2）宏量营养素供能比例 膳食中宏量营养素比例应适当，即蛋白质产能应占总能量的 10％～15％；7 岁以上儿童脂类占总能量的 25％～30％，糖类占总能量的 50％～60％。

（3）膳食能量分布 每日三餐食物供能亦应适当，即早餐供能应占一日总能量的 25％～30％，中餐应占总能量的 35％～45％，点心应占总能量的 10％，晚餐应占总能量的 25％～30％。

二、体格检查

营养是婴幼儿正常发育、健康成长的重要物质保证。如果饮食中提供的各种营养素不足，生长发育就会受到影响，造成营养不良，严重损害婴幼儿的健康成长。

婴幼儿的体格发育状况通常是用是否发育正常的指标来衡量。

（一）体重的增长

体重是衡量婴幼儿近期营养状况最灵敏的一项指标。按一般规律，新生儿出生时体重应为 3kg，6 个月以内平均每月增加 0.6kg；6 个月以后平均每月增加 0.5kg。宝宝出生 6 个月时体重应约为出生时的 2 倍，1 岁时体重约为出生时的 3 倍，1 岁以后体重增加速度减慢。但是，从近年来的实际调查情况来看，国内婴幼儿体重的增加已大大超过一般规律，这与营养状况的改善有密切关系。不少宝宝 3 个月时体重就能达到出生体重的 2 倍。宝宝体重增加虽然是健康的重要标志，但也要注意不能营养过剩，以免引起肥胖。

（二）身长（高）的增长

身长（高）是反映婴幼儿近期与远期营养状况的指标。足月新生儿出生时的平均身高为 50cm，1 岁以内增加 50%，为 75cm；1～4 岁内再增加 25cm 达到 1m。婴幼儿身高增长的速度很快，所需要的营养也相对较多。

（三）上臂围的增长

上臂围（upper arm circumference，UAC）是指上臂正中位的肌肉、脂肪和骨骼的围度。在儿童期，肌肉和骨骼围度上的差异相对稳定，脂肪的多少影响上臂围。小于 1 岁时上臂围增长迅速，1～5 岁上臂围增长速度减慢，变化不大。如我国 1～5 岁组男童上臂围为（15.5±1.0）cm，可初步以 13cm 作为界值，低于 13cm 作为营养不良的判断标准。营养不良的儿童在尚未出现临床和亚临床症状时，可用身体某些部位的测量结果作为评价儿童营养不良的指征。在婴儿期、儿童期以及青春期，营养不良的直接影响是身体发育的低下和组织肌肉群块的减少。由于长期饮食不足造成的机体组织消耗可反映为上臂围的减小，因此，它是蛋白质-热能缺乏的早期表现之一。有些国家以儿童上臂围低于一定数值作为考虑儿童营养低下的指征，用以筛选营养不良的儿童。使用上臂围作为儿童营养状况和生长发育评价指标简便而有效，测量时快速而容易，不需要很多费用和复杂的仪器。上臂围测量经常见于学龄前儿童营养状况评价，学龄儿童上臂围状况报道较少。

（四）皮脂厚度

皮下脂肪厚度（简称皮脂厚度）是评价儿童营养状况的指标之一。

（五）牙齿的萌出

牙齿状况是衡量婴幼儿骨骼发育的重要指标。出生后 6～10 个月牙齿开始萌出，1 岁时萌出 6～8 颗，2 岁至 2 岁半时出齐，达到 20 颗。牙齿的健康与钙、磷的供给关系很大。在这一时期如果缺钙，将会导致严重的牙齿钙化不佳，影响咀嚼和消化。

除常规体格检查外，还应注意有关营养素缺乏体征。

三、体格发育评价

评价方法的选择主要是依据可能获得的参考标准值。国际用生长参考标准给了我们以下的参考值：百分位数（P_3、P_5、P_{10}、P_{20}、P_{30}、P_{40}、P_{50}、P_{60}、P_{70}、P_{80}、P_{90}、P_{95}、P_{97}）、中位数（M、P_{50}）、平均数（x）、标准差（s）。

（一）百分位数法

百分位数代表个体在总体为 100 分布序列中的某一位置。百分位中有一特殊的位置 P_{50}，即代表一个样本的中间位置，称之为中位数（M）。一般而言，我们利用百分位数评价儿童的生长发育水平时：将 P_3 以下评定为下等，P_3～P_{20} 为中下等，P_{20}～P_{80} 为中等，P_{80}～P_{97} 为中上等，P_{97} 以上为上等。

评价时将所选择的评价指标在其参考值表中找到相应的位置，或在相应的生长发育监测图中找到相应的位置，即可评价儿童的生长发育情况。

P_3 以下即需要我们引起足够的重视，即有可能为中重度低体重、消瘦、生长迟缓等情况。

P_{97} 以上也需引起足够的重视，即可能发展为超重或肥胖；有时提醒我们应注意可能是相应的疾病（如 XXY 染色体病，脆性 X 染色体病等）；有时提醒我们要注意给儿童添加营养物质。

（二）离差法和标准差分法

离差法是看个体所测得的值距离平均数或中位数的距离，即相当于平均数加减几个标准差。我们在统计学中可知，$x\pm s$ 占总体的 68.3%，$x\pm 2s$ 占总体

的 95.6%，$x \pm 3s$ 占总体的 99.97%。标准差分法简称 Z 分法。Z

$$= \frac{实测值-参考人群中位数（或平均数）}{标准差}。$$

标准差分法是离差法的进化。

标准差分法和离差法适用于各种不同性质的评价（如比较一个儿童身高和体重的生长情况）。见表 7-1。

表 7-1　几种发育评价方法的等级评价

发育等级	离差法	Z 分法	百分位数法
上等	$>x+2s$	>2	$> P_{97}$
中上等	$x+s \sim x+2s$	$1 \sim 2$	$P_{80} \sim P_{97}$
中等	$x \pm s$	$-1 \sim 1$	$P_{20} \sim P_{80}$
中下等	$x-2s \sim x-s$	$-2 \sim -1$	$P_3 \sim P_{20}$
下等	$< x-2s$	<-2	$<P_3$

（三）中位数百分比法

中位数百分比是以参考人群某项指标的中位数（M）为标准，用所测的相应指标值与其相比较，再乘以 100%，所得的值。例如，一位 3 岁 6 个月的女童，其身高为 98.9cm，身高的中位数为 97.9，体重为 17.8kg，体重的中位数为 15.1。我们可以计算出三个中位数百分比值，在这三个中位数百分比值中最有意义的要算是身高别体重的中位数百分比值。应用该指标可以评价儿童的营养状况（消瘦或肥胖）：90%～110% 评价为正常，80%～90% 评价为轻度消瘦，80% 以下评价为中重度消瘦；110%～120% 评价为超重，120% 以上评价为肥胖。

（四）几种发育偏离的评价

利用相应的评价指标，采用相应的评价方法，评价儿童的发育情况。我们知道发育评价的指标很多，评价的方法亦很多，如何选择好所需的评价指标和评价方法，取决于评价的为何种发育偏离，亦取决于所能获得的参考标准。

研究表明，中位数（M）比平均数（x）的代表性要好，更能反映人群的一般情况，所以我们一般采用 $M-2s$ 作为低体重、超重与肥胖、生长迟缓、消瘦、慢性严重营养不良的划界值。

1. 低体重

指标:年龄别体重。

评价方法:离差法、Z分法、百分位数法。

评价结果:低于参考人群的年龄别体重的$M-2s$或低于P_3。年龄别体重>$M-2s$、>P_3时评价为正常,可能忽略了有肥胖或超重的可能,应进一步排除。

2. 超重与肥胖

①指标:身高别体重。

评价方法:中位数百分比法。

评价结果:110%~120%为超重,>120%为肥胖。

②指标:Kaup指数(又称体块指数),它反映身体的匀称度。

评价方法:Kaup指数法。

$$Kaup 指数＝(体重/身高^2)×10^4$$

其中,体重测量值用kg为单位,身长或身高用cm为单位。

评价结果:Kaup指数应用于儿童营养状况评价的研究仍显不足。在婴幼儿时期,Kaup指数<12为营养不良,12~13.5为偏瘦,13.5~18为正常,18~20为营养良好,20以上为肥胖。

一些发达国家已经制定了儿童青少年BMI百分位数,以第85百分位数以上为超重,以第95百分位数以上为肥胖。

3. 生长迟缓

评价指标:身高别体重和年龄别身高。

评价方法:离差法。

评价结果:身高别体重>$M-2s$,年龄别身高<$M-2s$。

4. 消瘦

消瘦(wasting)也称为急性、近期营养不良,是儿童保健中重点管理对象。

评价指标:身高别体重和年龄别身高。

评价方法:离差法。

评价结果:年龄别身高>$M-2s$,身高别体重<$M-2s$。

5. 慢性严重营养不良

慢性严重营养不良(severe chronic malnutrition)表示目前和过去均存在营

养不良，是儿童保健中重点管理对象。

评价指标：身高别体重和年龄别身高。

评价方法：离差法。

评价结果：身高别体重$<M-2s$，年龄别身高$<M-2s$。

3 种生长发育偏离的判断见表 7-2。

表 7-2　3 种生长发育偏离的判断

按年龄别身高	按身高别体重	
	$\geqslant M-2s$	$<M-2s$
$\geqslant M-2s$	正常	消瘦
$<M-2s$	生长迟缓	慢性严重营养不良

评价的步骤：

①精确计算年龄；

②精确测量身高（长）和体重；

③查相应的参考值表：当个体的年龄别身高、年龄别体重、身高别体重均$\geqslant$ $M-2s$；

正常，进一步排除是否有肥胖的可能，利用身高别体重的中位数百分比法（一般人群均可）或 Kaup 指数法来评价（成人）；

当个体的年龄别体重$<M-2s$，评价为低体重；

当年龄别身高$\geqslant M-2s$，再查相同身高别体重参考值，当个体身高别体重$<$ $M-2s$，评价为消瘦；

当个体年龄别身高$<M-2s$，再查相同身高别体重参考值，当个体身高别体重$\geqslant M-2s$，评价为生长迟缓；

当个体年龄别身高$<M-2s$，再查相同身高别体重参考值，当个体身高别体重$<M-2s$，评价为慢性严重营养不良。

四、实验室检查

了解机体某种营养素贮存、缺乏水平。通过实验方法测定小儿体液或排泄物中各种营养素及其代谢产物或其他有关物质的化学成分，了解食物中营养素的吸收利用情况。

（一）血常规和血生化

用于儿童缺铁性贫血等营养性疾病诊断。

（二）血清蛋白

低蛋白膳食可引起血浆蛋白合成量降低。用血浆蛋白除去法（plasmaphresis）使动物丢失 50％的血浆蛋白，再饲以高蛋白膳食可在一日内迅速恢复其损失的 1/3，并在两周内完全恢复到正常水平。如果血清总蛋白和白蛋白长期低于正常值，说明体蛋白不足。

血清蛋白中白蛋白（albumin，Alb）、运铁蛋白（transferrin，TFN）、前白蛋白（prealbumin，PreAlb）和视黄醇结合蛋白（retinol binding protein，RBP）主要在肝脏中合成。这几种血清蛋白浓度降低，可以认为是脏器蛋白缺乏、生化合成减弱的缘故。

1. 白蛋白

白蛋白是群体调查时常用的指标。人群调查发现平均血清白蛋白水平低，往往与膳食蛋白的摄入量不足有关。

Alb 评价标准：＞35g/L 为正常，28～34g/L 为轻度缺乏，21～27g/L 为中度缺乏，＜21g/L 为严重缺乏。当白蛋白浓度低于 28g/L 时，会出现水肿。

白蛋白测定样品易采集，方法简易。但白蛋白体库大（4～5g/L）、生物半衰期（20d）长，早期缺乏时不易测出。

2. 运铁蛋白

运铁蛋白是输送铁的蛋白。和白蛋白比较，运铁蛋白体库较小、生物半衰期（8～10d）较短，故能及时地反映脏器蛋白急剧的变化。在采用高蛋白膳食治疗时，血浆中浓度上升快，是判断治疗效果的良好指标。

TFN 评价标准：2500～3000mg/L 为正常，1500～2000mg/L 为轻度缺乏，1000～1500mg/L 为中度缺乏，＜1000 mg/L 为严重缺乏（用放射免疫法测定）。

运铁蛋白的浓度又受铁的影响。当蛋白质和铁的摄取量都低时，其血浆浓度出现代偿性增高，在评价时应注意。

3. 前白蛋白

前白蛋白的主要功能是运输甲状腺素。它的体库很小，生物半衰期为 1.9d。

PreAlb 评价标准:150～296mg/L 为正常,100～150mg/L 为轻度缺乏,50～100mg/L 为中度缺乏,<50mg/L 为严重缺乏。

在任何急需合成蛋白质的情况下,如创伤、急性感染,血清前白蛋白浓度都迅速下降。因而根据测试资料判断是否有蛋白质营养不良必须慎重。

4. 视黄醇结合蛋白

视黄醇结合蛋白是运输维生素 A 醇的特殊蛋白。从肾小球滤过,在肾脏代谢,生物半衰期为 10h。它是评价蛋白质营养不良急性变化的敏感指标。

RBP 评价标准:2～76mg/L 为正常。此指标高度敏感,甚至在很小的应激情况下,也有变化,因而临床很少应用。肾脏有病变时,血清 RBP 浓度升高。

此外,血清总蛋白、球蛋白也用作评价指标。我国正常成年人血清总蛋白浓度的正常值是 65～80g/L、白蛋白/球蛋白的比是(1.5～2.5)∶1。但这两项指标特异性差,尤其是球蛋白,在有感染和寄生虫病时都增高。

应该看到,血清蛋白浓度不仅与蛋白质摄取和合成有关,也受分解、血管内外运行、渗出和细胞外液增加等因素的影响。因此,在评价时必须综合分析,避免过于简单地下结论。

(三)血清氨基酸比值(serum amino acid ratios,SAAR)

在蛋白质营养不良时,可能由于适应性代谢的结果,血清游离氨基酸的模式发生变化。蛋白质营养不良的儿童,空腹血亮氨酸、异亮氨酸等必需氨基酸和酪氨酸、精氨酸等非必需氨基酸减少;而其他非必需氨基酸正常或增高。

SAAR=(甘氨酸+丝氨酸+谷酰胺+牛磺酸)/(异亮氨酸+亮氨酸+缬氨酸+蛋氨酸)

评价标准:SAAR<2 为正常,SAAR>3 为蛋白质营养不良。

此指标测试仪器复杂,而且受试者必须在热能摄入充足而蛋白质不足的条件下,才有意义,因而不常采用。

(四)尿肌酸酐(urinary creatinine)

尿肌酸酐来自肌酸和磷酸肌酸,而后两者储存于骨骼肌。因此,24h 尿肌酸酐可作为瘦体组织(即骨骼肌)营养状况评价的指标。人群调查表明瘦体组织和尿肌酸酐两者有非常显著的相关性。但由于肌酸来自食物和体内合成两个部分,用尿肌酸酐评价瘦体重约有 0.3%～0.5%的误差。在测定技术上,24h 尿样很难准确收集，即使收尿时间有 15min 之差，也能使测定结果产生 1‰ 误差。

（五）头发的生化和形态检查

头发生长时的毛基质细胞有高度合成蛋白质的能力，增殖快。头发的生化和形态可以作为早期判断蛋白质营养不良的指标。用拔毛发计测定拔发所需的功，可以反映蛋白质营养状况。拔毛用力度和体重、上臂肌围、血清白蛋白浓度有显著相关性。

第三节　婴幼儿营养简单计算

小儿对能量的需要包括 5 个方面：基础代谢率、食物的特殊动力作用、活动所需、生长所需和排泄的消耗。以上 5 项能量的总和即是能量需要的总量。不同年龄儿童各项能量消耗一般是：新生儿出生后第 1 周每日所需总能量约为 250kJ（60kcal）/kg，第 2、3 周约为 418kJ（100kcal）/kg，1 岁以内婴儿为 460kJ（110kcal）/kg，以后每增加 3 岁减去 42kJ（10kcal）/kg，15 岁儿童为 250kJ（60kcal）/kg。

简单营养计算举例说明：

对于刚出生 3kg 的新生儿，有

3kg×60kcal/（kg·d）＝180kcal/d

母乳：67kcal/100mL＝180kcal/269mL。

269mL/d÷8 次/d＝34mL/次。

牛乳：66kcal/100mL＋糖 8g，折合为 100kcal/100mL。

180mL/d÷8 次/d＝22.5mL/次。

对于 6 个月大 7kg 的婴儿，有

7kg×120 kcal/（kg·d）＝840kcal/d（折合母乳 1254mL）。

按每天 750mL 奶量计算，合 502.5kcal，约为 503kcal。

840kcal－503kcal＝337kcal，则 337kcal 热能应来自添加食物，其中

蛋白质 15％，约 50.55kcal，折合 12.69g（50.55÷4）；

脂肪 35％，约 117.95kcal，折合 13g（117.95÷9）；

碳水化合物 50％，约 168.5kcal，折合 42g（168.5÷4）。

对于 1 岁大 10kg 的婴儿,有

10kg×110kcal/(kg·d)=1100kcal/d。

母乳 750mL 为 502.5kcal,约为 503kcal。

1100kcal−503kcal=597kcal,则食物中 597kcal 来自非乳制品,其中

蛋白质 15%,约 89.55kcal,折合 22.4g(89.55÷4);

脂肪 35%,约 208.95kcal,折合 23.2g(208.95÷9);

碳水化合物 50%,约 298.5kcal,折合 74.6g(298.5÷4)。

第四节　不同月龄营养指导方案

一、婴儿喂养指导

(一)纯母乳喂养

母乳是 6 月龄以内婴儿最理想的天然食品。母乳所含的营养物质齐全,各种营养素之间的比例合理,含有其他动物乳类不可替代的免疫活性物质,非常适合于身体快速生长发育、生理功能尚未完全发育成熟的婴儿。母乳喂养也有利于增进母子感情,有助于母亲更好地细心护理婴儿,并可促进母体的复原。同时,母乳喂养经济、安全,不易发生过敏反应。因此,应首选纯母乳喂养婴儿。在 4~6 月龄时,如果婴儿体重不能达到标准体重,需要增加母乳喂养次数。应该鼓励母乳喂养,支持母乳喂养,保护母乳喂养。在母乳充足的情况下,按需喂奶即可使婴儿获得理想的体重增长。

(二)产后尽早开奶

在分娩后 7d 内,乳母分泌的乳汁呈淡黄色,质地黏稠,称为初乳。初乳对婴儿十分珍贵,含有丰富的营养和免疫活性物质。因此,应尽早开奶,产后 30min 即可喂奶。尽早开奶可减轻新生儿生理性黄疸、生理性体重下降和低血糖的发生。新生儿的第一口食物应该是母乳。在开奶前,应尽量避免糖水和奶粉喂养,以利于成功进行母乳喂养,并降低过敏风险。

(三)尽早到户外活动和适当补充维生素 D

母乳中维生素 D 含量较低,婴儿应尽早到户外活动,适宜的阳光可促进皮

肤中维生素 D 的合成;也可适当补充富含维生素 D 的制剂,尤其在寒冷的北方冬春季和南方的梅雨季节,这种补充对预防维生素 D 缺乏尤为重要。足月儿给予母乳喂养者,可于出生后 1～2 周开始每日口服维生素 D 400～800IU(南方400～600IU,北方 600～800IU);人工喂养者,应首选适合 0～6 月龄婴儿的配方奶粉,国家食品安全标准规定婴幼儿配方奶粉必须添加适量的维生素 D。

(四)新生儿和 1～6 月龄婴儿及时补充适量维生素 K

母乳中维生素 K 含量低,为预防新生儿和 1～6 月龄婴儿因维生素 K 缺乏而出现相关的出血性疾病,对于母乳喂养的婴儿,从出生到 3 月龄,可每日口服维生素 K 125μg;也可于出生后口服维生素 K 12mg,1 周和 1 个月时再分别口服 5mg,共 3 次。对于混合喂养和人工喂养的婴儿,维生素 K 的来源可依赖合格的婴儿配方奶粉。孕妇和乳母适当多食富含维生素 K 的食物,有助于胎儿及婴儿从母体及母乳中获得更多的维生素 K。绿叶蔬菜富含维生素 K,此外,富含维生素 K 的食物还有酸奶酪、紫花苜蓿、蛋黄、食用红花油、大豆油、鱼肝油、海藻类。

(五)婴儿配方食品喂养

由于种种原因不能用纯母乳喂养婴儿时,如乳母患有传染性疾病、精神障碍、乳汁分泌不足或无乳汁分泌等,首选适合的配方食品(如婴儿配方奶粉)喂养,不宜直接用普通液态奶、成人奶粉、蛋白粉、豆奶粉等喂养婴儿。婴儿配方食品是随着食品工业和营养学的发展而研发的除了人乳外,适合 0～12 月龄婴儿生长发育需要的食品。人类通过不断对人乳成分、结构及功能等方面进行研究,以人乳为"蓝本"对动物乳成分进行改造,调整了其营养成分的构成和含量,添加了婴儿必需的多种微量营养素,使产品的性能、成分及营养素含量接近人乳。

婴儿配方食品根据适用对象不同主要分为以下几类:

(1)婴儿配方食品:适用于 0～6 月龄婴儿,作为母乳替代品,其营养成分能满足 0～6 月龄正常婴儿的营养需要。

(2)较大婴儿和幼儿配方食品:适用于大于 6 月龄的婴儿和幼儿,作为他们混合食物中的组成部分。

(3)特殊医学用途配方食品:适用于生理上有特殊需要或患有代谢性疾病的婴儿。例如为早产儿、先天性代谢缺陷儿(如患苯丙酮酸尿症的婴儿)设计的配方食品,为乳糖不耐受儿设计的无乳糖配方食品,为预防和治疗牛乳过敏儿而设计的含水解蛋白或其他不含牛乳蛋白的配方食品等。

二、不同月龄营养指导方案

(一)1～2 个月营养指导方案

(1)哺乳期母亲饮食:(每日量)500mL 牛奶(1 斤)、2 个鸡蛋、300g 肉(6 两)、400g 饭(8 两)、500g 青菜(1 斤)。尽量少吃荤油,少喝油汤,烹调时尽量少放油。催乳方法:①猪蹄加黄豆、花生米、黄花菜,煮汤或红烧均可。每天保证吃两个猪蹄,一周后母亲奶量能逐渐增多。②孩子要多吸母亲奶头。③母亲心情舒畅,保证睡眠。

如采用配方奶喂养,应严格按配方奶说明进行冲调,不可随意变浓变淡。

(2)人工喂养须知

人工喂养的宝宝每日喂奶、喂水量的大致估计:

每日喂奶量(mL)＝宝宝的体重(kg)×110mL/kg

每日喂水量(mL)＝宝宝的体重(kg)×150mL/kg－每日喂奶量(mL)

如:宝宝体重为 4kg,每日喂奶量约为 440mL,喂水量为 160mL(包括菜汤、果汁、温开水)。

由于个体差异,宝宝每日所需奶量可按饥饱表现、大便质量、体重的增减而适当增减,以吃饱能消化为度。

(3)添加蔬菜水和新鲜果汁

对于满 2 个月的婴儿,混合喂养或人工喂养者应添加蔬菜水和新鲜果汁,以补充牛奶在加工过程中损失的维生素 C。一般每天 2 次,在两次喂奶之间喂入。

(二)3 个月营养指导方案

(1)增加健脑食品,保证母乳质量,从出生到一岁,宝宝脑的重量几乎平均每天增长 1000mg。出生后 6 个月内,平均每分钟增加脑细胞 20 万个。出生后第 3 个月是脑细胞生长的第 2 个高峰期。为促进脑发育,除了保证足量的母乳外,还需要给母亲添加健脑食品,以保证母乳能为宝宝的发育提供充足的营养。

(2)常用的健脑益智食品有:

①动物脑、肝、血、鱼肉、鸡蛋、牛奶;

②大豆及豆制品；

③核桃、芝麻、花生、松子、各种瓜子；

④金针菇、黄花菜、菠菜、胡萝卜；

⑤橘子、香蕉、苹果；

⑥红糖、小米、玉米。

（3）人工喂养注意要点：此期只能选用婴儿配方奶，不能选用鲜奶和全脂奶粉。

任何品牌的婴儿配方奶只要宝宝食用后体重增加的速度和大便正常，便是适合宝宝的食物，不宜频繁更换品牌，以免宝宝对某种牛奶产生过敏。

为预防宝宝肥胖和营养不良，本月不宜增加健儿粉，糕干粉、米粉等谷类食物。千万不要用强灌的方法逼宝宝把奶瓶里的奶吃光。

（三）4个月营养指导方案

4个月以后的宝宝，消化酶分泌日益完善，为补充乳类营养成分的不足，满足其生长发育的需要，锻炼咀嚼功能，为断奶做好准备，从本月起母乳喂养的宝宝亦可逐步添加辅助食品。

（1）转奶期食物添加原则

小量试喂，逐样尝试。即先加一种，小量开始，逐渐加量，由少到多，由稀到稠，由淡到浓，由细到粗，由一种到多种，循序渐进。

（2）添加的转奶期食物的品种

①蛋黄：蛋黄含铁高，可以补充铁，预防缺铁性贫血。做法与喂法：煮老的蛋黄1/6~1/4个用米汤或牛奶调成糊状，在傍晚喂奶前用小勺喂，1~2周后可逐渐增加到半个。

②半流质淀粉食物：如米糊或烂粥。促进消化酶的分泌，锻炼宝宝的咀嚼与吞咽能力。

③水果泥：将水果用匙刮成泥喂服。逐渐由一茶匙增至一汤匙。

（3）添加转奶期食物的方法

①要形成愉快的进食气氛：要用亲切的态度和欢乐的情绪感染宝宝，使其乐于接受辅食。

②从一勺开始：每添加一种新食物都要从一勺开始。可用小勺挑一点食物，轻轻放入宝宝舌中部，待宝宝吞咽完后再拿出小勺。

③观察大便:头几天宝宝可能将新食物从大便中原样排出,此时不可加量,待大便正常时,即可增量。

④时间安排:若宝宝不乐意进辅食,可于每次喂奶前孩子饥饿时,先给辅食,再喂奶;适应后先喂奶,再补给辅食。可先在傍晚一次喂奶后补给淀粉类食物,以后逐渐减少这一次喂奶的时间而增加辅食的量,直到完全由辅食代替,然后在午间依上述方法进行。6个月后用辅食代替1~2次喂奶。

(四)5~6个月营养指导方案

(1)坚持母乳喂养,母乳喂养的一个主要优点是母乳最易于消化并能为宝宝提供丰富的抗病物质。纯母乳喂养的宝宝很少患腹泻,不易发生呼吸道传染病,也不易产生过敏性疾病。这对迅速生长发育而消化能力较弱、免疫功能还未健全的宝宝来说,是至关重要的。

(2)晚餐逐渐以转奶期食物为主。

(3)添加的转奶期食物的品种

①补充蛋白质:可先加容易消化吸收的鱼泥、豆腐。

②继续增加含铁高的食物的量和品种:蛋黄可由1/2个逐渐增加到1个,并适量补给动物血制食品。

③扩大淀粉类食物品种:可增加乳儿糕及土豆、红薯、山药等薯类食品。

(五)7~9个月营养指导方案

(1)营养素的补充

首先要让家长认识到所有营养素和微量元素不是可以天天吃、随便补充的。所有营养素和微量元素,当你需要时是食物,当你缺乏时是药物,当你补充过量时是毒物。必须在医生的指导下进行适当的补充和定期调整。

(2)转奶期食物添加

7~9个月的宝宝,一昼夜喂奶3~4次即可,晚餐完全由转奶期食物代替。

(3)添加的转奶期食物的品种

①添加干、硬食物:开始让宝宝吃干、硬食物,如烂面、烤馒头片、饼干等,以促进牙齿的生长并锻炼咀嚼、吞咽能力。

②添加杂粮:可让宝宝吃一些玉米面、小米等杂粮做的粥。杂粮的某些营养素高,有利于宝宝健康生长。

③增加动物性食物的量和品种：可以给宝宝吃整蛋了，还可增添肉末与肝泥。

（六）10个月营养指导方案

要逐渐使转奶期食物多样化。宝宝每天的饮食应包括四大类，即粮食类；奶、肉、蛋等动物性食物类；豆制品类；蔬菜、水果类。这样才能保证均衡合理的营养。应逐渐减少喂奶次数。满8个月时可以减到每天喂3次，但全天总量不少于600mL。这只是大致标准，应根据宝宝的个体差异灵活掌握，以吃饱且能消化为度。吃饱的孩子情绪欢快，体重按月增长。

喂养指导：

（1）中、晚餐可以转奶期食物为主，为断奶作准备。

（2）注意下列食物不宜喂1岁以内的宝宝：

①酒、咖啡、浓茶、可乐等刺激性比较强的饮料，以免影响神经系统的正常发育。

②糯米（江米）制品，如元宵、粽子，水泡饭、花生米、瓜子、炒豆等不易消化和易误入气管的食品。

③太甜、太咸、油腻、辛辣刺激食物，如肥肉、巧克力等，以免消化不良。

④冷饮，因冷饮含糖高并含食用色素，易降低食欲、引起消化功能紊乱。

（3）添加的转奶期食物的品种

本项具体内容同7～9个月婴儿。

（七）11～12个月营养指导方案

（1）11～12个月的宝宝，一昼夜喂奶2～3次，但一日奶量不宜少于500～600mL。每天早晚各喂奶一次，中餐、晚餐吃饭和菜，并在早餐逐步添加转奶期食物，上、下午可供给适当水果、饼干、点心等，下午可酌情加喂一次奶。

（2）改变食物的形态，由稀过渡到稠；由烂面过渡到挂面、面包、馒头；由肉末过渡到瘦肉；由菜泥过渡到碎菜。

（3）正确认识宝宝饮食变化

10个月后宝宝的生长发育较以前减慢，因此食欲也较以前下降，这是正常现象，不必担忧。只要宝宝体重持续增加即可。应注意避免引起宝宝厌食。

（4）制订断母乳计划

宝宝此时消化功能和咀嚼能力大大提高,如果宝宝饮食已成一定规律,食入量和品种增多,营养供应能满足身体生长发育的需要,便可以考虑转奶。

(5)防止宝宝挑食、偏食

宝宝一岁左右已会挑选自己喜欢吃的食物了,家长如果处理不好,很容易造成宝宝挑食、偏食的习惯,如偏爱甜食;偏爱吃肉、鱼,不吃蔬菜;偏爱咸辣等。长期挑食、偏食,很容易造成营养失调,影响宝宝正常生长发育和身体健康。怎样使宝宝不挑食、偏食呢? ①引起兴趣:宝宝一般习惯于吃熟悉的食物,因此当宝宝开始出现偏食现象时家长不必急躁、紧张和责骂。应采用多种方法引起宝宝对各种食物的兴趣,如对偏爱吃肉,不吃蔬菜的孩子可告诉他:“小白兔最爱吃白菜,妈妈爱吃,宝宝也爱吃”,以引起宝宝的兴趣。②以身作则:宝宝的饮食习惯受父母的影响非常大,所以父母要为宝宝作出榜样,不要在孩子面前议论哪种菜好吃,哪种菜不好吃;不要说自己爱吃什么,不爱吃什么;更不能因自己不喜欢吃某种食物,就不让孩子吃,或不买、少买。为了宝宝的健康,父母应改变和调整自己的饮食习惯,努力让宝宝吃到各种各样的食品,以保证宝宝生长发育所需的营养素。③食物品种、烹调方法的多样化:每餐菜种类不一定多,2~3 种即可,但要尽量使宝宝吃到各种各样的食物;对宝宝不喜欢的食物,可试着改变烹调方法。

(八)1~3 岁营养指导方案

(1)幼儿的膳食必须符合幼儿固体食物的特点,即在保证食物多样化的同时食物要细软碎烂,选料新鲜、卫生安全。时间安排可按“3 餐 2 点”进行,除一日三餐外上午、下午均可加一次点心。幼儿膳食要注意营养平衡,蛋白质、脂肪、碳水化合物比例要恰当。必须强调的是幼儿期喂养要进行“吃”的教育,要培养孩子良好的饮食习惯。

(2)1 岁到 1 岁半之间的婴幼儿,点心时间可安排在下午和夜间;1 岁半以后,每日三餐加一次点心,点心时间安排在下午。点心不要吃得过多,吃点心的时间距离午餐时间不要太近,更不能随便给宝宝吃点心或零食,否则影响宝宝对正餐的食欲和进食量,久而久之,会造成营养失调或营养不良。

(3)除主食外,牛奶或豆浆仍为孩子最基本的食物,每日要至少保证 250~500mL。

(4)粮食不要过精,宜粗细搭配,经常给孩子吃点粗粮,以免出现维生素 B_1 缺乏症,最好每餐让多种谷类混合一块吃,可提高营养价值。孩子每日蔬菜用量的一半应为橙绿色蔬菜,常见的橙绿色蔬菜有:胡萝卜、柿子椒、油菜、芹菜、菠菜、青叶小白菜等。水果不能代替蔬菜。

(5)肉类、豆类和谷类,主要供给孩子蛋白质。优质蛋白(肉类和豆类)要占总蛋白的 $1/3\sim1/2$,豆类蛋白质占优质蛋白的 $1/3\sim1/2$。

(6)孩子对食物的适应力较差,因此,不要给孩子吃有刺激性的、过硬的、过油腻、油炸、黏性的、过甜的食物,孩子应少吃凉拌菜和咸菜。不要突然变换食物种类,否则易引起呕吐、消化不良、腹泻等胃肠疾病。

(7)食物仍要软、碎,烹调上应讲究色、香、味、形,以适应孩子的消化能力。烹调时可将不同颜色的食物搭配在一起,也可对同一食物采用不同的烹调方法,避免食物的单一化,促进宝宝的食欲。

第五节　钙营养评价

一、钙营养评价的意义

钙是人体中含量最多的矿物质,存在于几乎所有的组织里,它在骨头与牙齿中与磷形成磷酸钙。钙是维持神经系统与肌肉正常运作的重要元素。钙也参与血液凝固和许多的酶反应。

钙缺乏可导致婴幼儿、儿童时期的佝偻病、低钙性手足搐搦等骨代谢性疾病,成人期的骨密度的峰值降低、骨软化病、心血管疾病,更年期、老年期的骨质疏松症和骨折等。据报道,儿童佝偻病发生率在 $20\%\sim80\%$ 之间,因而婴幼儿钙营养受到极大的关注。盲目补钙,不但没有达到治疗的作用,过多还会对身体造成伤害,可引起食欲不振、生长发育迟缓、贫血、锌缺乏等,同时还增加肾功能衰竭、代谢性碱中毒、高钙血症等患病概率。

二、钙的评价方法

(1)骨质含量 (bone mineral content, BMC)和骨质密度 (bone mineral

density,BMD):是反映儿童骨骼中矿物质尤其是钙的含量的精确指标,也是体现骨骼坚硬度和柔韧性的敏感指标。目前国内外公认双能 X 线吸收法是一种比较精确、适于检测儿童骨密度的最好方法之一。双能 X 线吸收法辐射量少、无创伤、精确度高、重复性好、安全可靠,为临床婴幼儿的钙营养诊断提供可靠的依据。

(2)碱性磷酸酶(BALP):当维生素 D 缺乏,钙、磷吸收即受影响,骨矿含量相对不足,以致出现成骨障碍,成骨细胞代偿性增生,成骨细胞活性增加,骨钙化的主要物质——BALP 增多,血浆中 BALP 浓度也增高。因此,国内外一致认为血清 BALP 是反映儿童骨改变全过程最正确的指标。

(3)血钙:血液中的钙几乎全部存在于血浆中。在机体多种因素的调节和控制下,儿童血钙浓度比较稳定。

(4)尿钙:肾脏是钙排泄的重要器官,经肾小球过滤后 99% 的钙会被重新吸收,仅有 1% 的钙随尿液排出。因此,尿钙不能准确反映儿童体内钙的水平。

三、膳食钙参考摄入量

膳食钙参考摄入量是根据骨骼形成、骨骼吸收和维持血钙浓度所需要的钙量来制定的,推荐摄入量随不同的生理阶段而变化。经计算得到的婴儿钙的最低参考营养素摄入量(LRNI)为 240mg/d。但配方乳中钙的吸收率(40%)低于母乳中钙的吸收率(66%),因此建议将钙推荐摄入量(RNI)定为 525mg/d。由于 1～10 岁时,摄入的钙用于健康骨骼的形成和骨骼生长加速。因此 1～3 岁、4～6 岁和 7～10 岁儿童钙的 RNI 分别为 350mg/d、450mg/d 和 550mg/d。

四、缺乏钙引起的症状和体征

烦躁不安,常常不明原因哭泣,不容易入睡,就算入睡了也容易惊醒;出汗比较多,即使天气不是很热,也容易出汗;出现枕部脱发圈,后脑勺常会出现脱发的情况;比同龄孩子更晚出牙;囟门闭合迟,肌无力;神情呆滞、表情少,动作和语言都比同阶段的孩子落后;前额高突,形成方颅。或常有串珠肋,各个肋骨的软骨增生连起似串珠样,常压迫肺脏,使宝宝通气不畅,容易患气管炎、肺炎;厌食、偏食也与缺钙有关,缺钙易导致食欲不振、智力低下、免疫功能下降;缺钙还可能导致湿疹,常见于头顶、耳后,伴有哭闹不安,枕后及背部多流汗;胸驼背、出现 O 形腿等,这是严重缺钙的表现。

五、钙补充剂预防和治疗疾病

不同年龄阶段钙的每日摄入量不同:0～6 个月,为 300mg/d;7～12 个月,为 400mg/d;1～3 岁,为 600mg/d。

缺钙时钙的吸收率会明显上升,此时不同钙制剂的吸收率相差不大,选择钙制剂主要考虑钙元素的含量,钙元素的补充剂量并不是越多越好,应以补足食物摄入不足部分为宜。对于食物中钙摄入量明显不足的患儿建议钙补充剂和含钙的辅食营养补充品同时使用。钙补充剂应一直使用到钙缺乏完全好转,一般需要 2～3 个月左右。对于食物中钙摄入量无法达到日需要量的患儿,建议使用含钙充足的辅食营养补充品而不是长期使用钙补充剂。

六、钙和其他膳食成分之间的相互作用

钙和其他膳食成分之间的相互作用可能影响钙的吸收和一些必需营养素的生物利用率。

(1)钙与植酸 植酸(存在于谷类、未发酵的面包、生豆和坚果等)通过与钙形成不溶性的盐而减少钙的吸收。

(2)钙与铁代谢 钙即使浓度很低也会妨碍膳食中的铁的吸收,存在剂量反应关系。

(3)钙与锌代谢

①如果钙和锌的重量比小于 20∶1,对锌的吸收一般没有影响;如果超过 50∶1,会妨碍锌的吸收;如果介于 20∶1～50∶1,则需视其他膳食因素,肠道中的 pH 值,以及维生素 D 的营养情况而定。

②如果同时需要补充大量的钙和锌,则应在补充维生素 D 的基础上,将钙和锌间隔服用(间隔时间不少于 3h),以免产生相互拮抗作用。

第八章　儿童营养性疾病

第一节　蛋白质-热量营养不良

蛋白质是机体组织细胞的基本成分,人体的一切组织细胞都含有蛋白质。身体的生长发育,衰老细胞的更新,组织损伤后的修复都离不开蛋白质。蛋白质还是酶、激素和抗体等不可缺少的重要成分。由于蛋白质是两性离子,它具有缓冲作用。蛋白质还是保持体内水分和控制水分分布的决定因素,也是热能的来源之一,1g 蛋白质在体内可以产生 16.6kJ 热能。如儿童蛋白质营养不足,不仅影响其身体发育和智力发育,还会使整个生理处于异常状态,免疫功能低下,对传染病的抵抗力下降。

蛋白质营养不良又称水肿性营养不良,是指因蛋白质严重缺乏引起的典型的皮肤和毛发变化、生长迟滞、智力发育障碍、低蛋白血症、肌肉消瘦、水肿、脂肪肝和腹部膨隆等。

一、病因

社会、经济、生物学和环境因素均可引起食物来源不足、食物质量差或吸收障碍而导致蛋白质-能量营养不良(PEM)。主要病因包括:膳食中蛋白质和热能供给不足;消化吸收不良;蛋白质合成障碍;蛋白质损失过多,分解过甚。

二、发病机理

蛋白质缺乏可因饮食中供给不足引起(如亚洲、非洲、拉丁美洲某些国家的人民以木薯和芭蕉为主食,主食中蛋白质含量只有 1% 左右),或因胃肠道、胰腺和肝脏患病,蛋白质消化、吸收和合成存在障碍。

三、病理变化

早期皮肤改变有角化不全,棘细胞层变薄,基底细胞呈不规则和空泡变性。超微结构显示桥粒体比正常者为短,故表皮脆性增加。肝脏广泛脂肪变性。胰腺和小肠壁的腺体可萎缩。

四、症状体征

本病好发于 6 个月至 5 岁之间的儿童,尤其是断奶前后的婴儿。

患者因低蛋白血症于面部和足部出现水肿,甚者波及全身。白皙皮肤儿童有特异性皮损,开始为红斑,压之能消退,随之发生小的暗紫色斑,边界清晰,高于周边皮肤,压之不褪色,表面发亮,触之有蜡样感,尔后变成干燥、棕色或黑色斑,上有裂纹。好发于受压部位,如膝、踝、肩、肘和躯干受压处,亦可发生在潮湿部位,如尿布区,以后不规则分布于全身,呈剥脱性皮炎样表现。轻型病例仅于胫前、大腿外侧、背部等处出现沿皮肤切线排列的龟裂(称"马赛克"皮肤)和脱屑。严重病例有大面积糜烂和表皮缺失,愈后留有色素沉着,特别在前额、臀、骶尾和足背等处。因皮肤变薄、膨胀和色素减退而变苍白,常首发于口周,亦可位于小腿,也可因摩擦、创伤和溃疡而继发脱色斑。偶尔在足背、臀以及与压力无关的部位形成大疱、或浅或深的溃疡、坏死。于背、下腹和下肢处偶见瘀点。晚期病例在耳郭周围、膝上、肘前、腋、趾间、包皮和唇中部出现线状皲裂。

黏膜损害,有口角炎,应与核黄素缺乏症相鉴别,其他症状还有眼干燥、唇炎、口腔炎和口腔溃疡、舌乳头萎缩,并可累及肛门和女性阴道。

患儿指(趾)甲变薄、变软,有正常新甲生长时,出现新旧甲分离。毛发脱色,棕色发变成淡黄色,黑发可变成棕色、淡红色或因营养不良而变白。毛发稀疏,易脱落,颞和枕部脱发与婴儿躺卧时受压有关,晚期毛发广泛脱落,毛发细软,干燥无光泽。

患儿有骨骼和智力发育迟缓,精神障碍,表情冷淡或激动,面无笑容。肌肉萎缩,皮下脂肪消失,体重低于正常值,常有腹泻和腹部膨胀。罕见的严重病例,可有低血糖、低体温、昏迷、严重的细菌或寄生虫感染,这些都是严重的并发症。

五、实验室检查

1.常规检查

红细胞比积减少,轻至中度贫血。白细胞计数可减少。淋巴细胞绝对数常低于 $1.2×10^9/L$,反映 T 淋巴细胞功能低下。尿比重偏低。浓缩能力降低。有饥饿性酮症时尿酮实验呈阳性。

2.生化检验

血清必需氨基酸和非必需氨基酸浓度常降低。色氨酸、胱氨基等浓度降低更多。血浆蛋白和白蛋白水平降低,血清蛋粉酶和碱性磷酸酶水平降低。血清转铁蛋白浓度降低,如同时有缺铁,则可正常或轻度升高。其他血清转运蛋白,包括前白蛋白、维生素 A 结合蛋白浓度降低。血糖和血脂偏低。常规肝功能实验多属正常。24h 尿肌酐(mg)/身高(cm)比值降低,对于不发热的病人这是衡量蛋白质缺乏的一项敏感的指标。常有水、电解质平衡失调。可能出现低钾血症、低磷酸盐血症、高氯血症代谢性酸中毒。消瘦症的实验室异常比蛋白质营养不良综合征的少。

3.其他检查

心电图显示窦性心动过缓、低电压等改变。

超声心动图显示心脏缩小和低输出量。

脑电图显示低电压和慢活动等改变。

X 射线检查可见心脏缩小、骨质疏松等改变。

六、诊断和鉴别诊断

营养不良症的诊断主要根据饮食习惯史、营养不良史和临床表现。皮下脂肪消耗、体重减轻、水肿、血浆总蛋白和白蛋白浓度降低,24h 尿肌酐/身高比值降低的程度和动态观察,对本病的诊断和严重程度提供客观的基本估计。虽然慢性 PEM 最明显的改变是体重减轻,但应注意影响体重的因素。明显水肿者体重无明显下降;原来肥胖的病人,发生继发性 PEM 时,因有脂肪贮存,其 PEM 表现较少。应注意可能同时存在维生素和其他营养素缺乏,水、电解质平衡失常,引起继发性 PEM 的原发病,并发感染等。

该疾病应与心、肾、肝、胃肠道疾病相区别。蛋白质营养不良症的皮肤的改变应与糙皮病的皮肤变化呈对称性,且主要在暴露部位。

七、治疗方案

蛋白质营养不良症的治疗,包括营养治疗和对并发症与原发病的治疗。

1. 水、电解质平衡

首先纠正水、电解质紊乱。对严重 PEM 病人用常规方法判断有无失水常很困难,可根据口干,唇、舌干燥,低血压等加以考虑。液体的补充应保证病人有足够的尿量,儿童至少每 24h 200mL,成人 500mL。轻至中度的代谢性酸中毒可经饮食或水、电解质补充后得以纠正。世界卫生组织推荐口服补盐溶液,每升含氯化钠 3.5g、枸橼酸钠 2.9g(或碳酸氢钠 2.5g)、氯化钾 1.5g、葡萄糖 20g(或蔗糖 40g)。频繁呕吐或腹胀者应静脉输液,密切监护病人,根据病情、化验结果调整液体组成,输液速度应适宜。

2. 营养治疗

应缓慢提供足够营养素。开始总热量宜给予每日每公斤实际体重 125.5kJ(30kcal),蛋白质摄入量为每日每公斤实际体重 0.8g。稳定后总热量逐步增至每日每公斤实际体重 167.4～209.2kJ(40～50kcal),如合并感染发热,可酌情增加;蛋白质摄入量可增至每日每公斤实际体重 1.5～2.0g,其中至少 1/3 为动物蛋白。随着体力恢复,逐渐增加活动量,注意避免发生或加重腹胀、腹泻,甚至肠穿孔或诱发心力衰竭。应同时给予各种脂溶性和水溶性维生素。电解质和微量元素(如铁、锌等)亦应有适当的均衡补充,避免发生低钾血症、低镁血症、低磷酸盐血症。

(1)口服营养治疗 多数病人可接受口服营养治疗。食物应易于消化吸收。一开始进食量和钠盐均不宜过多,少食多餐,重症病人可先用流质或半流质饮食。如无不良反应,逐渐增加进食量,直至普通饮食。

(2)经胃管营养治疗 对食欲极度减退,进食困难或神志不清的病人,可经胃管给予营养治疗。选用直径为 2～3mm 的硅胶管可减少黏膜刺激性和合并吸入性肺炎的危险性。可选用适当的配方流质饮食。经胃管间歇定时注入或持续滴注。如有小肠吸收不良和腹泻,以持续滴注方式较好。开始时每小时滴注

20～30mL 流质饮食,4h 后测定胃残留量,如胃残留量超过 50mL,宜暂停后减慢滴注速度;如胃残留量少于 50mL,可逐渐加快滴注速度至每小时 100～125mL。在治疗过程中应注意监测血糖、尿素氮、钾、钠、钙、磷水平的变化。

(3)静脉营养治疗　病人食欲极差、小肠吸收不良严重、肠梗阻或不适宜长期留置胃管等情况时,静脉营养治疗可作为营养疗法的补充或唯一方式。静脉营养液由 2％～6％氨基酸溶液、葡萄糖溶液和乳化脂肪混悬液(甘油三酯、磷脂、甘油混合液)组成。对于无重症感染和气体重要并发症的病人,每天总热量为每公斤体重 167.4～188.3kJ(40～45kcal),每天氨基酸需要量为每公斤体重 0.5～1.0g,其余热量由葡萄糖和脂肪供应。但应注意葡萄糖与脂肪供给热量的比例,如由外周静脉输注,不宜滴注高渗溶液,高渗溶液能导致静脉血栓形成,引起栓塞并发症,且静脉输注部位需经常更换。如经上腔静脉输注,可采用 25％的葡萄糖溶液并可放置较长时间,但须严格遵守无菌技术,防止感染及避免败血症,且不应利用导管抽血标本或测中心静脉压。考虑到病人年龄、病情、病程以及心、肾功能等不同情况,治疗开始时可先用 1/2～2/3 量,如无不良反应,数日后逐渐增加营养热量和液体量,并密切观察病情变化的进程。

(4)其他营养治疗　重度贫血者(例如血红蛋白＜40g/L)可多次小量输血,重度低白蛋白血症者可小量输入血浆白蛋白、蛋白质同化剂(例如南诺龙),每周肌注 1～2 次,有助于促进蛋白质合成代谢,但有轻度钠潴留作用,不宜过早使用,以防止发生心力衰竭,此外,良好的护理同样是必要和重要的。

第二节　维生素 D 缺乏性佝偻病

维生素 D(vitamin D)有广泛的生理作用,可维持人体组织细胞正常生长发育。维生素 D 不直接作用于靶器官,而是通过与维生素 D 受体结合发挥作用,故也属类固醇激素。维生素 D 受体在全身许多组织细胞表达。维生素 D 缺乏性佝偻病(rickets of vitamin D deficiency)(简称佝偻病)是指维生素 D 缺乏引起体内钙、磷代谢失常,钙盐不能正常地沉着在骨骼的生长部分,导致生长期的骨组织矿化不全,产生的以骨骼病变为特征的与生活方式密切相关的全身性慢性营养性疾病。近年来,多学科研究对佝偻病有了进一步认识,它既是一种营养缺乏性疾病，又是一种代谢性疾病。除了对骨骼的影响之外，还同时影响神经、肌肉、造血、免疫等组织器官的功能，对儿童的健康危害较大，它不仅影响儿童正常生长发育，也与维生素 D 缺乏相关的疾病有关，是我国儿科重点防治的疾病之一。

一、病因

（1）日光照射不足　如果有充足的紫外线照射，人的皮肤能产生足够的维生素 D。产生维生素 D 的量与紫外线的强度、照射时间和皮肤暴露的面积成正比。在冬春季节因寒冷缺少户外活动或生活在多雾地区、工业城市空气污染严重、高楼林立都可使紫外线照射不足。

（2）维生素 D 摄入不足　多见于在 2 岁前未进食有维生素 D 强化奶制品的婴幼儿和长期母乳喂养又没有及时补充鱼肝油的孩子。小儿由于生长迅速易引起相对缺乏，尤其在早产儿、双胎儿和低出生体重儿出生时体内维生素 D、钙、磷储存少，出生后生长快易患佝偻病。多次妊娠和长期哺乳的母亲体内储备钙大量消耗，若维生素 D 摄入不足很快出现骨软化病。

（3）维生素 D 吸收不良及活化障碍　肝、胆、胰疾病影响维生素 D 的吸收利用。肝、肾严重病变影响维生素 D 羟化为活性的 25-(OH)D 和 1,25-$(OH)_2$D。

（4）维生素 D 依赖性佝偻病为常染色体隐性遗传综合征　Ⅰ型为 25-(OH)D_1-α-羟化酶的功能受损，Ⅱ型为基因突变致 1,25-$(OH)_2$D 受体损害。

（5）其他　苯巴比妥药物可诱导肝微粒体酶改变，使维生素 D 25-羟化酶的活性下降，并促进胆汁分泌，使维生素 D 降解加快。

二、临床表现

1. 维生素 D 缺乏早期

此期为佝偻病临床症状尚未出现之前的阶段。患者有维生素 D 缺乏史，血清 25-(OH)D_3 < 25nmol/L，或 1,25-$(OH)_2$ D_3 处于低限以下；骨碱性磷酸酶（bone alkaline phosphatase，BALP）> 250U/L。

2. 活动早期（初期）

多在婴儿出生后 2～3 个月开始，季节多在入冬之后。病儿出现一系列神经精神症状,如多汗(与季节无关)、易激惹、夜惊、夜啼,特别是 3 个月以内的小婴儿易激惹,随时出现如解大便那样用力"屏气"。这些并非佝偻病的特异症状,结合病史,可以作为临床早期诊断的参考依据。此时骨骼症状不明显。X 射线检查多为正常。血清总钙正常,血磷可轻度下降或正常,但钙、磷乘积已稍低,血清碱性磷酸酶浓度大多已有升高。血清 25-(OH)D$_3$ 浓度降低,BALP 浓度增高。

3. 活动期

(1)头部　早期可见囟门增大,或闭合月龄延迟,出牙迟。颅缝加宽,边缘软,重者可呈现乒乓球样颅骨软化(是由于颅骨外层骨板变薄所致,可通过按压枕骨或顶骨后部来检测,可有一种乒乓球感,而近骨缝的颅骨软化则为一种正常变异)。7～8 个月时可出现方颅——以额、顶骨为中心向外隆起,如隆起加重可出现鞍形颅、臀形颅和十字形颅。

(2)胸部　婴儿期可出现肋软骨区膨大,以第 5～8 肋软骨为主,呈圆而大的球形,称为"串珠",如"串珠"向胸内扩大,可使肺脏受压。肋骨软化后,因受膈肌附着点长期牵引,造成肋缘上部内陷,肋缘外翻形成沟状,称为肋软沟。第 6～8 肋骨与胸骨柄相连处内陷时,可使胸骨前凸,称为鸡胸。这些体征并存并加重时,可造成胸廓畸形,再加上腹部肌肉松弛膨隆,外观呈现小提琴样胸腹体征。这种畸形对心肺功能有影响。有的佝偻病病儿,锁骨弯曲度变大,长径变短,使两肩前拢,影响胸部扩展。以剑突为中心内陷的漏斗胸偶可见到,应与先天性漏斗胸相区别。一些年长儿胸骨柄呈浅沟形,这是佝偻病后遗症体征之一。肋缘外翻是非特异性特征,如果仅有肋缘外翻,并长期穿松紧裤,则是人为所致。

(3)脊柱　活动性佝偻病病儿,久坐后可引起脊柱后弯,偶有侧弯者。

(4)骨盆　严重病变,骨盆亦可变形,前后径往往缩短,日后将成为女性难产的因素之一。

(5)四肢　7～8 个月以后的佝偻病病儿,四肢骨骺部均明显膨大,腕关节的尺、桡骨远端常可见圆钝而肥厚的球体,称为"手镯"。婴幼儿开始学走路后,由于骨钙化不足,以及身体的重力和张力作用,可出现 O 形腿。O 形腿弯曲部位可在小腿下端 1/3 或小腿中部、膝关节部、股骨,甚至股骨颈部,恢复较难。婴幼儿会走路前出现 O 形腿应与生理弯曲相区别。婴幼儿会走路后下肢往往呈 X 形腿改变。重症下肢骨畸变时,常引起步态不稳,这是因为走路时两下肢距离过宽,不能内收靠拢,为保持身体重心平衡,走路时左右摇摆呈"鸭步"态。股骨颈角度变小和以膝关节为主的外翻者,自然恢复较难。严重的佝偻病病儿,偶受外伤,即易发生病理性骨折,且常不易引起人们的注意。

(6)其他表现 重症佝偻病病儿常伴有肝脾大、贫血和雅克什综合征。有的病儿智力发育延迟。部分新生儿,出生后或 1~2 周后发生喉喘鸣、吸气性呼吸困难,吸气时伴有回声和三凹征,吃奶和哭闹时加重,这类病与先天发育不良有关,给予维生素 D 后,随小儿生长发育,可以逐渐痊愈。重症佝偻病病儿运动功能建立延迟,如坐、立、走、步态等。已建立的运动功能,亦可因活动性佝偻病影响而减退。大脑皮质功能异常,条件反射形成缓慢,病儿表情淡漠,语言发育迟缓,经治疗可以恢复。

(7)实验室检查 血生化改变明显,血钙稍低,血磷明显下降,钙、磷乘积大多小于 30,碱性磷酸酶浓度上升,血清 25-$(OH)D_3$ 浓度与 1,25-$(OH)_2D_3$ 浓度明显降低。

(8)X 线 活动期早期,可见腕关节干骺端变平或凹陷,皮质变薄,核距(骨骺核缘与干骺端之距离,正常为 2mm,小于 3mm)变宽到 3mm 以上。活动期是佝偻病活动的最高峰,X 线片显示干骺端增宽,杯口样变形,杯口加深,杯底呈毛絮样改变,骨皮质呈疏松状或层状改变,骨小梁稀疏或呈网状,核距更加增宽,最宽可达 8mm,骨骺核消失(此时测不出核距),骨龄落后。

4.恢复期

(1)症状、体征及实验室检查 上述神经精神症状和体征经治疗和日光照射后均会有明显好转。血清 25-$(OH)D_3$ 浓度与 1,25-$(OH)_2D_3$ 浓度上升,血钙、血磷开始上升,碱性磷酸酶浓度随之下降,PTH(甲状旁腺激素)浓度也下降,最后达到正常水平。

(2)X 线 恢复早期可见临时钙化带呈点线状,骨骺核再现;进一步发展可见临时钙化带呈线形或双层状,干骺端密度加大,骨小梁增多致密,骨干皮质密度增加,可出现骨膜反应,核距缩短。个别由活动期到恢复末期,可见干骺端呈均匀流泪蜡烛样改变。恢复期可呈现临时钙化带致密加厚。

5.后遗症期

此期无上述症状及活动性骨骼改变,仅遗留不同程度的骨骼畸形。血生化正常,X 线片恢复正常。

三、其他临床类型

1.先天性佝偻病

多见于北方寒冷地区,发病率为 16.4%。本病多见于早产儿、多胎儿、低出生体重儿、冬春季出生婴儿。母孕期有维生素 D 缺乏史,缺少动物性食品,少见阳光;或孕妇体弱多病,患肝肾或其他内分泌疾病。孕妇经常发生手足搐搦、腓肠肌痉挛、骨痛、腰腿痛等症状,重者可有骨软化病。新生儿临床症状可不明显,部分有易惊,夜间睡眠不安、哭吵。体征以颅骨软化、前囟大、直通后囟、颅骨缝宽、边缘软化为主,胸部骨骼改变(如肋软沟、漏斗胸)较为少见。X 线检查腕部正位片是诊断本病的主要依据,先天性佝偻病显示典型佝偻病变化。血液生化改变仅能供诊断参考。

2.晚发型佝偻病

多见于北温带地区。本病好发于冬末春初季节,5~15 岁儿童。病因为日晒不足,维生素 D 摄入不足,与生长速度较快或有身高剧增等因素有关。临床表现为行走乏力、下肢疼痛,尤其是膝、踝关节或足跟痛,常诉腓肠肌痉挛。此外,尚有多汗、睡眠不安等症状。病程长者可有下肢变形(O 形腿或 X 形腿),少数可见肋外翻或鸡胸等胸廓畸形。实验室检查显示血清 25-(OH)D 浓度降低(<24~96nmol/L),碱性磷酸酶浓度增高(>30 金氏单位),血钙、血磷降低。腕部 X 线片可显示轻重不等的维生素 D 缺乏性佝偻病变化。根据实验室检查与 X 线检查可排除生长痛、风湿病、类风湿病等。

四、治疗方法

1.维生素 D 应用

(1)口服法:活动早期,婴幼儿每天服维生素 D 62.5~125μg(0.25 万~0.5 万 U),成人每天服 125~250μg(0.5 万~1 万 U)。活动极期,婴幼儿每天服维生素 D 125~250μg(0.5 万~1 万 U),成人每天服维生素 D 250~500μg(1 万~2 万 U),治疗量持续用 1 个月后改为预防量。恢复期可用预防量维持,婴幼儿每天服 10~20μg(400~800U),成人每天服 25μg(1000U)。为防止同时摄入大量维生素 A,宜用单纯维生素 D 制剂（维生素 D 片或胆维丁乳剂）。

（2）肌内注射：凡有吸收不良或婴幼儿不能坚持口服者可考虑采用肌内注射维生素 D_3 7500μg（30 万 U）作为突击疗法。活动早期或轻度患儿可肌内注射维生素 D_3 7500μg（30 万 U）1 次。中度至重度者,可肌注维生素 D_3 7500μg（30 万 U）2～3 次,每次间隔 1～2 个月。上述剂量完成后 1 个月,仍以预防量口服维持至 2 岁。成人在活动极期也可肌注维生素 D_3 15000μg（60 万 U）;根据病情用 1～2 次,每次间隔 1 个月。以后继用预防量。治疗 3 个月后疗效不显著,应查明原因。

2. 钙剂

中国营养学会推荐每天膳食钙的参考摄入量为:0～6 个月 300mg,7 个月～1 岁 400mg,1～3 岁 600mg,4～10 岁 800mg,青少年 1000mg,孕妇和乳母、绝经期妇女和老年人 1000～1200mg。奶制品是钙的最好来源,在膳食中注意补充小鱼、小虾、豆制品、海藻和绿叶蔬菜。在补充维生素 D 时应适量给予钙剂。应选用元素钙含量高、胃肠道刺激性小的钙剂。

第三节　维生素 A 缺乏及中毒

维生素 A 缺乏（vitamin A deficiency）,系因缺乏维生素 A 引起的一种营养缺乏病。其特征为皮肤干燥,四肢伸面有非炎性的棘刺状毛囊丘疹,伴以眼部症状,如眼干燥、角膜软化或夜盲。

一、病因

各种原因造成维生素 A 不足。如慢性腹泻、肝胆疾病,白蛋白降低不足以转运维生素 A,重症消耗性疾病使维生素 A 消耗过量,均可导致维生素 A 缺乏症状。

二、发病机制

维生素 A 构成视网膜感光色素视紫红质而在夜视中起重要作用,并参与碳水化合物代谢和糖蛋白的合成以维持上皮组织的生长分化。缺乏时视网膜视紫红质和视蛋白水平降低,导致夜盲。眼、上呼吸道及胃肠黏膜鳞状化,致黏膜角化及皮肤角化过度,而出现干眼症、皮肤干燥脱屑、毛囊角化症、丘疹等眼和皮肤为主的一系列症状。

三、临床表现

1.典型维生素 A 缺乏

(1)眼部症状 眼部的症状和体征是维生素 A 缺乏病的早期表现。夜盲或暗光中视物不清最早出现,年长儿会诉昏暗光线下视物不清,但往往不被重视,而婴幼儿更易被忽视;暗适应力减退的现象持续数周后,开始出现干眼症(xerophthalmia)的表现,眼结膜、角膜干燥,失去光泽,泪腺分泌减少,泪管为脱落上皮阻塞,眼泪减少,眨眼与畏光。眼部检查可见结膜近角膜边缘处干燥、起皱褶,角化上皮堆积形成泡沫状白斑,即结膜干燥斑或毕脱斑(Bitots spots);继而角膜发生干燥、混浊、软化,形成溃疡,易继发感染,愈合后可留有白翳,影响视力;严重时可发生角膜溃疡坏死引起穿孔,虹膜、晶状体脱出,导致失明。

(2)皮肤表现 多见于年长儿维生素 A 缺乏。初期全身皮肤干燥、脱屑,有痒感;以后上皮角化增生,汗液减少,角化物充塞毛囊形成毛囊丘疹,以四肢伸面、肩部较多,可发展至颈背部甚至面部;毛囊角化致毛发失去光泽、易脱落,指(趾)甲变脆、薄而多纹、易折断。

(3)生长发育障碍 严重、长期维生素 A 缺乏可致长骨增长迟滞,身高发育落后;齿龈发生增生和角化,牙齿釉质易剥落,失去光泽,易发生龋齿。

2.亚临床维生素 A 缺乏

当维生素 A 储备不足时,可无任何典型临床症状出现,但黏膜上皮可发生变性,全身免疫功能低下,易反复发生呼吸道及泌尿道感染,且迁延不愈。

四、并发症

严重者可出现角膜软化,形成溃疡以至穿孔、失明。可合并其他维生素缺乏。

五、诊断

根据维生素 A 摄入不足,有各种消化道疾病,如慢性腹泻、肝胆疾病或慢性消耗性疾病史,结合临床特点,一般诊断不难。早期诊断可疑时,可进行实验室检查。

六、实验室检查

(1)血浆维生素 A 含量测定:正常为 $300\sim500\mu g/L$,低于 $200\mu g/L$ 为异常。

(2)尿液检查:计数上皮细胞,如每立方毫米上皮细胞超过 3 个以上(尿路感染除外)有助于诊断。

(3)血浆视黄醇结合蛋白(RBP)测定:它能反映维生素 A 的水平,正常为 $40\sim50mg/L$,儿童为 $23.1mg/L$。

(4)生理盲点的测定:生理盲点是判断维生素 A 营养状况的一个较灵敏的指标。维生素 A 缺乏时生理盲点扩大,经治疗该盲点缩小,同时可见视力恢复正常。

(5)视网膜电流图:阈值发生改变,同时 b 波变小。

(6)暗适应测定:选用 Goldman-Weekers 暗适应计、Feldman 暗适应计或 YA-Z 型暗适应计均可。维生素 A 缺乏者暗适应能力减退,瞳孔对光反应迟缓。

(7)结膜印迹细胞学检查:了解结膜杯状细胞密度降低程度。

七、治疗

维生素 A 口服 5 万 U/d(重症者 10 万~20 万 U/d),以后酌减,长期大量应用能引起维生素 A 过多症,如合并其他维生素缺乏,亦应作相应补充。注意保护眼睛皮损处,可外用鱼肝油软膏、10%尿素霜、维 A 酸霜等。

八、维生素 A 过多症

长期应用维生素 A 超过每天 5 万 U 可导致上皮细胞核分裂增加,出现角化不全,此为维生素 A 过多症(hypervitaminosis A)。如果误用过量维生素 A 可造成急性中毒,常在过量进食后数小时即可发生,表现为恶心、呕吐、头痛、头晕,逐渐出现皮肤大量脱屑。长期大量进食维生素 A 治疗小儿营养不良或某些皮肤病，如鱼鳞病毛周角化症等可发生慢性中毒，表现为：皮肤干燥、粗糙、增厚，伴瘙痒等；口唇干裂，毛发脱落。有时可见到色素沉着，毛囊角化红斑和紫癜，婴儿可有前囟隆起。其他可伴有烦躁、厌食、便秘等症状，严重的伴有骨、关节痛和压痛，影响活动及肝脾肿大等。患者血中维生素 A 含量明显增加。X 线片显示长骨骨膜下有新骨形成。停服维生素 A 后症状即逐渐消失。

第四节　缺铁与缺铁性贫血

儿童缺铁与缺铁性贫血是儿童时期常见病，系因食物中铁摄入不足，体内铁储存缺乏，造成机体缺铁，导致血红蛋白合成减少而引起贫血，具有小细胞低色素特点。缺铁性贫血为世界性的健康问题，WHO 估计全世界范围内贫血人数为 20 亿人，其中 50% 可归因于铁缺乏，不同地区、不同年龄组儿童缺铁性贫血患病率差异显著。学龄前儿童缺铁性贫血患病率，发达国家为 17%，发展中国家为 42%；学龄儿童缺铁性贫血患病率，发达国家为 9%，发展中国家为 33%。我国儿童铁缺乏症的高危人群主要是 6～24 个月的婴幼儿和青春期儿童。

一、病因

1.胎内储铁不足

胎儿自母体（主要在妊娠最后 3 个月）获得铁储存于体内，以备出生后应用，故新生儿体内储铁多少与母亲孕期铁营养、胎龄及出生体重成正比。母亲孕期患有中、重度缺铁性贫血，可使胎儿获得的铁量减少；早产儿、低出生体重儿、双胎儿储铁相对不足，出生后均易发生缺铁性贫血。新生儿娩出后如稍迟结扎脐带，可使新生儿多获得脐血（75mL 含铁 40mg），增加体内铁量。

2.食物中摄入铁量不足

这是发生缺铁与缺铁性贫血最主要的原因。婴幼儿以乳类为主食，母乳中含铁量低，约 2mg/L(0.2mg/dL)，但母乳中铁吸收率高（50%），因此纯母乳喂养儿 4～6 个月内较少有缺铁性贫血。但是婴儿 6 个月后如仍以纯母乳喂养为主，不及时增加含铁丰富的辅食，则易发生缺铁或缺铁性贫血。年长儿常因挑食、偏食等不良饮食习惯导致膳食结构不合理,致使铁摄入不足,发生缺铁性贫血。

3.生长发育因素

儿童生长发育迅速,铁需要量相对较成人多。婴儿期和青春期为生长的两个高峰期,如不注意供给富含铁的食物,则较其他年龄期更易发生缺铁性贫血;早产儿、低出生体重儿出生后要"赶上生长",生长速度更快,故较足月儿更易发生缺铁性贫血。

4.疾病引起铁消耗或丢失过多

对牛乳过敏者,进食过多未煮沸牛奶可引起长期肠道少量出血,每日失血0.7~1mL,即失铁0.5mg,可引起贫血。肠息肉、钩虫病、鼻出血等慢性失血,腹泻、反复感染等慢性疾病影响铁的吸收利用、增加消耗,其他急性出血、溶血性疾病等均可引起缺铁性贫血。

二、发病机制

1.对造血的影响

经小肠吸收的食物铁或衰老红细胞破坏释放的铁经运铁蛋白转运至幼红细胞及储铁组织。幼红细胞摄取的铁在线粒体内与原卟啉结合,形成血红素。后者再与珠蛋白结合形成血红蛋白。因此,铁是构成血红蛋白必需的原料,严重铁缺乏必然引起小细胞低色素性贫血。人体血红蛋白铁约占机体总铁量的70%。余下的30%以铁蛋白及含铁血黄素的形式储存在肝、脾、骨髓等组织,称储存铁,当铁供应不足时,储存铁可供造血需要。所以铁缺乏早期无贫血表现。当铁缺乏进一步加重,储存铁耗竭时,才有贫血出现。故缺铁性贫血是缺铁的晚期表现。

2.对非造血系统的影响

体内有许多含铁酶和铁依赖酶,如细胞色素C、过氧化酶、单胺氧化酶、腺苷脱氨酶等。这些酶控制着体内重要代谢过程。其活性依赖于铁的水平。因此,铁与组织呼吸、氧化磷酸化、胶原合成、卟啉代谢、淋巴细胞及粒细胞功能、神经介质的合成与分解、躯体及神经组织的发育都有关系。铁缺乏时因酶活性下降(可开始出现于缺铁的早期),导致一系列非血液学改变。如上皮细胞退变、萎缩,小肠黏膜变薄致吸收功能减退;大脑皮质层、下丘脑5-羟色胺、多巴胺等介质堆积引起神经功能紊乱;甲状腺滤泡上皮细胞坏死,T4 分泌减少;细胞免疫功能及中性粒细胞功能下降引起抗感染能力降低。

三、临床表现

本病多见于 6 个月至 3 岁的儿童,但任何年龄的儿童均可发病。起病表现与病情发展程度和速度有关。

1.一般表现

皮肤黏膜渐苍白,以口唇、指(趾)甲床及口腔黏膜苍白最明显;体力差、易疲乏、不活泼、不爱动、食欲减退、精神萎靡,年长儿可诉头晕、耳鸣、眼花等,生长发育缓慢。

2.造血系统

由于贫血引起骨髓外造血增加,肝、脾、淋巴结可增大,贫血时间越长程度越重,肝、脾增大越明显,但一般不超过中度增大。

3.非造血系统

(1)消化系统 常出现厌食、舌乳头萎缩、胃酸减少、胃肠功能弱,严重时可有吸收不良综合征。可出现异食癖,喜食泥土、粉笔、墙壁灰等,婴幼儿较少见。

(2)神经系统 在贫血尚不明显而机体缺铁时就可有烦躁不安、多动、注意力不集中、反应迟钝、记忆力差、智力减退等表现,补充铁剂后上述情况可消失。

(3)心血管系统 重度贫血时,血红蛋白低于 70g/L (7g/dL),可出现心率增快、气急、心脏扩大,伴有收缩期杂音,如同时并发呼吸道感染,易发生心力衰竭。

4.免疫系统

缺铁性贫血常使细胞免疫力下降,不仅 T 淋巴细胞功能减弱,粒细胞杀菌力及吞噬细胞功能均差。病儿常易发生各种感染,且常迁延难愈,还可反复感染。补铁后免疫力可恢复。

四、缺铁性贫血的诊断标准

(1)贫血为小细胞低色素性贫血:红细胞形态有明显小细胞低色素的表现,平均红细胞血红蛋白浓度(MCHC)<0.31g/L,平均红细胞容积(MCV)<80fl,

平均红细胞血红蛋白量（MCH）＜26pg。

（2）有明确的缺铁病因，如铁供给不足、吸收障碍、铁需要量增多或慢性失血等。

（3）血清（浆）铁＜10.7μmol/L（60μg/dL）。

（4）总铁结合力＞62.7μmol/L（350μg/dL）。运铁蛋白饱和度＜0.15有参考意义，＜0.1有确定意义。

（5）骨髓细胞外铁明显减少或消失（0～＋），铁粒幼细胞＜15%。

（6）红细胞游离原卟啉＞9μmol/L（＞500μg/dL）。

（7）血清铁蛋白＜16μg/L。

（8）铁剂治疗有效：用铁剂治疗6周后，血红蛋白上升20g/L以上。

符合第（1）条和第（2）～（8）条中至少两条者，可诊断为缺铁性贫血。

五、治疗方案

（1）大力宣传和提倡母乳喂养，及时添加辅食。

（2）尽力查明和祛除病因：饮食不当者应合理安排饮食，控制和治疗感染性疾病和慢性失血，手术矫治消化道畸形等。

（3）开始补铁时间：足月儿为4个月左右，未成熟儿为2个月左右。补铁治疗根据膳食含铁情况持续1～3年。

（4）以含铁丰富的食品或铁强化食品补铁，每天总摄入量以元素铁1mg/kg为宜，最多不超过15～18mg/d，并注意食品的合理搭配，以利于铁吸收。注意补充维生素C丰富的食物。

（5）根据缺铁程度用铁剂治疗，每天口服元素铁2～6mg/kg，口服制剂有枸橼酸铁铵（含铁20%）10%溶液1mL/（kg·d）；硫酸亚铁（含铁20%）0.3～0.6g/d；富马酸亚铁（含铁30%）150～600mg/d。上述铁剂服用后反应强烈的小儿可用刺激性小的葡萄糖酸亚铁（含铁11%～12%）或琥珀酸亚铁。贫血纠正后继服2～4周，以后半量服用2～3月，以补足铁的贮存量。注意副作用，控制剂量与疗程，以免出现毒性反应。同时服用维生素C 50～100mg/次，一天三次，以利于铁的吸收。由于腹泻、恶心、呕吐或其他原因不能口服时，可用右旋糖酐铁（含铁50mg/mL），深部肌注，每次0.5～2mg/kg，总剂量为1岁以内4mL，

1～2岁6mL,2岁以上8mL;亦可用山梨醇枸橼酸铁复合物(含铁50mg/mL)肌注,1～3d一次,2～3周内注射完毕。使用含糖氧化铁静脉注射(含铁20mg/mL)时,应谨防静脉炎。

(6)重症贫血并发心功能不全,或明显感染者,以及血红蛋白低于60g/L时,宜少量多次输新鲜血,每次5～10mL/kg,或输浓缩红细胞每次2～3mL/kg,缓慢静滴以防心衰。血红蛋白低于30g/L者,为防猝死,应立即输新鲜血5～7mL/kg。

第五节 锌缺乏症

锌(zinc)是人体必需的微量元素,主要存在于人体的骨骼、头发、皮肤和血液中,其含量仅次于铁。锌是200多种人体代谢酶及辅助酶的组成物质,广泛地参与各种代谢活动,在核酸与蛋白质代谢中发挥着重要作用,影响生长发育,生殖器官、皮肤、胃肠道功能及免疫功能。

一、病因

1.锌的贮存、摄入减少

7～12个月的婴儿是锌缺乏的高危人群。出生后4～6个月以内,足月儿依靠母乳锌和储存锌足以维持代谢平衡。此后,婴儿引入的食物主要是米、面等植物性食物,含锌量低,且食物利用率低,导致这一时期婴儿存在锌缺乏的风险。早产儿或低出生体重儿,因出生时体内锌储备不足及"追赶生长",在出生后早期就可能存在锌缺乏。

2.摄入不足

动物性食物中含有较丰富的锌,且易于吸收,而谷类等植物性食物含锌量较少,加上植物中含有的植酸盐和粗纤维影响锌的吸收,故长期缺乏动物性食物可能导致机体缺锌。生长发育期和营养不良恢复期锌需要量相对增多,孕妇与乳母需锌量亦较多,如摄入不足,可致母亲与胎儿、婴儿锌缺乏。长期厌食、偏食可造成锌摄入不足。感染、发热时锌需要量增加,同时食欲下降,摄入量减少,易致缺锌。

3. 丢失过多

反复失血、溶血、外伤、烧伤皆可使大量锌随体液丢失。肝硬化、慢性尿毒症等因低白蛋白血症所致高锌尿症，一些药物，如金属螯合剂（如青霉胺等），与锌结合自尿排出，皆可致锌缺乏。

4. 吸收障碍

各种原因所致腹泻可减少锌的吸收，尤其是慢性腹泻，如吸收不良综合征、脂肪泻、胰腺囊性纤维性变等。谷类食物含植酸盐与粗纤维，可妨碍锌的吸收和利用。牛乳中含锌量与母乳相似，为 $45.9 \sim 53.6 mmol/L$（$300 \sim 350 mg/dL$），但牛乳锌的吸收利用不及母乳锌。

5. 遗传缺陷

典型病例是肠病性肢端皮炎（acrodermaitis enteropathica，AE），它是一种少见的常染色体隐性遗传病。因病儿小肠上皮黏膜细胞吸收锌的功能存在缺陷，从而降低了锌的吸收，使血浆（清）锌、红细胞锌、肌肉锌、发锌及尿锌等降低，临床表现以肢端皮肤损害、顽固性腹泻、脱发、生长发育迟缓和反复感染为特征。

6. 医源性缺乏

接受青霉胺和组氨酸等螯合剂、长期接受全胃肠道外营养和严重烧伤的病儿，如未及时补锌或补锌不足可致严重缺锌。

二、发病机制

1. 蛋白质合成障碍

锌参与了多种蛋白质、核酸合成和分解代谢酶的活性和构成，因此锌可促进小儿的生长发育，缺锌会引起生长缓慢，影响细胞分裂生长和再生。实验证明，缺锌 48h 后，会出现蛋白质合成障碍，细胞分裂、生长受到干扰。特别是围生儿，需要足量的锌才能保证正常发育。儿童期如严重缺锌，则致身材矮小，甚至成为侏儒。

2. 免疫功能受损

锌能促进免疫功能，缺锌者导致免疫功能受损。实验证明，锌摄入量减少引起动物胸腺萎缩，T 细胞功能下降。最近的干预实验提示锌可改善营养不良儿童的各项免疫指标（如 T 细胞亚群），如给小儿不包括适量锌的完全肠外营养支持（TPN），其自然杀伤细胞的活性降低。锌可增加周围血单核细胞合成干扰素γ、白介素-1、白介素-6、肿瘤坏死因子α和白介素-2受体，以及刀豆蛋白A刺激的细胞增殖。锌可调控这些免疫调节因子的分泌和产生，这在单核细胞活化时是非常重要的。锌可能是胸腺素结构和活性所需要的。胸腺素是血浆中的一种含有9个氨基酸的多肽，可刺激T细胞的发育。

3. 食欲减退

锌能促进食欲。缺锌的小儿会出现食欲减退、厌食。这种与锌有关的厌食机制是较为复杂的，可能与释放鸦片样物质、胆囊收缩素或作用于大脑或小肠的神经肽有关。

4. 内分泌腺功能改变

锌极易与胰岛素形成复合物，延迟和延长其降血糖作用，在细胞水平上，锌可能与胰岛素的释放有关。实验证明，缺锌的动物性腺发育不良，可能与垂体促性腺激素的分泌减少或睾酮生成障碍有关。其他多种激素，如雌激素、甲状腺素、甲状旁腺素等分泌的改变也均对血锌的浓度产生影响。

三、临床表现

锌缺乏的临床表现是一种或多种锌的生物学活性降低的结果。

1. 生长缓慢

儿童期缺锌的早期典型表现是生理性生长速度缓慢。缺锌妨碍核酸、蛋白质的合成和分解代谢酶的活性，导致小儿的生长发育迟缓。缺锌小儿的身高、体重常低于正常同龄儿，严重者可出现侏儒症。

2. 食欲降低

缺锌后常引起口腔黏膜增生及角化不全，易于脱落。而大量脱落的上皮细胞可以掩盖和阻塞舌乳头中的味蕾小孔，使食物难以接触味蕾，不易引起味觉和引起食欲。锌对味蕾的结构和功能也有一定的影响，进一步使食欲减退。

3. 异食癖

在缺锌的小儿中，常发现有食土、纸张、墙皮及其他嗜异物的现象，补锌后症状好转。

4. 免疫功能下降

锌能增强体液及细胞的免疫功能,加强吞噬细胞的吞噬能力及趋向性,以及改变病变组织的血液灌输及能量代谢,改善局部和整体机能,增强体质及抵抗力以减少感染。当机体含锌总量下降时,机体免疫功能降低,肠系膜淋巴结、脾脏等与免疫有关的器官减轻 20%～40%,引起有免疫功能的细胞减少,T 细胞功能受损,细胞免疫能力下降,从而降低机体防御能力。锌缺乏的小儿易患各种感染性疾病,如腹泻、肺炎等。实验证明,缺锌使小儿的免疫功能受损,补锌后各项免疫指标均有改善。

5.伤口愈合缓慢

有资料表明,锌治疗有助于伤口的愈合,可促使烧伤后上皮的修复。缺锌后,DNA 和 RNA 合成量减少,创伤处颗粒组织中的胶原减少,肉芽组织易于破坏,使创伤、瘘管、溃疡、烧伤等愈合困难。

6.皮肤损害

皮肤损害的表现为肠病性肢端皮炎,严重的表现为各种皮疹、大疱性皮炎、复发性口腔溃疡。皮肤损害的特征多为糜烂性、对称性,常呈急性皮炎,也可表现为过度角化。有部分小儿表现为不规则的脱发,头发呈红色或浅色,锌治疗后头发颜色变深。

7.眼病

眼是含锌最多的器官,而脉络膜及视网膜又是眼中含锌量最多的组织,所以眼对锌的缺乏十分敏感,锌缺乏会造成夜盲症,严重时会造成角膜炎。另外,锌在轴浆运输中起作用,对维持视盘及神经的功能是不可缺少的。锌缺乏时神经轴突功能降低,从而引起视神经疾病和视神经萎缩。

8.性器官发育不良

锌有助于性器官的正常发育,血液中睾酮的浓度与血锌、发锌呈线性相关。所以锌缺乏时,性器官发育不良。

9.糖尿病

锌是胰岛素的重要组成成分。当锌缺乏时,胰岛素的活性降低,细胞膜结构的稳定性下降,使胰腺细胞溶酶体的外膜破裂造成细胞自溶,便可引起糖尿病。

四、实验室检查

1. 血清(浆)锌

临床上血清(浆)锌是比较常用的指标。正常值最低为 $11.47\mu mol/L$ ($75\mu g/dL$)。由于血清锌主要与白蛋白结合,故肝肾疾病、急慢性感染应激状态和营养不良等均可导致锌浓度下降,此外锌浓度还受环境、近期饮食含锌量的影响;急性缺锌时因组织分解,血锌水平仍可在正常范围内。因而测定时需排除各种干扰因素。

2. 发锌

发锌可作为慢性锌缺乏的参考指标,具有采样无痛苦、样品易保存和运输、检测方法简便的优点,但受头发生长速度、环境污染、洗涤方法、采集部位的影响,故误诊率和漏诊率可高达 20%～30%,因而并非是判断锌营养状况的可靠指标,且发锌的含量难以反映近期锌的动态。但因该方法简便,容易被接受,故可作为群体锌营养状况以及环境污染的检测指标,不能作为判断个体锌营养状况的可靠依据。

3. 尿锌

尿锌能反映锌的代谢水平,参考值为 $2.3\sim18.4\mu mol/24h$,但受尿量及近期膳食摄入锌的影响,有极大的个体差异。如血锌、发锌、尿锌三者同时测定,则具有一定的参考价值。

4. 白细胞锌

白细胞锌虽为反映人体锌营养水平较灵敏的指标,但测定时需要的血量较多(至少为 5mL),且操作复杂,故不是临床常用的指标。

5. 碱性磷酸酶活性

因锌参与碱性磷酸酶的活性中心的形成,故血浆碱性磷酸酶活性有助于反映锌营养状况,缺锌时碱性磷酸酶的活性下降。

6. 锌耐量试验

也有专家提出以锌耐量试验来评价锌营养状况,测定方法为空腹口服锌 1mg/kg,正常人 2h 后血锌浓度达高峰(比空腹值高 $8\sim10\mu mol/L$),6h 后恢复至空腹水平。缺锌患者峰值低下且提前回到原有水平。但锌的吸收、利用及储存三方面因素均影响检测结果,还由于需反复抽血,故临床很少采用此方法。

7. 血浆/红细胞金属硫蛋白(metallothionein,MT)

近年来有人研究用放射免疫法测定血浆和红细胞 MT 的合成情况来评价锌的营养状况,如缺锌时,血浆和红细胞的 MT 水平明显降低。红细胞 MT 浓度可能是补锌计划有效的监测指标,血浆 MT 浓度可灵敏地反映人体锌营养状况,但由于其他一些金属元素,如铜、铁等也可诱导 MT 合成,所以其实用价值尚待进一步研究。

五、治疗

确定锌缺乏症后可按照缺乏的程度给予补锌治疗。补充标准为:婴幼儿、学龄前及青春期儿童,可每日口服锌剂(按元素锌计)0.5～1.0mg/kg,以 4 周为 1 个疗程,必要时可增加 1 个疗程。诊断性治疗也可用同样剂量,服用 2 周。硫酸锌、葡萄糖酸锌或醋酸锌皆可。如病儿伴有呕吐、腹泻,手术后禁食或有消化道疾病,不能口服治疗时可经静脉补充锌。

肠病性肢端皮炎静脉营养给锌建议剂量:早产儿为每日 0.4mg/kg,3 个月以下的足月儿每日 2mg/kg,较大婴儿及幼儿每日 0.1mg/kg,儿童每日 0.05mg/kg。有严重缺锌表现时,可每日静脉给锌 3～5mg/kg,到皮肤病变消失,血浆锌恢复正常。

用锌剂治疗时,应随时观察疗效与不良反应,并监测血浆锌,同时增加富含锌的食物和蛋白质食物,可使锌缺乏改善更快。低锌所致厌食、异食癖一般服锌剂 2～4 周见效,生长落后 1～3 个月见效。补锌治疗后如未见减轻,4～5 周后应停用,及时寻找其他原因。硫酸锌等锌剂的不良反应,常见的有恶心、呕吐、腹泻等胃肠道症状,如改在饭后服,可减少其不良反应。一般高出锌推荐量的 2～3 倍无毒性表现,而超过 5～10 倍时可刺激消化道出现腹痛、恶心、呕吐等。长期大量服用可致铜缺乏、血清高密度脂蛋白减少,甚至出现血清铁降低、顽固性贫血等锌中毒现象。

六、锌中毒

在补充锌制剂时要注意其锌含量,长期食用多种补锌的食品,锌摄入量过多可致中毒。慢性锌中毒可致贫血及铁缺乏,动物实验表明可致肝、肾功能及免疫力受损。急性锌中毒少见,偶尔发生在一次大量口服锌 $4\sim8g$ 时,症状表现为恶心、呕吐、腹泻、发热和疲劳等。目前,WHO 对儿童口服锌的可耐受最大摄入量(upper level of intake,UL)设定为 23mg/d。

第六节 碘缺乏病

碘是人类必须从外界获取的重要微量元素,是合成甲状腺素必不可少的成分,它的生物化学功能主要通过甲状腺素表现。甲状腺素具有调节热量转换、促进新陈代谢、促进生长发育和维持中枢神经系统发育及性腺发育等重要功能。机体缺碘会引起甲状腺素合成减少、血中甲状腺素水平下降、儿童生长发育落后和智力发育迟滞、甲状腺肿大等系列表现,统称为碘缺乏病(iodine deficiency disorders,IDD)。碘的营养平衡可预防甲状腺肿和克汀病,并可治疗甲状腺肿。

碘缺乏病主要发生于特定的碘缺乏地理环境,具有明显的地方性,故传统的病名为"地方性甲状腺肿"和"地方性甲状腺功能减退",在我国被列为地方病之一。

一、病因

碘摄入后以无机盐的形式存在于血液中,被甲状腺摄取浓缩,并氧化为活化碘,与酪氨结合为碘酪氨,再转化为甲状腺素,发挥生理功能。摄碘不足时,甲状腺产生代偿性适应,首先甲状腺上皮细胞摄碘功能加强;同时碘的有机化过程增强,即一碘酪氨酸合成增多而二碘酪氨酸合成相对减少,结果是三碘甲状腺原氨酸(T_3)增多而四碘甲状腺原氨酸(T_4)减少,T_3/T_4 比值升高。T_3 是甲状腺素的主要活性形式,T_3 与核受体结合后发挥激素作用,与周围组织中核受体结合的主要是血浆中的 T_3,与中枢神经系统细胞内核受体结合的 T_3 主要来自血浆中的 T_4,T_4 进入脑细胞后经过脱碘作用转变为 T_3 才能与核受体结合。缺碘早期表现为血浆 T_4 下降,如果发生在神经系统生长发育的关键时期,即胎儿期或其后的婴幼儿时期,则可能引起神经系统功能障碍和智力低下。

当较长时间得不到碘的补充时,激素的合成和分泌都随之减少,反馈地导致促甲状腺激素（TSH）生成增加，甲状腺球蛋白的合成也代偿性增加。不断升高的 TSH 引起甲状腺上皮细胞和滤泡增生，最终甲状腺体积逐渐增大，形成甲状腺肿。甲状腺由于缺碘，T_3、T_4 正常合成受到障碍，形成有缺陷的碘甲状腺原氨酸，不能分泌出腺体外，大量贮积于滤胞腔中，形成胶体样甲状腺肿。而肿大的腺体相对碘浓度更加降低，T_3、T_4 合成障碍更大。显然，肿大的甲状腺加剧了由缺碘引起的碘代谢紊乱，促进了甲状腺肿的恶化。

二、临床表现

生命早期是脑生长发育最快、最为关键的时期。由于甲状腺素对儿童体格生长和脑发育特别重要，因此，缺碘对发育旺盛阶段的儿童危害特别大，又以胎儿期、新生儿期和婴幼儿期危害最为严重。发育已成熟的成人主要表现为甲状腺肿大，女性发病多于男性，孕妇缺碘不仅出现甲状腺肿大，而且可使胎儿流产、早产、死胎、生长发育障碍和先天畸形等，即使胎儿存活，也可引起严重的后遗症，使生命质量大大降低。甲状腺素水平低下对物质代谢作用和生长发育的影响与碘缺乏发生的年龄、程度和持续的时间有关（表 8-1）。

表 8-1　不同年龄期碘缺乏的临床表现

年龄期	碘缺乏的临床表现
胎儿期	流产、早产、死胎、生长发育障碍、先天畸形、脑损伤、聋哑、孕妇甲状腺肿
新生儿期	克汀病、亚克汀病
婴幼儿期	身材矮小、智力低下、聋哑、瘫痪、甲状腺肿
学龄期	甲状腺肿、甲状腺功能减退、身材矮小、智力低下、学习困难
青春期	性发育延迟
成年期	甲状腺肿、甲状腺功能减退、劳动能力差、智力落后

儿童甲状腺功能减退有两种临床表现：一种以脑伤害、神经系统症状为主，表现为智力低下、痉挛性瘫痪、共济失调，可有听力障碍、聋哑、斜视，甲状腺功能正常或略低；体格生长影响少，身材正常。另一种以黏液性水肿为主，身材矮小，腹部膨隆，皮肤干糙粗厚，性发育迟缓，智力落后，血清甲状腺素水平降低，血清总 T_3/T_4 或游离 T_3、T_4 降低，TSH 升高，尿碘 $< 25\mu g/g$ 肌酐。两种表现也可

以互相交叉重叠。有 1/4 病儿可伴有甲状腺肿大,有三种类型:甲状腺均匀肿大(弥漫型)、在甲状腺部位摸到一个或多个结节(结节型)、以上两者都出现(混合型)。

三、诊断

碘缺乏对于生命早期生长发育的影响最为严重,且造成的损伤难以逆转。所以早期筛查非常重要。典型甲状腺功能降低症临床不难诊断。长期轻度碘缺乏致亚临床甲状腺功能降低症状不明显。

碘缺乏病史儿童出生或居住在碘缺乏区,当地流行碘缺乏病,膳食调查表明碘摄入缺乏。

有典型临床表现,体征智力发育落后,体格生长正常或轻度落后可作为碘缺乏诊断的依据。

四、辅助检查

尿碘测定是目前最实用和最灵敏的诊断碘缺乏的实验室检查方法。因摄入的碘 80% 从尿中排出,故尿碘含量能基本代表碘摄入量的多少。24h 尿碘中位数正常应在 $100\mu g/L$ 以上;$<100\mu g/L$ 表示已缺碘;$<50\mu g/L$ 表示轻度缺碘;$<25\mu g/L$ 表示严重缺碘。

X 线片显示患儿骨龄延迟。

五、预防

碘缺乏的预防措施主要是补碘。对于甲状腺肿地区应认真进行碘来源的研究,确定是缺碘还是高碘。预防缺碘的有效途径是改善食物结构、改善水源和食盐加碘。

世界卫生组织、联合国儿童基金会、国际控制碘缺乏病理事会(WHO/UNICEF/ICCIDD)等国际组织认为,正常成年人(包括 12 周岁以上儿童、青少年)平均每日摄入碘 $150\mu g$ 为宜,婴儿、幼儿和学龄前儿童为 $90\mu g$,12 岁以下学龄儿童(包括 12 岁)为 $120\mu g$,孕妇和哺乳期妇女为 $25\mu g$。

六、饮食补碘

大多数陆地植物的碘含量都较低,平均干重每千克不超过 1.0mg。只有菠菜和芹菜的碘含量较高。海产品的碘是陆地植物的几倍,有的可高达几十倍。海带的含碘量为每千克 10mg,每月吃一两次即可满足人体对碘的需要。其他海产品,如紫菜、鲜带鱼、蚶干、蛤干、淡菜、海参、海蜇、龙虾等及陆地食品,如蛋、瘦肉、家禽、乳制品及蕈类含碘也很丰富,是日常生活中补碘的较好食品。所以在碘盐覆盖率较低、非碘盐冲击较为严重的碘缺乏病区的居民,平时应注意多吃这类食品,它们是天然的补碘食品。

碘缺乏病虽然危害严重,但是完全能通过食用碘盐来预防。我国有严格的碘盐标准,食用合格的碘盐既能满足人体需要,达到防病、治病的目的,同时也是安全的。对于在缺碘并不严重的地区的居民,只要正常食用合格碘盐就能纠正碘营养不良,不需要再吃其他的含碘保健品或碘强化食品。

第七节 单纯性肥胖

肥胖是一种热量代谢失衡,导致全身脂肪组织过度增生,体重超标的一种慢性疾病。肥胖,尤其是中心性肥胖(内脏性肥胖)与胰岛素抵抗、2 型糖尿病、高血压、高脂血症、冠心病等代谢综合征的发生密切相关。

一、病因

1. 肥胖相关基因和生物因素

近年来对肥胖症的遗传基因研究甚多,人类肥胖属于多基因遗传,遗传在肥胖发病中起一个易发作用,与其他发病因素相互起作用。研究发现人类肥胖与ob 基因合成异常有关。瘦素(leptin,又称脂肪抑制素)的发现是肥胖发病机制分子生物学研究的里程碑。瘦素为肥胖基因(如 ob)所编码的蛋白质,是由脂肪细胞合成和分泌的一种激素,其作用包括:①作用于下丘脑的摄食中枢,产生饱胀感,从而抑制摄食行为,故为摄食中枢的重要调节因素。②广泛作用于肝、脑、肺、肾、睾丸和脂肪组织上的瘦素受体,增加其活性,使热量消耗骤增,故为调节机体热量消耗水平的因素。研究表明，约 5％的肥胖与 ob 基因突变有关，使瘦素合成障碍，瘦素绝对缺乏；而另 95％的肥胖主要为内源性瘦素抵抗，瘦素分泌呈继发性升高。

2. 神经中枢调节

下丘脑有两对与摄食行为有关的神经核，起调节食欲的作用：腹内侧核有饱食中枢（satiety center），破坏时食欲大增；腹外侧核有饥饿中枢，破坏时拒食。两者互相制约，处于动态平衡，保持正常食欲和体重。下丘脑发生病变，如炎症、创伤、肿瘤时可使平衡失调，饥饿中枢亢进时食欲大增，导致肥胖。高级神经组织对下丘脑的摄食中枢有一定调控作用。此外，下丘脑血液屏障薄弱，血液中的各种生物活性因子（如葡萄糖、游离脂肪酸、去甲肾上腺素、多巴胺、5-HT、胰岛素和胃肠肽等）可对其产生影响，发生不同的饮食行为。下丘脑的腹内侧核为交感神经中枢，兴奋时，抑制胰岛素分泌而加强胰高血糖素分泌，食欲受抑制；腹外侧核为副交感神经中枢，迷走神经兴奋时，促进胰岛素分泌，使食欲亢进。

3. 内分泌代谢失调

胰岛素有显著促进脂肪蓄积的作用，因其可促进葡萄糖进入脂肪细胞内，而后合成中性脂肪，又可抑制脂肪细胞中的脂肪被动用，故认为血胰岛素浓度与体内脂肪量呈显著正相关。高胰岛素血症性肥胖者胰岛素释放量约为正常人的 3 倍，但一部分肥胖者并无高胰岛素血症。近年发现体内除贮能的白色脂肪外，尚有分布范围有限的褐色脂肪，它具有产热作用，摄食或受冷刺激时，褐色脂肪细胞内的脂肪可燃烧供热，其产热多少受产热素调节，故褐色脂肪组织直接参与体内供热总调控。在各种原因引起的肥胖动物中都发现褐色脂肪功能低下。在人类中也观察到一些产热功能障碍性肥胖病人。

4. 脂肪组织的内分泌改变

从 1994 年报道发现瘦素以来，人类已发现脂肪组织分泌多种生物活性物质，包括肽类激素、炎症因子和固醇类激素转换酶等，多达 100 余种。通过血液循环这些活性物质作用于中枢神经、胰岛、肝脏和肌肉等系统，形成复杂的反馈网络，实现了脂肪细胞的增殖、分化，机体能量代谢、免疫功能调节和生殖功能等复杂的生命活动。人们逐步建立了脂肪组织是内分泌器官的概念。与其他内分泌器官不同的是,脂肪组织在全身分布广泛,分泌的物质种类繁多。脂肪组织分泌的细胞因子水平存在明显部位差异,并与年龄、性别及 BMI 密切相关。这些细胞因子的异常改变,是肥胖发生、发展以及肥胖相关疾病,如胰岛素抵抗、高血脂、动脉粥样硬化等重要的病理生理因素。

二、临床表现

任何年龄都可能发生肥胖,但肥胖多见于婴儿期、5～6 岁及青春前期。

肥胖者身材一般较高大,皮下脂肪厚实,分布尚匀称,以积聚于颈部、乳胸部、肩背部、腹部、臀部等处较为显著,过胖者腹壁、大腿、臀部等处皮肤可出现紫色条纹。重度肥胖儿,超重过度时可引起关节症状,行动缓慢,诉腿痛。肥胖者因肥胖行动不便而不喜欢活动,劳动时气短,常怕热,多汗,容易疲劳。褶皱处皮肤经常发生皮炎或擦烂,下肢出现静脉曲张等。

肥胖儿童发育较早,身材略高于同性别、同年龄健康儿童;但性发育成熟后,大部分等于或略低于同性别、同年龄健康儿童。肥胖儿童性发育略提早,男孩外生殖器常被会阴处过厚的皮下脂肪掩盖,易误认为阴茎发育短小;女孩外生殖器多无异常,月经无延迟。肥胖儿童骨龄正常或略超前,智力发育多属正常,但性格孤僻,有自卑感,少动。

患有肺泡低换气综合征(Pickwickian 综合征)的肥胖儿童,尤其严重肥胖者,因脂肪过度堆积,使膈肌抬高,胸廓和膈肌运动受限制,影响肺容量及血液循环,出现呼吸浅速,肺泡换气不足,发生二氧化碳滞留和低氧血症,继而发生红细胞增多症、肺动脉高压,引起慢性肺源性心脏病而发展为心力衰竭。病儿常有面色发绀、气促。由于肥胖儿童经常处于缺氧和二氧化碳滞留状态,因而呈现倦怠嗜睡状,不愿活动。

儿童期的肥胖与成人肥胖相关联,尤其是青少年肥胖可持续至成人,使成年期糖尿病和心血管疾病发病率增加和早龄化。儿童期的肥胖持续至成年的可能性随年龄的增加而增加。病理研究证实,动脉粥样硬化早在儿童期就已开始,而如果儿童期肥胖这种血管病理变化开始的时间更早且程度更严重。尽管生命早期内脏脂肪组织有限,但儿童期开始的内脏脂肪组织蓄聚亦与成人胰岛素抵抗、血脂代谢异常及高血压呈显著相关,并随年龄增长相关性越来越高。

三、实验室检查

部分肥胖儿童可伴有高脂血症和糖耐量下降,表现为高胰岛素血症或高血糖,血浆总脂量、胆固醇、三酰甘油及游离脂肪酸增加,低密度脂蛋白(low density lipoprotein,LDL)及极低密度脂蛋白(very low density lipoprotein,VLDL)增加,而高密度脂蛋白(high density lipoprotein,HDD)则减少,成为成年后发生 2 型糖尿病、动脉粥样硬化、冠心病、高血压等代谢综合征的基础。肝脏 B 超显示有肝脂肪变性而致肝脏增大,同时伴有肝功能损害。

四、诊断

肥胖的诊断主要根据体格发育指标判断:

(1)体重指数(BMI) 体重指数即体重与身高的平方之比(kg/m^2),又称体块指数,是国际上推荐评价儿童超重和肥胖的首选指标。WHO 制定的成人体重指数界限值为:BMI 25~29 为超重,>30 为肥胖。我国提出的成人体重指数界限值:BMI 23~27.9 为超重,>28 为肥胖。由于儿童处于生长发育期,BMI 随年龄和性别不断变化,因此,按不同年龄、性别的体重指数曲线来表示,通常以 18 岁时 BMI 值超过 25 和 30 为超重和肥胖的界值点。目前最广泛应用的国际标准是美国疾病预防控制中心(centers for disease control and prevention,CDC)和国立卫生研究院(national institutes of health,NIH)联合制定的 NCHS 标准和以 Cole 教授为首的欧洲肥胖委员会研制的 IOTF 标准。考虑到种族遗传差异和生活背景,一些国家也制定出适合本国特点的 BMI 分类标准。中国肥胖工作组(working group on obesity in China,WGOC)于 2003 年提出了中国青少年筛查超重、肥胖的 BMI 分类标准,即 BMI 在第 85 百分位与第 95 百分位之间为超重,超过第 95 百分位为肥胖。

(2)身高(长)别体重 在儿童中使用同性别身高(长)别标准体重值对肥胖进行诊断和分度是国内目前常用的方法。>15% 为超重,>20% 为轻度肥胖,>30% 为中度肥胖,>50% 为重度肥胖。

五、预防

肥胖日益流行不仅对健康产生近期或远期的影响，而且对社会经济的发展也有较大的阻碍作用。把肥胖一级预防的重点放在儿童期，可作为保护社会生产力的战略措施。

六、治疗

儿童处于生长发育时期，在身高、体重不断增长时，应控制身体向肥胖发展，严禁使用饥饿或变相饥饿疗法、使用减肥药物或减肥饮品。提倡以运动为基础，以行为矫正为关键，饮食调整和健康教育贯彻始终，以家庭为单位，肥胖儿童、家长、教师、医务人员共同参与的综合治疗方案。

第九章 食物过敏

第一节 婴幼儿食物过敏

食物过敏(food allergy)也称为食物变态反应或消化系统变态反应(allergic reaction of digestive system)、过敏性胃肠炎(allergic gastroenteritis)等，是由于某种食物或食品添加剂等引起 IgE 介导和非 IgE 介导的免疫反应，而导致的消化系统内或全身性的变态反应。

婴幼儿食物过敏是一种儿童常见疾病。近年来的研究显示儿童食物过敏的发病率有持续上升的趋势，这已成为一个公众性健康问题。据欧洲和美国的资料报告，7%～8% 的 3 岁以下儿童曾发生过食物过敏。国内报道 2 岁内婴幼儿食物过敏发生率为3.5%～5.2%。90%以上的过敏反应由蛋、鱼、贝类、奶、花生、大豆、坚果和小麦等 8 类高致敏性食物引起。由于没有找出"食物过敏"这一喂养困难的原因，家长通常采用诱食、迫食的方法，使儿童继续进食致敏食物，从而加重过敏反应；而过敏反应所致的不适，会使孩子见到与致敏食物色、香、味、形相近的食物也拒食，从而形成恶性循环。

一、病因

1.食物诱发过敏的途径

诱发小儿过敏的途径如下：胃肠道食入、呼吸道吸入、皮肤接触或注射、通过人乳和胎盘进入。

2.食物变应原

食物变应原指的是能引起免疫反应的食物抗原分子。几乎所有食物变应原都是蛋白质，大多数为水溶性糖蛋白，分子量为 10 万～60 万。每种食物蛋白质可能含几种不同的变应原。食物变应原有如下几个特点：

（1）任何食物可诱发变态反应：婴幼儿常见的食物变应原为牛奶、鸡蛋、大豆，其中牛奶和鸡蛋是幼儿最常见的强变应原。致敏食物也因各地区饮食习惯不同而异。虽然任何食物可以致敏，但约90％的过敏反应是由少数食物引起的，如牛奶、鸡蛋、花生和小麦。

（2）食物中仅部分成分具变应原性：以牛奶和鸡蛋为例，牛奶至少有5种具变应原性，其中以酪蛋白、乙种乳球蛋白（β-lactoglobulin，β-LC）变应原性最强。鸡蛋中蛋黄具相当少的变应原，蛋清中的卵白蛋白和卵类黏蛋白为鸡蛋中最常见的变应原。

（3）食物变应原性的可变性：加热可使大多数食物的变应原性降低。胃的酸度增加和消化酶的存在可减少食物的变应原性。

（4）食物间存在交叉反应性：不同的蛋白质可有共同的抗原决定簇，使变应原具交叉反应性。如至少50％牛奶过敏者也对山羊奶过敏。对鸡蛋过敏者可能对其他鸟类的蛋也过敏。交叉反应不存在于牛奶和牛肉之间，也不存在于鸡蛋和鸡肉之间。植物的交叉反应性比动物明显，如对大豆过敏者也可能对豆科植物的其他成员，如扁豆、苜蓿等过敏。患者若对花粉过敏，也会对水果和蔬菜有反应，如对桦树花粉过敏者，也对苹果、榛子、桃、杏、樱桃、胡萝卜等有反应。对艾蒿过敏者，也对伞形酮类蔬菜，如芹菜、茴香和胡萝卜有反应。

（5）对食物的中间代谢产物过敏：十分少见，患者多在进食后2～3h出现症状。

3. 遗传因素引起

食物变态反应与遗传基因有关。父母中一方有食物过敏史者其子女的患病率为30％，双亲均患本病者，则子女患病率高达60％。

4. 抗体减少引起

人体胃肠道的非特异性和特异性黏膜屏障系统可以限制完整的蛋白质抗原侵入，而进入肠道的食物抗原与分泌型IgA（SIgA）结合，形成抗原抗体复合物，限制了肠道对食物抗原的吸收，从而直接或间接地减轻对食物蛋白的免疫反应。婴幼儿消化道黏膜柔嫩、血管通透性高，消化道屏障功能差，各种食物过敏原易通过肠黏膜入血，引起变态反应。3个月以下的婴儿IgA水平较低，黏膜固有层产生SIgA的浆细胞数较少。当消化、吸收过程及黏膜免疫反应异常时，均造成各种食物的过敏原易通过肠黏膜入血而发生过敏性胃肠炎。

5.其他因素引起

消化道炎症是肠道过敏症发病率增高的原因之一。这是由于消化道炎症致胃肠黏膜损伤,增加了胃肠黏膜的通透性,使过多的食物抗原被吸收,而发生变态反应。

此外,有阳性过敏性疾病家族史、纯母乳喂养时间短于 4 个月和辅食添加不当,其他环境因素、精神因素以及生物因素等许多方面的改变都可能影响婴幼儿对食物的反应。婴幼儿期纯母乳喂养可有效预防食物过敏。

降低食物过敏的患病率及其对健康的危害的关键是早期明确诊断、及早将过敏食物从婴幼儿食谱中彻底排除和及时给予喂养指导。因此对有过敏体质的婴儿,都应将哺乳时间坚持到婴儿对食物过敏的自发消失期,即出生后 10～12 个月。家长和保健医生对喂养困难的婴幼儿应进行认真观察分析,在排除疾病、心理、饮食质量、零食太多等原因后,应考虑到食物过敏这一因素。当发现婴幼儿每次进食某种食物后出现不适症状时,应提高警惕,避免再进食这些食物。

二、发病机制

致敏抗原激活肠固有膜的 IgE 浆细胞产生大量的 IgE 抗体,并与肥大细胞结合,固定在这些细胞的表面。当食物中的致敏原再次进入体内与胃肠黏膜肥大细胞表面的 IgE 相结合,使肥大细胞激活脱颗粒释放一系列参与过敏反应的炎症介质,使血管通透性增加,引起Ⅰ型变态反应。部分抗原物质也可选择性地与浆细胞 IgG、IgM、IgA 或 T 细胞结合,形成免疫复合物,从而引起局部或(和)全身性的Ⅲ型或Ⅳ型变态反应。而年龄、食物的消化过程、胃肠道的通透性、食物抗原的结构、遗传因素等可影响食物过敏反应的发生。食物变态反应在出生后最初几年最常见,大多数患儿到了 2～3 岁就对该食物产生耐受性,症状随之消失。IgE 介导者可能持续时间较长。

婴幼儿食物过敏反应分为 IgE 介导和非 IgE 介导的反应。前者属于Ⅰ型变态反应,常在进食后数分钟内出现症状。可累及皮肤、吸收道。这些症状常常同时出现,但无特异性。非 IgE 介导的食物过敏反应涉及了 IgG,免疫复合物及细胞介导的免疫反应等多种机制,常于进食后数小时或数天后出现症状。

三、症状

婴幼儿食物过敏可累及多器官、多脏器，表现出的临床症状也多种多样。根据受累的器官或系统，产生的症状包括：

①皮肤反应：荨麻疹、血管性水肿、湿疹。

②呼吸道症状：哮喘、鼻炎。

③胃肠道症状：呕吐、腹泻、肠胃痉挛。

④全身性系统反应：心血管症状、过敏性休克。

婴幼儿过敏的非特异性症状常在儿童接触过敏原半小时至数小时后出现，症状可表现为面颊、鼻头及耳垂潮红，耳道湿润、耳痛，鼻塞、打喷嚏，黑眼圈，眼睑肿胀、下垂，头痛，唇干，皮肤干燥或多汗，眼角或手掌出现皱纹，腹痛、腹泻、腹胀、便秘，手臂、腿部或关节处有湿疹，反复感染，慢性咳嗽，哮喘，呼吸浅而快或不规则，脉搏紊乱，血压升高，关节发紧等。

四、食物过敏的检测

食物过敏的检测方法有以下几种：

1. 皮肤点刺试验（skin prick test，SPT）

用食物提取物在前臂做皮肤点刺试验。以组胺为阳性对照，以生理盐水为阴性对照，15min 后与阳性参照一致或者出现疹团，试验结果则为阳性。特点：灵敏度低，阳性预报率约 50%～60%，特异性高，排除诊断概率高。一般儿童保健门诊常选用此方法。

2. 血清特异性 IgE（SIgE）检测

采用血清进行体外 ELISA 试验。该检测方法阳性预报率较高。

3. 食物激发试验

食物激发试验分为两种：①对小年龄段的儿童做开放性食物激发试验（open food challenge，OFC）。以不引起症状的少量食物逐渐增至 60～100g，观察 2h 无反应后回家继续观察，出现速发性或迟发性变态反应，则为阳性。②对大年龄段的儿童采用安慰剂对照的双盲食物激发试验（DBPCFC），排除可疑食物 7～14d，停用抗过敏药，采用安慰剂及双盲法试验，到出现阳性症状为止。

五、诊断

食物变态反应的诊断,首先根据详细的病史、皮肤试验或 RAST 的结果判定。如果疑为 IgE 介导的疾病,应排除有关食物,必要时做盲攻击,但病史中有过严重过敏反应者或诊断明确者不做。如果疑为非 IgE 介导的食物所致胃肠道疾病,在盲攻击前和盲攻击后需做活检,无条件时应做食物的排除和盲攻击试验。根据病史和(或)皮肤试验疑为 IgE 介导的疾病或食物诱发的小肠结肠炎,应排除可疑食物 1～2 周。其他胃肠变态反应疾病排除可疑食物可长达 12 周。如果症状未改善,则不大可能是食物变态反应。不能仅根据皮肤试验或 RAST 做出 I 型食物变态反应的诊断。许多患者据此被误诊为病因是某种食物所致的食物变态反应,而禁食了他们不该禁食的食物,因此病史和食物的盲攻击对病因的诊断很重要。临床还注意到,IgE 型和非 IgE 型的反应可同时存在或相互转化,并且患者随时可能对新的食物变应原过敏。

六、治疗

对于儿童食物过敏,添加食物应该谨慎而缓慢地进行,早期的食物中应该避免容易致敏的物质。

目前治疗儿童食物过敏的措施有以下几种:

1.严格避免特定食物抗原的摄入

一旦确定了变应原应严格避免再进食,这是最有效的防治手段。如果是单一食物过敏,应将该食物从饮食中完全排除。一周岁以内的婴幼儿如果确诊为食物蛋白(尤其是牛奶蛋白)过敏,可选用深度水解蛋白配方奶粉或游离氨基酸配方奶粉,回避过敏原可有效防治过敏。

2.有过敏性疾病家族史的儿童从小改善过敏体质

有过敏体质的人身体内的免疫球蛋白 IgE(介导过敏反应的抗体)比正常人多,患者一旦遇到过敏原,机体就会做出反应,这是由于免疫球蛋白和过敏原物质发生反应,从而导致肥大细胞释放组织胺到相应的组织,引发过敏。合成肽免疫原,从 IgE 免疫球蛋白入手,通过修复受损细胞,平衡免疫,可达到彻底逆转过敏体质的功效。过敏体质是可以遗传的。增强免疫系统,改善以上症状就可改善过敏体质,杜绝儿童食物过敏。

3.药物

一般不主张长期用酮替芬、皮质类固醇预防。但在食物诱发了症状时应对症处理。

七、并发症

肠道外症状最常见的表现为血管神经性水肿和各种皮疹、湿疹。此外尚可引起鼻炎、结膜炎、复发性口腔溃疡、支气管哮喘、过敏性紫癜、心律失常、头痛眩晕等,甚至可引起过敏性休克的全身反应。婴儿期食物过敏尚有发生猝死综合征的报道,应予以重视。

第二节　常见的过敏食物及预防

一、常见的过敏食物

蛋白质食物是最常见的儿童食物过敏的过敏原,因而,膳食以乳制品及蛋白质食物为主的儿童中,食物过敏较为多见。随着年龄的增长,儿童食物过敏逐渐减少。

1.牛奶

牛奶是引起儿童过敏性疾病的常见因素。对敏感的儿童,牛奶可引起多种消化道反应,如呕吐、腹泻、腹痛等。确定对牛奶过敏通常依据患儿的症状、家族史,用无牛奶食物进行试验。应用无牛奶食物使患儿的上述症状消失之后,应再次给患儿进食牛奶,观察症状是否重现,从而断定其是否对牛奶过敏。生活中可自备欧敏克改善过敏体质。如再次出现症状,即可确诊。婴儿对牛奶的另一类反应是发生皮肤损害,例如出红疹或湿疹;出现呼吸道症状,如打喷嚏和流鼻涕。通常不管改变或不改变食物,这些症状都会自动消失。

2.鸡蛋、小麦粉

鸡蛋蛋清中的白蛋白是一种潜在性的致敏物质,所以,在儿童早期的辅食中,常常先加蛋黄,然后再添加蛋清。对于有过敏体质的儿童,小麦粉也是常见的致敏物质。

3.花生及花生酱

花生本身含有花生油酸,这是一种人体必需脂肪酸,人体细胞会利用它合成前列腺素,前列腺素是人体内有名的天然发炎性物质,易引起过敏而有发炎反应。如果家族中有食物过敏的遗传,一岁前最好避免喂食花生制品。另外,花生酱易因保存不当而受黄曲霉毒素污染。万一不慎摄食了大量被黄曲霉毒素污染的食物,会导致急性肝中毒,甚至死亡。

4.豆类制品

豆类制品中含有的蛋白质属于高过敏原。加上含大量寡糖,因此豆类制品不易被消化,而容易造成胀气。对腹壁肌肉较薄的宝宝而言,本就容易出现腹胀情形,若再吃入易胀气的豆类制品,更如雪上加霜。因此,像豆浆、豆腐干、豆腐、红豆和绿豆等豆类制品,暂时先不要摄入。

5.海鲜

海鲜的问题主要在于容易因为保存不当而腐败,腐败的海鲜则容易引起过敏。胃肠道功能发育尚不完善的宝宝本来就较为敏感,对吃到不洁的食物,身体出现的反应往往更甚于大人。因此,建议在一岁前,少吃为宜。

有些食物因为保存方式、成分及质地等问题,容易引起胃肠道问题,而一岁前的宝宝,因为胃肠道的发育和免疫系统仍未成熟,为避免引起肠胃不适和引发过敏症状,最好少碰为妙,即使吃,也以少量为原则。

二、预防

(1)坚决拒绝引起过敏的食物。一旦某种食物过敏,必须禁食该种食物,对含有这种过敏成分的其他食物也要坚决避免。比如对牛奶过敏,那么所有含有奶类的食品,像冰淇淋、奶油、蛋糕、饼干等都不能摄入。

(2)乳母避免摄入引起婴儿过敏的食物。乳母要注意饮食,以防婴儿出现湿疹、腹泻等过敏症状。

(3)实施母乳喂养。婴幼儿出生后,最好用母乳喂养。母乳喂养能满足6个月以内婴儿全部营养,其中含有多种对过敏有制约作用的免疫球蛋白及多种抗体,可大大降低过敏的发生率。因此对有过敏体质的婴儿,都应将哺乳时间坚持到婴儿对食物过敏的自发消失期,即出生后 10～12 个月。

(4)在喂食婴儿后,应立即将其口角周围的食物残液擦干净,以防止出现食物残液造成婴儿皮肤过敏。

(5)科学添加辅食。从 4 个月开始添加辅食,预防过敏,要注意辅食添加的顺序。应先添加米粉类食物以及蔬菜、水果。随着年龄增大,在婴儿 6～7 个月时,可以逐渐添加鱼、肉,为断乳期作准备,以合理营养代替母乳,确保营养平衡。对婴儿添加食物应经"试食-适应-喜欢"这一过程后,再转入新食物的试食,这样可以发现婴儿有无食物过敏,减少盲目喂食带来的不良后果。同时新食物的试食量开始要少,约 5～10mL,主要观察婴儿有无过敏反应,以后可逐渐增大食量至 30～40mL。但同一食物一次不要喂得太多,过量地进食单一食物也是诱发食物过敏的原因之一。对未满周岁的婴儿,不宜喂养鱼、虾、螃蟹、蘑菇、葱、蒜等易引起过敏的食物。

对于食物过敏,随着孩子年龄的增长,大多都会出现食物耐受。有多种食物过敏及长时间不能耐受的孩子预后较差,出现过敏性鼻炎及支气管哮喘的比率大幅上升。所以早期避免过敏食物的接触是关键且行之有效的方法。

第十章　部分疾病营养治疗

第一节　儿童超重/肥胖医学营养治疗

单纯性肥胖症可见于小儿的任何年龄,以婴儿期、学龄前期及青春期为发病高峰期。患儿食欲极佳,进食量大,喜食甘肥,懒于活动。外表显肥胖高大,不仅体重超过同年龄小儿,而且身高及骨龄皆在同龄儿的高限,少数可超过。患儿皮下脂肪甚厚、分布均匀,面颊、肩部、胸乳部及腹壁脂肪积聚显著,大腿、上臂粗壮而肢端较细。男孩因会阴部脂肪堆积,阴茎被埋入,可被误认为外生殖器发育不良。患儿的智力良好。

儿童肥胖(childhood obesity):WHO 推荐以身高标准体重法对儿童肥胖进行判定,同等身高、营养良好的儿童体重为标准体重(100%),±10%标准体重为正常。>15%为超重,>20%为轻度肥胖,>30% 为中度肥胖,>50% 为重度肥胖。

一、肥胖的病因

肥胖的发生常常是由遗传、少动以及摄入过多能量共同导致的结果。从代谢研究角度看则是基于代谢紊乱(metabolic disorders),代谢紊乱是肥胖从基因到临床表现的中心环节。肥胖者多存在脂类代谢紊乱,脂肪合成过多,而脂肪水解和脂肪分解氧化无明显异常。血浆甘油三酯、游离脂肪酸和胆固醇一般高于正常水平。应用低能量饮食治疗肥胖症时,血浆酮体增加或酮血症倾向往往低于正常人。随着基因组学研究的快速进展,人们发现在基因多态性上的差异,使得在各年龄层次的人群都有对肥胖更易感者。这类具有遗传易感性者对三大宏量营养素(碳水化合物、蛋白质、脂肪)的应答出现显著差异,进而造成肥胖的发生。

二、微量营养素摄入与儿童肥胖

血清维生素 B_{12} 和叶酸的浓度与青少年 BMI 值、躯干脂肪面积以及总脂肪面积呈负相关。肥胖儿童血清中维生素 B_{12} 水平为 400ng/L，明显低于正常体重的儿童血清中维生素 B_{12} 的水平（530ng/L）；相对于正常体重儿童，在调整性别和年龄等混杂因素的影响后，肥胖儿童血清中维生素 B_{12} 偏低的风险比（odds ratio，OR）高达 4.33。肥胖儿童血清中含有更低水平的 Zn、Se 和 Fe，但血清 Cu 的水平较高。血清 Zn 的水平与血清中总胆固醇水平呈明显负相关，而与血清中 HDL-C 水平呈正相关。维生素 D 的水平与儿童肥胖的负相关也得到了进一步的证实。

三、运动治疗与儿童减肥

运动治疗可以使体脂率有显著性降低。而其他肥胖指标（BMI、体重）则没有显著性差异。抗阻训练对肥胖儿童力量、体成分等的影响，显示抗阻运动对体成分有极小影响，且运动量越大、年龄越小效果越显著。对比仅饮食干预、饮食结合运动或仅运动干预对超重儿童减重和降低代谢风险的效果，短期干预显示，仅饮食干预和饮食结合运动均产生了减重和代谢指标改善的效果，而长期干预显示，饮食结合运动干预可以显著改善高密度脂蛋白胆固醇和空腹血糖、空腹胰岛素水平。

四、儿童/青少年肥胖体重管理推荐意见

（1）新生儿期应尽可能采用母乳喂养，适当延长母乳喂养时间以减少儿童期肥胖发生风险。

（2）严格控制零食摄入，尤其是含糖类较高的零食以及碳酸饮料；应控制碳水化合物中高血糖指数食物的摄入。

（3）适量增加膳食纤维的摄入量。

（4）青少年肥胖与血清中 B 族维生素、维生素 D、Zn、Se 和 Fe 水平呈负相关，而与血清 Cu 水平呈正相关。

五、饮食调整疗法

饮食调整疗法是肥胖治疗的最基本方法之一。既维持肥胖儿童身心健康，保证儿童正常生长发育，又达到控制体重增长、减少体内脂肪储存的目的。该方法不仅包括对摄入热量进行严格计算和控制，有选择地进食或避免进食高脂、高热量的食物，还包括对摄食行为、食物烹调方式的调整。

（1）确定合适的总热量摄入量。对于热量的控制要充分考虑儿童生长发育需要，不应过分降低总热量的摄入。一般以标准体重来决定合适的热量摄入量，在不影响儿童的基本热量和营养素的原则下，逐步减少热量供给。在肥胖控制期间，各年龄组每日摄入热量如下：＜5 岁 2510～3347kJ/kg（600～800kcal/kg），5～10 岁 3347～4184kJ/kg（800～1000kcal/kg），10～14 岁 4184～5020kJ/kg（1000～1200kcal/kg）。蛋白质、脂肪和碳水化合物提供的热量的比例为 45：35：20。要循序渐进，不能使体重下降过快，开始只需限制体重增长过快，继而使其下降，至达到正常均值的 110％时，即无须严格限制饮食。

（2）热量摄入必须减少。主要控制脂肪，因脂肪产生的热量较高，一般占总热量的 10％左右，动物性脂肪和植物性脂肪均应限制。

（3）有选择地进食或避免进食某些食物。为满足儿童生长发育的需要，蛋白质供应量不宜低于每日 1～2g/kg，可占食物总量的 30％，且优质蛋白质（动物性蛋白质）占 1/2 以上。适当限制脂肪和糖类的供给，但要保证必需脂肪酸和脂溶性维生素的摄入，以增强病儿的耐饿性，主食仍以糖类为主，但限制甜食、饮料以及其他含热量高的食物。多给蔬菜、水果，以米饭、面食为主食，加适量瘦肉、蛋、鱼、豆制品。饮食调整必须取得家长及病儿合作，经常鼓励，树立信心，持之以恒。为满足病儿食欲，宜选体积大、热量少、膳食纤维含量多的食物，如芹菜、红薯和韭菜等，以增加饱腹感。

（4）实现合理的餐次分配，养成良好的饮食习惯。在饮食调整的同时，要配合行为矫正，使病儿建立正确的饮食习惯，按合理饮食方案进食，避免暴饮暴食。进餐以少量多次为宜，可以变每日三餐为五餐。热量的分配应加强早中餐量，减少晚餐量，睡前不进食。进餐时宜先喝汤或少量水，并减慢进食速度，增加咀嚼次数和时间，使唾液和食物充分拌和，以增加食物体积，加强饱胀感。6 个月以上的肥胖婴儿可以用水果和蔬菜代替部分奶量。

第二节 儿童注意缺陷多动障碍医学营养治疗

注意缺陷多动障碍(attention deficit hyperactivity disorder, ADHD),又称多动症,是一种常见的儿童行为异常问题。这类患儿的智力正常或接近正常,但学习、行为及情绪方面有缺陷,主要表现为与年龄和发育水平不相称的注意力不易集中、注意广度缩小、注意时间短暂,不分场合的活动过多、情绪易冲动等,并常伴有认知障碍和学习困难。该症于学前起病,呈慢性过程。该症不仅影响儿童的学校、家庭和校外生活,而且容易导致儿童持久的学习困难、行为问题和自尊心低,此类患儿在家庭及学校均难与人相处。如不能得到及时治疗,部分患儿成年后仍有症状,明显影响患者学业、身心健康以及成年后的家庭生活和社交能力。国内外调查发现该症患病率为 3%~10%,男女比为(4~9):1,早产儿童患此病较多。

一、病因

至今本病的病因不清,目前认为是多种因素相互作用所致。

1.遗传、神经因素

①多动症及精神、行为异常家族史。多动症儿童的父母童年期有多动历史者较多,多动症儿童的同胞兄弟姐妹患病率高于对照组 3 倍,情感性精神病也多见。此外,多动症儿童父母有人格障碍、酒瘾及癔病者均较多。合并品行障碍的多动症儿童的成人亲属的人格障碍、酒瘾及癔病比例更高。②养子的研究。多动症儿童的亲生父母的人格障碍、酒瘾及癔病比例明显高于养父母或对照组儿童的父母,父母的童年期有多动和品行障碍的历史及有精神病障碍者也比较多。③双生子的研究。单卵双生子的多动症儿童发病率高于双卵双生子。④遗传度的研究。多动症的遗传度为 0.75,注意缺陷的遗传度为 0.76。⑤分子遗传学研究。该研究指出多动症和多巴胺基因(D2、D4 受体基因等)的多态性有关。

神经递质神经生化和精神药理学研究发现,大脑内神经化学递质失衡,如患者血和尿中多巴胺和去甲肾上腺素功能低下,5-HT 功能下降。有学者提出了 ADHD 的多巴胺、去甲肾上腺素及 5-羟色胺(5-HT)假说,但尚没有哪一种假说能完全解释 ADHD 病因和发生机制。

神经解剖显示多动症儿童较正常儿童有脑功能低下变化,特别是前额区。MRI(磁共振成像)发现胼胝体和尾状核异常,胼胝体异常主要是前、后胼胝体或两者体积减小。

2.环境因素

环境因素包括产前、围生期和出生后因素。其中与妊娠和分娩相关的危险因素包括 ADHD 患者母亲吸烟和饮酒、患儿早产、产后患儿出现缺血缺氧性脑病以及甲状腺功能障碍。与 ADHD 发生有关的儿童期疾病包括病毒感染、脑膜炎、脑炎、头部损伤、癫痫等。更多存有争议的因素还包括营养不良、与饮食相关的致敏反应、过多服用含食品添加剂的饮料或食物、儿童缺铁、血铅水平升高、血锌水平降低等,它们可能与 ADHD 发生有关,但目前证据尚不充分。

3.社会、家庭、心理因素

如不良的社会环境或家庭条件(父母关系不和、家庭破裂,教养方式不当,童年与父母分离、受虐待,经济贫困、住房拥挤,父母性格不良、酗酒、吸毒、有精神病,学校的教育方法不当等不良因素),均可成为发病的诱因,并影响病程的发展与预后。

二、临床表现

多动症的症状多种多样,并常因年龄、所处环境和周围人对待态度的不同而有所不同。

1.活动过多

活动过多大都开始于幼儿早期,进入小学后更显著。有部分儿童在婴儿期就开始有过度活动,表现为格外活跃,会从摇篮或小车里向外爬,开始学步时,往往以跑代步。患儿年龄稍大时,看书看不了几页,就换一本,或干脆把书撕了;有时翻箱倒柜,搞得乱七八糟。开始上学后,患儿常常手脚不停、坐不住。上课小动作多,不能安静坐着,在座位上扭来扭去,话多、乱跑、乱跳、爬上爬下,不知危险。常与同学吵嘴、打架等。

2.注意集中困难

与年龄不相称的明显的注意集中困难和注意持续时间短暂,是本症的核心症状。患儿常常在听课、做作业或其他活动时注意难以持久,容易因外界刺激而分心。在学习或活动中不能注意到细节,经常因为粗心发生错误。注意维持困难,经常有意回避或不愿意从事需要较长时间持续集中精力的任务,如课堂作业或家庭作业。做事拖拉,不能按时完成作业或指定的任务。患儿平时容易丢三落四,经常遗失玩具、学习用具,忘记日常的活动安排,甚至忘记老师布置的家庭作业。

3.情绪不稳,冲动任性

患儿自控能力差、情绪不稳定、易激动、易怒、易哭、易冲动、常发脾气。个性倔强、固执、急躁、表现幼稚、缺乏荣誉感、不辨是非,有的说谎、逃学、欺骗,有的外出不归,甚至染上恶习。在信息不充分的情况下快速地做出行为反应。做事不顾及后果、凭一时兴趣行事,为此常与同伴发生打斗或纠纷,造成不良后果。在别人讲话时插嘴或打断别人的谈话,在老师的问题尚未说完时便迫不及待地抢先回答,不能耐心地排队等候。

注意缺陷、活动过多和行为冲动是 ADHD 的核心症状,具有诊断价值。

4.学习困难

患儿虽然智力正常,但都表现出学习困难,记忆辨别能力差(如常把"b"写成"d"或把"6"写成"9"等),学习成绩低下。有的智力很好,但学习成绩却不理想,表现为成绩忽上忽下、波动很大,成绩呈跳板样改变。

5.神经系统发育异常

患儿的精细动作、协调运动、空间位置觉等发育较差。如对指运动、系鞋带和扣纽扣都不灵便,左右分辨困难。少数患儿伴有语言发育延迟、语言表达能力差、智力偏低等问题。

6.品行障碍

注意缺陷多动障碍和品行障碍的共病率高达 30%～58%。品行障碍表现为攻击性行为,如辱骂和(或)打伤同学、破坏物品、虐待他人和动物、性攻击、抢劫等,或一些不符合道德规范及社会准则的行为,如说谎、逃学、离家出走、纵火、偷盗等。

三、医学营养治疗

合理的膳食营养可以促进患儿大脑的发育,有利于控制多动症儿童的病情。大量进食含有酪氨酸、水杨酸盐的食物以及进食加入调味品、人工色素和受铅污染的食物与 ADHD 有关。

(1)含水杨酸盐多的食品(如番茄、苹果、橘子、杏等)、某些食品添加剂(如调味用的胡椒油、味精)及某些食用色素,对儿童 ADHD 有影响。限制上述食品及添加剂的摄入,近一半患儿的症状会逐步消失。如再恢复这些食品添加剂的摄入,多动症症状将有所反复。

(2)高糖饮食会使儿童的儿茶酚胺等神经递质分泌不足,从而引起多动症。喜欢吃糖果,嗜糖如命的儿童,会表现出冲动任性、情绪不稳、易发脾气、睡眠不安稳等特点。而且会由于注意力不能集中,学习成绩下滑。

(3)食入油条、油饼等油炸类含铝过多的食物及使用含铅量过高的餐具,食用爆米花等含铅量高的食物,也可以引起脑神经生物化学的改变,影响视觉、记忆、感觉、思维、行为等方面的变化,并出现多动症。不要给多动症患儿使用含铅的食器,不让患儿吃可能受铅污染的食物和含铅量高的食物,如贝类、大红虾、向日葵、莴苣、甘蓝、皮蛋、爆米花,在冶炼厂周围种植的蔬菜,以及含酒精的饮料等。

(4)多食鱼类。鱼类脂肪中含有大量不饱和脂肪酸,对脑细胞的发育有重要的作用,还可以改善脑功能,提高记忆力、判断力。

(5)多食富含卵磷脂和 B 族维生素的食物。平时多进食一些瘦肉、蕈类、豆制品等含卵磷脂多的食物,对改善记忆也有帮助。此外,食用蛋黄、豆制品、鱼头等,也是有益的。

(6)在微量元素方面,应食动物肝脏、动物血,以及一些海产品(鱼、虾、牡蛎、海带等)这些富含铁和锌的食物。为了平衡膳食,每天摄入适当的新鲜蔬菜、水果,也是相当必要的。

第三节　儿童孤独症谱系障碍医学营养治疗

孤独症谱系障碍(autistic spectrum disorder, ASD)是一类起病于婴幼儿期的严重的大脑广泛性发育障碍,临床表现为社会交往能力缺陷、兴趣爱好狭窄和刻板、重复的异常行为。

一、ASD 的饮食行为问题

ASD 的病因至今不很清楚,不同类型和发病程度的 ASD 很可能存在着不同的起因和不同的问题,一些未知的环境因素对发病可能起着某种诱导或"催化"作用,甚至有研究认为饮食结构和某些营养素可能是孤独症发病的潜在因素之一。而且孤独症儿童较多出现饮食行为问题,如极端偏食、拒绝食物和贪食。孤独症的不良饮食行为可能在发育早期就显现出来,这不仅影响患儿的营养状况与体格发育,通常也使父母束手无策而产生焦虑和困惑,从而姑息和放任其饮食偏好。孤独症的偏食原因可能与其嗅觉和味觉异常（迟滞或异常敏感）有关,也可能是重复刻板行为的泛化表现,亦不排除胃肠道功能失调导致儿童饮食异常。姑息放任或喂食不当往往导致孤独症的不良饮食行为变得相当顽固。

二、某些营养素问题

饮食结构异常可导致营养素摄入不足,严重的偏食、挑食或贪食已经成为影响孤独症儿童生长发育的重要问题。并且,营养素的摄取障碍又反过来影响疾病的进展,不但影响儿童的生长发育,也可能加重孤独症的某些症状,形成恶性循环。孤独症患儿普遍存在营养素摄入不足的问题,尤其是锌、叶酸、维生素 B_6、维生素 A 等影响智力发育的营养素。ASD 患儿的血浆长链多不饱和脂肪酸（long-chain polyunsaturated fatty acid, LCn-PUFA）水平较无孤独症的智力发育迟滞同龄患儿的血浆 PUFA 明显降低,而 PUFA 在脑发育过程中扮演关键角色,孤独症患儿存在基因水平的 PUFA 代谢困难。

三、医学营养治疗

（1）分泌素治疗　儿童因胃肠疾病接受分泌素（secretin）治疗后，其眼神交流、灵活性以及语言表达得到改善，但是后来的若干重复试验并未表明分泌素有何疗效，即这一治疗方法的有效性无法确定。

（2）螯合剂　螯合剂曾经用于孤独症重金属中毒治疗。研究认为它可以将体内铅、汞等转化为无活性的化合物由尿排除。但是，螯合剂有导致肾功能衰竭的风险，静脉注射尤其危险。

（3）无酪蛋白和无谷蛋白饮食　其对 ASD 儿童的注意功能、睡眠、行为特征及大便行为没有任何改变。

（4）深海鱼油　深海鱼油中含有叫作 ω-3 的多不饱和脂肪酸，它是组成细胞膜的主要成分之一，也是神经发育及神经传导不可欠缺的生物成分。然而继后的研究仍认为该类保健品对孤独症没什么效果。

综上所述，从饮食和营养学角度而言，目前还没有确切的证据说明孤独症的发病或核心症状与哪些营养素有关，孤独症饮食方面出现的问题更多是其行为特征导致的结果。正如费城儿童医院的 Susan 指出："实验证据告诉人们饮食疗法并不是治疗孤独症的灵丹妙药"。建构孤独症儿童良好的饮食行为习惯，更有赖于那些被验证过有效的行为疗法，如结构化训练和分析行为疗法等；简单的行为矫治（如正性强化好的表现，忽视或轻微惩罚不良行为）也是有效的。

第十一章　常见育儿营养问题解答

一、混合喂养的宝宝如何补充水分？

母乳中含有充足的水分,按说明书冲调的配方奶中的水分也能满足宝宝的需要,所以一般情况下混合喂养的宝宝不用再补水。如果在炎热季节里,环境温度高,婴儿有口渴的表现,体温升高或皮肤出现汗疱疹时,可在两顿奶间喂一些水,每日2～3次即可。如果孩子拒绝,不要强迫他喝。非配方奶粉喂养的孩子在两顿奶间应适当补水,因为即使是稀释后的动物奶,其中蛋白质和矿物质含量仍高于母乳,适当补水可以帮助肾脏排出体内废物、保持水的平衡。

二、母乳能吸出来和配方奶混在一起喂宝宝吗？

不建议采用这种方法。首先,宝宝的吸吮比人工挤奶更能促进母亲乳汁的分泌;其次,如果冲调配方奶的水温较高,会破坏母乳中含有的免疫物质;再次,这样做不容易掌握需要补充的配方奶的量;最后,母乳喂养不仅让宝宝得到其他乳类中没有的营养素和免疫物质,而且通过母婴直接皮肤接触,可使宝宝心理得到满足,更有利于建立良好的亲子关系。

三、婴幼儿喂养中常见误区

1. 鲜牛奶好

婴儿断掉母乳后,有些妈妈直接开始给婴儿喝鲜牛奶(以下简称"鲜奶"),这样其实对婴儿的健康非常不利:

(1)婴幼儿的胃肠道、肾脏等系统发育尚不成熟,给婴儿喝鲜奶会产生很多危害。首先,鲜奶中的钙、磷比例不合适,含量较高的磷会影响钙的吸收,而鲜奶中的高含量的酪蛋白,遇到胃酸后容易凝结成块,也不容易被胃肠道吸收。

(2)鲜奶中的乳糖主要是 α 型乳糖,会抑制双歧杆菌,并促进大肠杆菌的生成,容易诱发婴儿发生胃肠道疾病。同时,鲜奶中的矿物质会加重肾脏负担,使婴儿出现慢性脱水、大便干燥、上火等症状。

(3)鲜奶中的脂肪主要是动物性饱和脂肪,会刺激婴儿柔弱的肠道,使肠道发生慢性隐性失血,引起贫血。鲜奶中还缺乏脑发育所需的多不饱和脂肪酸,不利于婴儿大脑的发育。如果条件许可配方奶粉可以一直喝,只要注意选择适合婴儿年龄的配方奶粉即可。

2.奶粉贵好

如果仔细研究一下各种奶粉的配方成分表,很容易就会发现,其实从奶粉的配方角度来讲,其中的营养成分无非就是那些,同类产品的价格都不应该相差很多。

但有些奶粉制造企业会利用妈妈们的消费心态,故意炒作价格,所以妈妈们在选择的时候要擦亮眼睛。一般来说,进口奶粉相对要贵一些,但并不说明它们的质量就一定优于同类的国产奶粉。进口奶粉之所以贵,是因为要额外分担销售、运输、异地开启市场等费用和关税,而国产奶粉价格相对较低。

3.过分关注奶粉的成分配比

不必过于关注奶粉中包含多少营养成分。市场上的配方奶粉,不管是国产的还是进口的,只要是喂养1岁内婴儿的,各种奶粉中含有的营养成分都大致与母乳接近。虽然,有些品牌的奶粉中强化了某些营养成分,但对于婴儿来说,增加的营养成分可能对他们没有太大效果。因为,除了喝奶以外,6个月以上的婴儿还要吃辅食,许多营养成分在辅食中一样可以得到补充。由此可见,父母在选购时,不必只是为了某一两种营养成分而精挑细选,更重要的是为婴儿选择那些质量可靠的厂商生产的配方奶粉。

再者,来自海外的奶粉多是根据西方人的体质特点而设计的,配方未达到本土化,未必适合中国婴儿的体质。

4.香浓的好

奶粉原本淡香,无特殊气味。由于中国人饮食讲究色、香、味,因此生产商就有意识地在奶粉中添加一些香兰素、奶香精等芳香物质,使其冲饮时香气扑鼻,以增强人的食欲。但芳香物质仅能改变奶粉的口感,并不能增加奶粉的营养。所以,奶粉不能仅以味道是否香浓来论其好坏。

5. 速溶的好

奶粉速溶度高确实可以省事，但这只是奶粉的一项外在感官指标，并不代表奶粉有更好的营养成分，尤其是对于配方奶粉。因为，配方奶粉是奶粉、乳清粉、奶油粉、微量元素等诸多原料混合而成的，而实际上这些原料的质地、多寡、配比，才是决定奶粉质量的关键因素。

6. 含钙量高好

其实作为各厂家的配方奶粉原料的牛奶本身的含钙量差别并不大，但有些厂家为了寻找卖点，在天然牛奶当中加入了化学钙，人为提高了产品的含钙量。然而过多的化学钙并不能被人体所吸收利用，反而会使大便变得坚硬，难以排出，久而久之还容易在人体中沉淀，甚至造成结石。

7. 加糖败火

许多父母认为喝奶粉婴儿容易上火，总是要加一些糖"败火"。有的甚至一勺奶粉就要配一勺糖，这种做法是不对的。按照配方奶粉的成分，饮用时并不需要另外加糖。如果加糖过多，会导致营养搭配不合理，造成婴儿体内高糖，容易导致婴儿肥胖。

8. 奶粉就够

母乳或奶粉虽能为婴儿提供生长发育所需要的大部分营养，但还是满足不了全部营养需求。如果不及时增添辅食，就会引起一些营养素缺乏，如缺铁、缺锌等。因此，一定要按月龄为婴儿添加辅食。4 个月时开始逐渐加蛋黄；5 个月时喂菜泥；6 个月时喂鱼泥；8 个月时喂碎豆腐、动物血和肝泥。这些辅食的添加，能满足婴儿身体的快速生长发育的需要。

四、初乳——你认识吗？

新生儿一出生就需要合理的喂养，而初乳是最能满足婴儿生长发育的需要的天然营养品。初乳对宝宝的生长发育具有重要意义。任何一位学识渊博的营养学家，都不可能创造出比母乳更适合于新生儿需要的代乳品。

有人嫌初乳"脏"不给孩子吃；有人将新生儿生理性体重下降归罪于初乳的稀薄和量少，急不可耐地给新生儿加糖水、牛奶或其他代乳品。产妇在产后最初几天分泌的乳汁叫初乳，虽然不多但浓度很高，颜色类似黄油。与成熟乳比较，初乳中富含抗体、丰富的蛋白质、较低的脂肪及宝宝所需要的各种酶类、碳水化合物等,这些都是其他任何食品无法提供的。初乳相对而言含乳糖、脂肪、水溶性维生素较少。初乳长链不饱和脂肪酸的含量比成熟乳高。初乳含钠、氯、锌、碘多,有利于新生儿的成长。初乳含有丰富的牛磺酸,可促进小儿生长发育。初乳含抗体丰富的蛋白质(IgA 及乳蛋白),初乳除免疫、营养作用外,还有清理新生儿肠道、通便的作用。初乳中维生素 A 含量较高,有利于减轻感染。在新生儿吃到初乳前就喂其他乳类的"开奶前喂养"对孩子是不利的,少量其他乳类作为抗原进入体内会成为未来过敏的诱因。

所以给新生儿早喂奶,可使其获得较多的营养免疫物质。初乳还有促进脂类排泄作用,减少黄疸的发生。妈妈一定要珍惜自己的初乳,尽可能不要错过给宝宝喂初乳的机会。

五、哪些健脑食物乳母应该多吃?

婴幼儿从出生到一周岁期间,母乳将是其主要食物和营养来源,同时这一阶段又是婴幼儿大脑发育的关键时期,因此为婴幼儿提供高质量的母乳是非常重要的。0~1 岁婴幼儿的脑重量几乎平均每天增长 1000mg。为了促进婴幼儿的大脑发育,除了要保证母乳的足量,还要保证母乳的高质量,因此需要给妈妈添加一定量的健脑食品,以保证母乳能为婴幼儿大脑发育提供充足的营养。

健脑食物包括动物脑、肝、血;鱼、虾、鸡蛋、牛奶,豆腐、豆芽等各种豆制品及豆类;芝麻、核桃、花生、松仁;胡萝卜、菠菜、金针菇、黄花菜;香蕉、苹果、橘子;小米、玉米、红糖等。

六、新生儿是否应补钙?

新生儿出生时体重一般在 3kg 以上,骨钙的含量约为 25~30g,身长约50cm。体重每天以 25~30g 的速度增长,身高在 28d 内约增长至 55cm。为适应如此快的增长速度,合理营养(特别是钙营养)的补充,成为当务之急。母乳是最理想的营养品。虽然母乳中的钙含量比牛乳中的钙含量少,但母乳中的钙、磷比例最适宜(2:1),钙极易被吸收。在母乳不足的情况下,母亲虽经服用催乳药及相关措施,但仍少乳或无乳时,新生儿应服用牛奶及代乳品。牛奶中的磷为人奶的 6 倍,钙为人奶的 4 倍。牛奶中的钙大多数与枸橼酸结合或形成磷酸钙胶体,不易被吸收。所以在人工喂养时更需注意补钙。新生儿早期低钙发生在出生后 8~10d 内,主要原因是甲状旁腺功能不全,肾功能未发育成熟,进食不足或钙、磷比例不合适及维生素 D 缺乏等。所以,为了孩子的健康,新生儿,特别是早产儿要注意及时补钙,以预防钙血症及低钙惊厥。

七、可否用鲜牛奶喂养新生儿?

牛奶中含有比母乳中多 3 倍的钙和蛋白质,而出生后 3 个月以内的小儿不能充分处理如此之浓的牛奶,蛋白质很难被吸收,钙会成为肾脏的负担。若将鲜奶稀释 3 倍,使蛋白质和钙的含量接近于母乳,又会使糖分不足,这样,还需要补充糖分,由于麻烦,往往会增加育儿失败的可能性,又会增加细菌入侵的可能性,所以,对于新生儿来讲,以不用鲜牛奶喂养为宜。

八、是否可以用豆奶代替母乳?

豆奶是以豆类为主要原料制成的。目前,市场上出售的豆奶,品种多,价格便宜,食用方便,因而很受消费者欢迎。据分析,豆奶含有丰富的营养成分,特别是含有丰富的蛋白质以及较多的微量元素镁,此外,还含有维生素 B_1、维生素 B_2 等,确实是一种较好的营养食品。豆奶所含的蛋白质主要是植物蛋白,而且豆奶中含铝也比较多。婴儿长期饮豆奶,可使体内铝增多,影响大脑发育。因此,用于喂养婴儿,还是以母乳为好。

九、新生儿为何不能过多食盐?

食物中的盐不仅可以维持机体渗透压的平衡,也是体内各种消化酶的重要组成成分。胎儿的肾脏虽能排尿到羊水中,但功能却远不如成人。新生儿出生以后,立即可以排尿。但最初几天,因摄入乳量不足,尿量比较少,每天约 5~6 次,1 周后次数逐渐增多。新生儿的肾脏发育不成熟;肾小管短,发育不良,容量少,只能维持正常情况下的需要,调节、浓缩能力比较差,潜力很低,因此处理水和电解质时容易发生紊乱,尤其是排泄钠盐的功能不足。因此,新生儿多吃咸食势必增加肾脏负担,大量钠潴留血液中,使腿部浮肿,也会增加心脏负担。3 个月后的婴儿可适当吃些咸食,但1周岁前的婴儿,食盐量应以每日不超过1g为宜。喝牛奶的婴儿,大便多数比较干燥,可以多喂些温开水,但水里也不可加盐。

十、新生儿为何要补充维生素 D?

母乳虽然是婴儿最好的食品,但和所有的乳类食品一样,母乳中的维生素 D 含量是极少的。维生素 D 主要的生理作用是调节钙、磷代谢,维生素 D 可以促进肠道对钙、磷的吸收,可以促进钙、磷在骨中的沉积,有利于骨的生长。体内维生素 D 主要依靠晒太阳的作用形成。其次,食物中也含少量维生素 D,特别是浓缩鱼肝油中含量较多。刚出生的新生儿很少晒太阳,而人奶、牛奶含维生素 D 很少,不能满足每日的需要量,易导致佝偻病,影响生长发育。为了防止婴儿患佝偻病,可在新生儿出生半个月后,加服鱼肝油。否则会因为没有充足的维生素 D 及钙剂而造成钙、磷代谢失常,使体内钙盐不能正常地沉着在骨骼的生长部位上,骨骼发生病变,出现畸形,同时,还影响神经系统、肌肉系统、造血系统、免疫系统的功能。一旦发生明显症状时,机体的抵抗力已明显下降,容易得肺炎、腹泻。得病后表现为病程长、病情重、病死率高。但是补充维生素 D 要适量,不能过多服用,否则会引起中毒。中毒最初表现为低热、厌食,以后出现精神不振、体重减轻、多饮、多尿、贫血,有时出现恶心、呕吐、便秘、头痛、烦躁,甚至抽筋。

十一、如何添加辅食?

婴幼儿辅助食品(即"辅食")又称为断乳食品。断乳是一个渐进的过程,婴幼儿随月龄增长,单纯用乳类喂养不能满足其正常生长发育需要,因此须逐步添加辅助食品以补充营养成分的不足,并给断乳打下基础。对于婴幼儿来说,没有任何一种食物或营养食品能满足其营养需求,即没有一种食物或营养食品含有婴幼儿所需的所有营养素。因此,年轻的父母们必须学会合理地搭配婴幼儿的食物。

辅助食品的添加应随婴幼儿生长发育营养需要、消化机能成熟情况,遵循从一种到多种,由少量到多量,由稀到稠,由细到粗的原则。

十二、婴儿如何补钙？

近年来,由缺钙而引发的一些疾病被相继证实,引起了人们对缺钙危害性的重视。例如：儿童缺钙会引起佝偻病,发育迟缓；缺钙引起骨质疏松症,严重者甚至骨折；此外缺钙还可导致牙齿脱落、神经痛、外伤后流血不止等。那么如何保证婴儿有充足的钙呢？俗话说得好,药补不如食补。宝宝所需要的钙最好从食物中获得。众所周知,宝宝最主要、最好的钙来源是奶制品。一般来说,如果采用母乳喂养,只要妈妈没有严重缺钙的情况,每 100mL 母乳中含钙 30mg,按每天摄入约 900mL 计算,那么通过母乳,宝宝就已经可以得到比较充足的钙源。一般情况下,宝宝从 4 个月大时开始添加辅食,这时由添加的辅食中也可以得到一部分钙源。如：黄豆及豆制品、海产品、胡萝卜及一些绿叶蔬菜含钙量亦较高。

十三、为何要给宝宝添加鱼肝油？

鱼肝油中含有维生素 A 和维生素 D。维生素 A 缺乏可能影响宝宝皮肤和视力的发育,维生素 D 缺乏则有可能导致佝偻病的发生,因为维生素 D 可促进食物中钙质的吸收,对宝宝的骨骼发育有重要作用。母乳和牛奶中维生素 A、维生素 D 的含量都比较少,为了满足宝宝生长发育的需要,无论是母乳喂养还是人工喂养的宝宝,从出生后第三周起应酌情添加鱼肝油。现在市场上有专门为宝宝特制的维生素 A、维生素 D 制剂,配比科学,适于宝宝吸收,但浓度不一,应严格按说明或医生指导给宝宝服用,最好选用滴剂。特别注意不能补充过量,否则有可能会发生中毒。夏季宝宝室外活动较多,日照时间长,补充鱼肝油的量可以酌减。许多大一些的宝宝往往因不喜欢鱼肝油的腥味而拒食,妈妈需要想些办法,比如掺在宝宝爱吃的食物中,让他不知不觉地吃下去；或者准备一些小点心作为奖励。平时要多给宝宝准备些富含维生素 A、维生素 D 的食物,比如：动物肝脏、蛋黄、虾皮、胡萝卜,含维生素 A、维生素 D 的奶类等。

十四、婴儿时期如何防止铁剂缺乏？

婴儿时期生长发育迅速,血容量增加快,所需要的造血物质多,对铁的需求量大。铁的含量不足可严重降低血红蛋白的生理活性,影响大脑中营养素和氧的供给。往往婴儿体内铁的含量会因为以下几点而不足：

（1）铁的储备不足：新生儿体内铁的含量主要取决于血容量和血红蛋白的浓度，新生儿体内的铁量与其体重成正比，故出生体重越低，体内铁的量越少，发生贫血的可能性越大。

（2）铁的补足不足：婴儿的饮食以乳类食品为主，人乳中含铁量较低，牛乳中含铁量则更低，不易吸收，如不及时添加铁剂即容易发生缺铁性贫血。

（3）铁的丢失：各种急慢性感染、经常性腹泻，以及一些慢性的失血，如流鼻血、有血小板减少性紫癜或钩虫病等，可造成铁的丢失而导致缺铁性贫血。婴儿在出生 6 周后就容易发生缺铁性贫血，所以婴儿应及时补充铁。我国婴儿每日推荐铁供给量为 10mg。对婴儿过早补充铁不仅不必要，而且会干扰乳铁蛋白的抗病能力。如出生一年的婴儿应该根据备注检查来决定服用铁剂的量；当婴儿能够吃离乳食物时可根据食物进行调整。动物肝脏、血、肉、鱼等都含有丰富的铁，如可食用豆腐蒸肉、猪肝泥、牛肉羹、猪血汤、银鱼白菜羹等。

十五、优质蛋白质——婴儿智力发育的必需品？

饮食中的四种健脑物质——色氨酸、谷氨酸、铁元素和维生素 C，对大脑和智力发育有极为重要的影响。如果食物中缺少这四种物质，将影响大脑发育，引起记忆力下降、脑功能减退，甚至大脑发育不全。反之，若食物中这几种物质充足，就会明显促进幼儿的大脑发育，提高儿童的智力和记忆力。脑的发育过程中，不仅需要能量，更重要的是需要蛋白质。此时脑细胞中的氨基酸代谢及蛋白质的合成很活跃。蛋白质是脑细胞的主要成分之一，占脑干重量的 30%～35%，是脑组织发育代谢的重要物质基础，是主导脑细胞的兴奋与抑制过程的主要物质，在记忆、语言、思维、运动、神经传导等方面都有重要作用。婴幼儿蛋白质摄入不足，更会直接影响到脑神经细胞发育。因此，婴幼儿要摄食足够的优质蛋白质食物。医学认为，当婴儿超过 6 个月的时候，开始发展神经、肌肉协调能力，此时期要提供丰富的蛋白质。

十六、婴儿如何食用水果？

水果中含有丰富的维生素、矿物质、膳食纤维和一些生物活性物质，经常食用含丰富水果的膳食,对保持心血管健康、增强抗病能力、减少儿童发生干眼病的危险及预防某些癌症等方面,起着十分重要的作用。有充分、一致的证据表明,富含水果的膳食能降低多种癌症,如口腔癌和咽癌、食管癌、肺癌、胃癌、结肠癌和直肠癌等癌症的发病率。水果中含有丰富的维生素 C 和类胡萝卜素,可以预防坏血病和干眼病;水果中的维生素 C、类胡萝卜素和其他抗氧化剂能预防白内障,也能减少体内胆固醇的氧化,从而预防心血管疾病。

苹果:生苹果对于腹泻有治疗效果。苹果会吸收肠胃的一些有害物质,并将它们排出体外。苹果是天天都可以吃的水果。对于有心脏或腰部问题的人群十分适合。

梨:梨的热量很低,碳酸钾含量高。十分适合减肥人群。

樱桃:春天吃樱桃对身体很有益。习惯吃精细食品的人尤其需要多吃樱桃。

杏仁:杏仁含丰富的铁和铜。

无花果:无花果含有丰富的纤维素、钙和维生素 B_1。

柑橘类(柠檬、橘子、柚子):柑橘类水果含有丰富的维生素 C。它产生的柠檬酸有利于钙的吸收。

十七、1 岁以前的婴儿怎么吃水果呢?

果汁:选择新鲜、成熟的水果,如柑橘、西瓜、苹果、梨等,用水洗净后去掉果皮,把果肉切成小块,或直接捣烂放入碗中(先去果核),然后用汤匙挤压出果汁,或者用消过毒的纱布挤出果汁,也可用榨汁机榨取果汁。

果水:将水果洗净后去果皮,用刀切成小块,放入沸水中,盖上锅盖,煮 3~5min 即可。等稍凉后再打开锅盖食用。

果泥:5 个月大的婴儿即可吃果泥。先将水果洗净,然后用小匙刮成泥状。最好随吃随刮,以免氧化变色,也可避免污染。

1 岁以后,幼儿就可以直接吃各种水果了。吃水果的时间最好安排在喂奶或进餐后,因为水果含糖比较多,喂奶或进餐前食用会影响正餐进食量。

十八、母乳喂养时间越长越好吗?

不添加辅食,可致其食欲下降或食欲异常,体重减轻,发生各种营养缺乏症,这些都会影响婴幼儿智力发育,故必须适时断乳。8～12个月是断乳适当的时期。断乳需逐渐进行,断乳前应逐渐添加辅食,4～5个月后的婴儿逐渐添加蛋黄、菜泥、烂面、烂粥、肝泥等食物,6～8个月起哺乳次数可先减去1次,而以其他食品替代,以后逐渐减去母乳,可避免因突然断乳而引起的消化功能紊乱、代谢失调以及营养不良。断乳后婴幼儿咀嚼和消化能力仍有限,且有断乳后不适,此期合理喂养更为重要。

饮食次数宜与断乳前相同,每日4～5次。注意保证足够蛋白质及热量的供给,选用营养价值高、易于消化的动物蛋白或大豆类蛋白,食物须切碎煮烂以适应此期婴幼儿的消化能力。乳制品仍为重要的食品,每天可供给500～600mL,必要时也可增加。总之在断乳前逐渐增加辅食及减少母乳量及次数,断乳后在适合其消化能力的基础上合理安排膳食,保证各种营养素的供给,是保证此期智力发育所必需的。

十九、不要忽视维生素 K

人体自身不能制造维生素 K,只有靠食物中天然产物或肠道菌群合成。成人一般可以通过食物或肠道菌群得到维生素 K 的足量补充,而维生素 K 比较难以通过胎盘吸收,所以,婴儿体内没有多少"老本"可用。刚从子宫娩出的小宝宝,肠道内还是一片洁净的世界,还没有帮助合成维生素 K 的细菌来"安家落户",再加上婴儿通常只吃母乳,母乳虽然营养充分、全面,唯独维生素 K 含量偏低,仅为牛奶的1/4。因此,如果婴儿单纯吃母乳而不增加其他辅食的话,出生后24h至3个月最容易发生维生素 K 摄入不足。

我国农村居民的传统饮食习惯是吃粮食多,吃蔬菜少,随着经济生活水平的提高,人们已开始注意产后滋补,但饮食仍是以鸡汤、鸡蛋、谷类、土豆等食物为主。如此的食物结构,几乎没有维生素的提供,使得包括维生素 K 在内的多种人体必需的维生素普遍缺乏,这种母体维生素 K 的缺乏,必然波及婴儿,使小儿在出生前就处于"维生素 K 先天不足"的境地。孕妇的维生素 K 来源不足,其乳汁中必定匮乏,而对于采用纯母乳喂养的婴儿,母乳是婴儿期1～4个月时的唯一食物来源,乳汁供给维生素 K 匮乏,又会使得小儿出生后处于"维生素 K 后天失养"的状况。维生素 K 严重缺乏的婴儿会出现脐带残端渗血不止,无故流鼻血,皮肤出现瘀斑等症状,出血可因轻微伤引起,也可自然发生。一般多为渗血,即皮肤黏膜形成瘀点、瘀斑或血肿,但如果有外伤则出血不易止住。严重者可引起胃肠道出血,可吐出咖啡样物,便血也较常见。最严重的是颅内出血。颅内出血虽然从表面上不容易发觉,血块却可能压迫大脑中枢,直接威胁婴儿的生命。这种出血给予一般止血剂效果不明显,只有及时补给维生素 K 才能迅速止血,取得较为满意的效果。针对小儿晚发性维生素 K 缺乏性出血的预防,首先的问题便是积极调整孕妇和乳母的饮食结构,克服传统饮食习惯中的不足,增加新鲜蔬菜和水果的摄入,特别是富含维生素 K 的蔬菜和水果,如胡萝卜、青椒、西红柿、菠菜、油菜,以及苹果、桃、橘子等。每日饮食中有一定品种数量的蔬菜,饭后吃一两个水果,可以大大提高维生素 K 及其他维生素的体内水平,使母血和乳汁中有丰富维生素来满足胎儿及新生儿需要,将有效防止小儿维生素 K 缺乏性出血的发生。美国儿科学会建议,对所有新生儿在出生后 1h 内即预防性注射0.1～1mg 维生素 K。近年来多数科学家认为口服和肌肉注射维生素 K 有同样的效果,从而避免了注射的痛苦和副作用。另外,也可在分娩前 24h 内给孕妇肌肉注射 10mg 维生素 K。

二十、鸡蛋是比较理想的营养食品吗?

鸡蛋是人们广泛食用,营养丰富而又方便的食品。鸡蛋中的蛋白质在体内分解成氨基酸后,其比例与人体蛋白质相近,非常容易被身体利用。蛋类含脂肪11％～15％,这些脂肪主要存在于蛋黄中,常温下是液体,易于吸收。鸡蛋含磷、镁、钙、铁、铜、锌等元素,存在于蛋黄中。其中铁的含量虽丰富,高达 6％,却因有卵黄磷蛋白而影响铁的吸收,但人们看中其含量高,其仍不失为婴儿补铁的重要食物来源。因此,婴儿在 4 个月后应及时添加蛋黄。鸡蛋含丰富的维生素 A、维生素 D 和维生素 B_2,也含有少量维生素 B_1。可以说,鸡蛋是比较理想的营养食品。注意不要因鸡蛋营养丰富就让孩子多吃(一天不要超过 2 个),这样会影响吃其他食物,造成某种食物营养摄入不足。另外,婴幼儿食用鸡蛋宜采用蒸鸡蛋羹、煮鸡蛋(不宜煮老)等方法,以利于消化。鸡蛋不含维生素 C,纤维素也接近于零。此外,鸡蛋的价格几乎相当于粮食的 2～3 倍,如果光靠鸡蛋为人们提供热能,就会造成经济上的浪费。而且幼儿每日如食用鸡蛋超过 2 个,加之蔬菜进食少,很容易引起大便秘结。所以说,只有将鸡蛋与其他各类食物搭配着吃,才能满足平衡膳食的原则。1岁以内、4个月以上的婴儿,以食用蛋黄为宜,一般从1/4个蛋黄开始,以糊状形式喂养。适应后逐渐增加到1～1.5个蛋黄。五岁以上的幼儿可以开始食用全蛋。有些幼儿吃鸡蛋会发生过敏反应,这主要是对卵清蛋白过敏,应避免食用蛋清,甚至全蛋,以后逐渐少量地吃蛋黄,逐步达到脱敏的目的。但对于绝大多数幼儿,鸡蛋,特别是蛋黄,含有丰富的营养成分,这些营养成分,对于促进幼儿生长发育、强壮体质及加强大脑和神经系统的发育、增强智力都有好处,不可偏废,力求每天吃一个为宜。

二十一、怎样为1岁的小儿制作多钙食谱?

钙是构成骨骼和牙齿的主要成分。人体90%的钙都集中在骨骼和牙齿中。1岁的小儿正处在长骨骼、长牙齿的阶段,所以钙对他们来说显得很重要。奶类是婴幼儿吸收钙质的良好来源,一般1岁的小儿每天应喝250～500mL牛奶。其他像虾皮、紫菜、豆类、蔬菜中的叶菜类中钙质的含量都高。含钙质多的菜肴及其制法如下:

(1)虾皮肉末青菜粥:将虾皮、瘦肉、青菜(大白菜、小白菜均可)分别洗净、切碎。锅内放适量油,下肉末煸炒,再放虾皮、葱花、酱油炒匀,添入适量水烧开。然后放入大米或小米,煮至熟烂,再放菜丝,煮片刻即成。

(2)奶味软饼:取标准粉、黄豆粉、牛奶粉,其比例为10:1:2。将黄豆粉用凉水溶解后,充分加热煮沸,略放凉,再将晾凉的豆奶倒入面粉中,加入适量细盐和水,充分调匀成稀糊状。平锅加热后放点油,将面糊摊成饼即成。

(3)虾皮菠菜骨头汤挂面:将虾皮、菠菜洗净切碎,菠菜开水焯一下之后,切成小段。紫菜泡水后撕碎。热锅放点油,下虾皮、葱末、酱油,添入骨头汤,下挂面煮熟,放入紫菜、菠菜及适量细盐即成。

(4)肉末香干油菜丝:将瘦猪肉剁成肉末,豆腐干(或豆腐片)切成小丝,油菜洗净切丝。热锅放点油,下肉末煸炒。随后放入葱花、豆腐干丝,添适量水,烧片刻,再投入油菜丝,翻炒片刻,加入细盐即成。

二十二、怎样满足婴幼儿微量元素需要？

婴幼儿最容易缺乏的微量元素是铁、锌和碘。半岁以后的孩子，就很容易缺铁，怎样从膳食中获取足够的量来预防其缺乏？对于1岁以内的孩子，添加鸡蛋黄、动物血、瘦肉、猪肝等，都是补充铁的良好途径。对于1～3岁的孩子，除了每日的鸡蛋、肉类食品外，每周食用2次肝类食品，可以基本满足孩子铁的需要量。微量元素锌在海产品中含量较高，有条件者，经常吃一些海产品，如紫菜、海鱼、海蛎等，就基本能满足孩子的需要，另外动物肝、瘦肉、粗制的米面、核桃、荔枝、榛子、松子等也是锌的较好来源。微量元素碘的缺乏，除了地区的因素外，与未食用含碘盐关系极大。不是居住在碘严重缺乏的地区的人，只要吃上了含碘的食盐，就不会缺碘。不过，盐中的碘很容易氧化，使用时应注意：首先，盐罐应加盖，以免碘挥发失效。其次，不应用碘盐爆油锅，以免碘被高温破坏。第三，在给汤菜调味时，应在汤菜快熟时才加入碘盐。

二十三、幼儿益智该吃什么食物？

脑细胞的发育，需要的营养物质不外乎蛋白质、糖类、脂肪、矿物质、维生素等。任何"营养保健品"都不可能包含以上所有营养物质，只能补充一部分。幼儿期是出生后脑发育最快的时期，此时多吃些对智力提升有帮助的食物能使孩子发育更快，变得更聪明。现代营养科学研究的成果证明，以下食物具有较好的益智作用，父母常给幼儿食用，对其智力的发展有很大好处：

（1）鱼类：鱼肉中富含丰富的蛋白质，如球蛋白、白蛋白、含磷的核蛋白，还含有不饱和脂肪酸、钙、磷、铁、维生素 B_{12} 等成分，它们都是脑细胞发育必需的营养物质。

（2）核桃：核桃中所含脂肪的主要成分是亚油酸甘油酯，这种油脂对大脑基质有益。核桃含有的微量元素锌和锰是脑垂体的重要成分，可健脑。

（3）鸡蛋：鸡蛋主要含有人体必需的8种氨基酸、丰富的卵磷脂以及钙、磷、铁等，有益于大脑的发育。鸡蛋中的蛋白质，吸收率高，蛋黄中的卵磷脂经肠道消化酶的作用，释放出胆碱，直接进入脑部，与醋酸结合生成乙酰胆碱，乙酰胆碱是神经传递介质，有利于智力发育，改善记忆力。同时，蛋黄中的铁、磷含量较多,均有助于脑的发育。

（4）香蕉:香蕉能帮助大脑制造一种化学成分——血清素,这种物质能刺激神经系统,对促进大脑的功能大有好处。

（5）苹果:苹果含有丰富的锌,可增强记忆力,促进思维活跃。

（6）大葱:大葱含有一种叫"前列腺素A"的成分,经常食用可起到舒张小血管、促进血液循环的作用,使人头脑灵活。

二十四、哪些零食对孩子有益?

每个孩子都想要吃些零食,什么零食对孩子有益呢? 该怎么吃呢? 相信这是父母们关心的问题。

（1）奶制品。各种奶制品(如酸奶、纯牛奶、奶酪等)含有优质的蛋白质、脂肪、糖类、钙等营养素,因此应保证孩子每天食用。酸奶、奶酪可作为下午的加餐,牛奶可早上和睡前食用。

（2）水果。水果含有较多的糖类、无机盐、维生素和有机酸,经常吃水果能促进食欲,帮助消化,对幼儿生长发育是极为有益的。最好是每天饭后吃适量水果。

（3）糕点。糕点(饼干、蛋糕、面包等)含蛋白质、脂肪、糖类等,各式奶油花点还含有色素、香精等添加剂,因此幼儿吃糕点可作为下午加餐,以补充热量,而不能把糕点作为主食,让孩子随意食用。尤其是不能饭前吃。

（4）山楂制品。山楂糕、山楂片、果丹皮等含维生素C,又能帮助消化,饭后适量进食可帮助消化、促进食欲。

（5）糖果。糖果含有大量的糖,能提供热量,但幼儿不宜多吃,尤其是饭前不宜吃糖果,因糖果能使孩子有饱腹感,从而影响孩子正餐的进食量。各类果仁、果冻不宜让孩子食用,因为易造成孩子呛咳、窒息。如果要吃,一定要有大人照看,而且孩子不能跑跳或逗笑,以免呛入呼吸道发生危险。

二十五、为什么儿童不宜摄入过多食盐?

孩子的口味与父母有很大关系。如果父母喜欢吃味道较咸的食品,则孩子饮食中的盐含量也会有所增多。据了解,目前我国家庭饮食中含盐量普遍超标。

吃盐多是非常有害的,即使是对于没有肾脏疾病和高血压病的人。研究发现,日常进食盐量过多,容易引起心血管疾病,因而提倡低盐饮食,对孩子来说更是这样。小儿吃盐过多,还是导致上呼吸道感染的诱因。首先,高盐饮食可使口腔唾液分泌减少,溶菌酶亦相应减少,不利于杀灭上呼吸道中存在的各种细菌、病毒;其次,高盐饮食后由于盐的渗透作用,可杀死上呼吸道的正常寄生菌群,造成菌群失调,导致发病;第三,高盐饮食可抑制黏膜上皮细胞的繁殖,使其丧失抗病能力。这些因素都会使上呼吸道黏膜抵抗疾病侵袭的作用减弱,加上孩子的免疫能力本身就比成人低,又容易受凉,各种细菌、病毒即可乘机而入,导致感染上呼吸道疾病。因此,父母们在给孩子准备膳食时,一定要注意减少盐的用量,使用加碘盐,以利于孩子的健康成长。

二十六、多吃蔬菜、水果能使人变聪明吗?

科学家们经过长期研究后指出,蔬菜、水果的营养与儿童智力密切相关。在新鲜蔬菜、水果中,存在着大脑正常发育所需要的大量 B 族维生素和维生素 E。它们不但质量高,而且容易被吸收和利用。因此,家长们应尽量让孩子多吃新鲜蔬菜、水果。蔬菜和水果是食物中维生素 C 的主要来源,甚至是唯一的来源。在选用蔬菜时,要注意选择一些绿叶蔬菜,如小白菜、油菜、苋菜、菠菜等。菠菜含草酸较多,不利于钙的吸收,烹调时应先用水焯一下,使草酸溶解到水里。为了避免维生素 C 在烹调过程中破坏,可以给小儿多吃一些生的蔬菜(如西红柿)及水果等,平均每人每天应供给 4~6 两蔬菜为宜。

二十七、儿童过度饮用果汁是否有害健康?

虽然纯果汁中含有丰富的维生素 C,一直被认为是对健康有益的食品,但儿童如果过度饮用,反而会造成营养不良。儿童果汁喝得过多,会使牛乳或配方奶的摄入量减少。

大多数果汁都不含蛋白质、脂肪、矿物质、纤维素等营养素,而是含有大量的碳水化合物,因此不能为儿童提供均衡营养。经常大量摄入果汁的儿童,还常易发生腹泻、腹痛、腹胀、胃肠胀气等不适。果汁对牙齿也有一定的侵蚀性。非纯果汁中的甜味剂、人造香料及其他化学成分,会对儿童健康有很大影响。如果能吃新鲜水果,肯定要比喝果汁好。

二十八、孩子吃得过多好吗?

人在进食后,要通过胃肠道的蠕动和分泌胃液来消化吸收,若一次进食过量或一刻不停地进食,消化道血管长时间处在扩张状态,会把身体内的大量血液,包括大脑内的血液调节到胃肠道来,而充足的血液供应是大脑发育的前提,如果大脑经常处于缺血状态,其发育必将会受到影响。吃得过饱,尤其是乱吃高营养食品,食入的热量就会大大超过消耗的热量,使热能转变成脂肪在体内蓄积,脂肪在脑组织堆积过多,就会引起"肥胖脑"。

"肥胖脑"者神经网络的发育较差,智力水平就会受到影响。神经中枢因贪吃过量食物而长时间兴奋,这就必然引起邻近的语言、思维、记忆、想象等大脑智能区域的抑制。这种区域如经常处于抑制状态,智力会越来越差。

科学家在一项研究中还发现,一种能促使大脑早衰的物质——纤维芽细胞生长因子,会因饮食过饱而于饭后急速增加,这也是一种能促使动脉硬化的物质,因此,从长远意义上讲,贪吃会促使大脑过早衰老。

二十九、哪些食物儿童不可以多吃?

孩子一般喜欢吃一些色彩鲜艳、味道鲜美的食物,有些孩子还喜欢食用成人的食物和饮料;而有些父母则总是给孩子补充一些营养性食品。实际上,以下几种食物儿童不宜常吃、多吃,否则,有害无益:

(1)鸡蛋:鸡蛋虽然是营养成分比较全面的食品,但若吃得过多,会增加体内胆固醇的含量,容易造成营养过剩,导致肥胖,还会增加胃肠、肝肾的负担,引起功能失调。故儿童吃鸡蛋每天不宜超过两个。

(2)菠菜:菠菜中含有大量草酸,草酸在人体内遇上钙和锌便生成草酸钙和草酸锌,不易吸收而排出体外。儿童生长发育需要大量的钙和锌,如果体内缺乏钙和锌,不仅可导致骨骼、牙齿发育不良,而且还会影响智力发育。

(3)橘子:橘子虽然营养丰富,但含有叶红素,吃得过多,容易产生"叶红素皮肤病"、腹痛、腹泻,甚至引起骨病。故儿童吃橘子一天不宜多于 4 个(中等大小的橘子)。

（4）猪肝：猪肝含有大量的胆固醇，儿童常吃或多吃猪肝，会使体内胆固醇含量升高，成年后容易诱发心脑血管疾病。

（5）食盐：儿童食盐每日不应超过 5g，如果食盐很多，成年后就容易发生高血压、冠心病、胃癌等疾病。

（6）爆米花：爆米花含铅量很高，铅进入人体会损害神经、消化系统和造血功能。儿童对铅的解毒功能弱，常吃、多吃爆米花极易发生慢性铅中毒，造成食欲下降、腹泻、烦躁、牙龈发紫以及生长发育迟滞等现象。

（7）咸鱼：各种咸鱼都含有大量的二甲基亚硝酸盐，这种物质不仅损害身体健康，而且容易造成慢性中毒，故儿童不宜多吃。

（8）可乐饮料：可乐饮料中含有一定量的咖啡因，咖啡因对中枢神经系统有兴奋作用，对人体有潜在的危害。由于儿童各组织器官尚未发育完善，抵抗力和解毒功能弱，危害会更大一些，所以儿童不要多喝可乐饮料。

（9）果冻：果冻不是用水果汁加糖制成的，而是用增稠剂、香精、酸味剂、着色剂、甜味剂配制而成，这些物质对人体没有什么营养价值，却有一定毒性，吃多或常吃会影响儿童的生长发育和智力健康。

三十、是否粮食越精细越好？

随着生活条件的不断提高，人们在饮食方面也开始讲究起来。许多父母在给孩子选择食物时，认为米越精越好，面越白越棒，怕孩子吃粗粮、杂粮不消化，一律拒之门外，故使不少孩子面色苍白、四肢无力，其主要原因是膳食调配不合理。我们作为主食的大米和白面，是供给人体热能的主要来源。人的生命活动需要脂肪、蛋白质、维生素和多种微量元素，精米、白面在加工过程中维生素、无机盐损失较大，长期以此为主食，很容易导致营养素缺乏症，如维生素 B 缺乏症，它可引起脚气病、头痛、失眠，严重时导致多发性神经炎、全身浮肿、表情淡漠等。因此，食物的选择必须是多样化的，主食越杂越好，食谱越广越好。提倡吃粮食时粗细搭配，因为粗粮、细粮营养素不同，这样可使各种营养素相互补充，特别是氨基酸补充后，可以提高蛋白质的利用价值。粗粮、杂粮含丰富的膳食纤维，对儿童健康有益。粗粮口感上不如细粮好，但如果粗粮细做，巧变花样，不但好吃好看，而且营养会更全面。

2013版中国居民膳食营养参考摄入量（DRI2013）

表1 中国居民膳食能量需要量

年龄(岁)/生理阶段	能量(MJ/d)						能量(kcal/d)					
	轻体力活动水平		中体力活动水平		重体力活动水平		轻体力活动水平		中体力活动水平		重体力活动水平	
	男	女	男	女	男	女	男	女	男	女	男	女
0~	—	—	0.38MJ/(kg·d)	0.38MJ/(kg·d)	—	—	—	—	90kcal/(kg·d)	90kcal/(kg·d)	—	—
0.5~	—	—	0.33MJ/(kg·d)	0.33MJ/(kg·d)	—	—	—	—	80kcal/(kg·d)	80kcal/(kg·d)	—	—
1~	—	—	3.77	3.35	—	—	—	—	900	800	—	—
2~	—	—	4.60	4.18	—	—	—	—	1100	1000	—	—
3~	—	—	5.23	5.02	—	—	—	—	1250	1200	—	—
4~	—	—	5.44	5.23	—	—	—	—	1300	1250	—	—
5~	—	—	5.86	5.44	—	—	—	—	1400	1300	—	—
6~	5.86	5.23	6.69	6.07	7.53	6.90	1400	1250	1600	1450	1800	1650
7~	6.28	5.65	7.11	6.49	7.95	7.32	1500	1350	1700	1550	1900	1750
8~	6.90	6.07	7.74	7.11	8.79	7.95	1650	1450	1850	1700	2100	1900
9~	7.32	6.49	8.37	7.53	9.41	8.37	1750	1550	2000	1800	2250	2000
10~	7.53	6.90	8.58	7.95	9.62	9.00	1800	1650	2050	1900	2300	2150

续表1

年龄(岁)/生理阶段	能量(MJ/d)						能量(kcal/d)					
	轻体力活动水平		中体力活动水平		重体力活动水平		轻体力活动水平		中体力活动水平		重体力活动水平	
	男	女	男	女	男	女	男	女	男	女	男	女
11~	8.58	7.53	9.83	8.58	10.88	9.62	2050	1800	2350	2050	2600	2300
14~	10.46	8.37	11.92	9.62	13.39	10.67	2500	2000	2850	2300	3200	2550
18~	9.41	7.53	10.88	8.79	12.55	10.04	2250	1800	2600	2100	3000	2400
50~	8.79	7.32	10.25	8.58	11.72	9.83	2100	1750	2450	2050	2800	2350
65~	8.58	7.11	9.83	8.16	—	—	2050	1700	2350	1950	—	—
80~	7.95	6.28	9.20	7.32	—	—	1900	1500	2200	1750	—	—
孕妇(早)	—	0	—	0	—	0	—	0	—	0	—	0
孕妇(中)	—	1.25	—	1.25	—	1.25	—	300	—	300	—	300
孕妇(晚)	—	1.90	—	1.90	—	1.90	—	450	—	450	—	450
乳母	—	2.10	—	2.10	—	2.10	—	500	—	500	—	500

注：未制定参考值者用"—"表示；1kcal=4.184kJ。

表 2　中国居民膳食蛋白质、碳水化合物、脂肪和脂肪酸的参考摄入量

年龄(岁)/生理阶段	蛋白质				总碳水化合物 EAR(g/d)	亚油酸 AI(%E)	α-亚麻酸 AI(%E)	EPA+DHA AI(mg/d)
	EAR(g/d)		RNI(g/d)					
	男	女	男	女				
0~	—	—	9(AI)	9(AI)	—	7.3(150mgᵃ)	0.87	100ᵇ
0.5~	15	15	20	20	—	6.0	0.66	100ᵇ
1~	20	20	25	25	120	4.0	0.60	100ᵇ
4~	25	25	30	30	120	4.0	0.60	—
7~	30	30	40	40	120	4.0	0.60	—
11~	50	45	60	55	150	4.0	0.60	—
14~	60	50	75	60	150	4.0	0.60	—
18~	60	50	65	55	120	4.0	0.60	—
50~	60	50	65	55	120	4.0	0.60	—
65~	60	50	65	55	120	4.0	0.60	—
80~	60	50	65	55	120	4.0	0.60	—
孕妇(早)	—	0	—	0	130	4.0	0.60	250(200ᵇ)
孕妇(中)	—	10	—	15	130	4.0	0.60	250(200ᵇ)
孕妇(晚)	—	25	—	30	130	4.0	0.60	250(200ᵇ)
乳母	—	20	—	25	160	4.0	0.60	250(200ᵇ)

注:1. 蛋白质细分的各年龄段参考摄入量见正文;2. a 指花生四烯酸,b 指 DHA,3. 未制定参考值者用"—"表示;4. %E 指占能量的百分比。

表3 中国居民膳食宏量营养素的可接受范围（U-AMDR）

年龄（岁）/生理阶段	总碳水化合物（%E）	糖*（%E）	总脂肪（%E）	饱和脂肪酸（%E）	ω-6多不饱和脂肪酸（%E）	ω-3多不饱和脂肪酸（%E）	EPA+DHA（g/d）
0~	60(AI)	—	48(AI)	—	—	—	—
0.5~	85(AI)	—	40(AI)	—	—	—	—
1~	50~65	—	35(AI)	—	—	—	—
4~	50~65	≤10	20~30	<8	—	—	—
7~	50~65	≤10	20~30	<8	—	—	—
11~	50~65	≤10	20~30	<8	—	—	—
14~	50~65	≤10	20~30	<8	—	—	—
18~	50~65	≤10	20~30	<10	2.5~9	0.5~2.0	0.25~2.0
50~	50~65	≤10	20~30	<10	2.5~9	0.5~2.0	0.25~2.0
65~	50~65	≤10	20~30	<10	2.5~9	0.5~2.0	—
80~	50~65	≤10	20~30	<10	2.5~9	0.5~2.0	—
孕妇（早）	50~65	≤10	20~30	<10	2.5~9	0.5~2.0	—
孕妇（中）	50~65	≤10	20~30	<10	2.5~9	0.5~2.0	—
孕妇（晚）	50~65	≤10	20~30	<10	2.5~9	0.5~2.0	—
乳母	50~65	≤10	20~30	<10	2.5~9	0.5~2.0	—

注：1. *外加的糖；2. 未制定参考值者用"—"；3. %E 指占能量的百分比。

表 4　中国居民膳食矿物质的推荐摄入量或适宜摄入量

年龄(岁)/生理阶段	钙(mg/d)	磷(mg/d)	钾(AI)(mg/d)	镁(mg/d)	钠(AI)(mg/d)	氯(AI)(mg/d)	铁(mg/d) 男	铁(mg/d) 女	锌(mg/d) 男	锌(mg/d) 女	碘(μg/d)	硒(μg/d)	铜(mg/d)	钼(μg/d)	氟(AI)(mg/d)	锰(AI)(mg/d)	铬(AI)(μg/d)
0～	200(AI)	100(AI)	350	20(AI)	170	260	0.3(AI)	0.3(AI)	2.0(AI)	2.0(AI)	85(AI)	15(AI)	0.3(AI)	2(AI)	0.01	0.01	0.2
0.5～	250(AI)	180(AI)	550	65(AI)	350	550	10	10	3.5	3.5	115(AI)	20(AI)	0.3(AI)	3(AI)	0.23	0.7	4.0
1～	600	300	900	140	700	1100	9	9	4.0	4.0	90	25	0.3	40	0.6	1.5	15
4～	800	350	1200	160	900	1400	10	10	5.5	5.5	90	30	0.4	50	0.7	2.0	20
7～	1000	470	1500	220	1200	1900	13	13	7.0	7.0	90	40	0.5	65	1.0	3.0	25
11～	1200	640	1900	300	1400	2200	15	18	10	9.0	110	55	0.7	90	1.3	4.0	30
14～	1000	710	2200	320	1600	2500	16	18	12	8.5	120	60	0.8	100	1.5	4.5	35
18～	800	720	2000	330	1500	2300	12	20	12.5	7.5	120	60	0.8	100	1.5	4.5	30
50～	1000	720	2000	330	1400	2200	12	12	12.5	7.5	120	60	0.8	100	1.5	4.5	30
65～	1000	700	2000	320	1400	2200	12	12	12.5	7.5	120	60	0.8	100	1.5	4.5	30
80～	1000	670	2000	310	1300	2000	12	12	12.5	7.5	120	60	0.8	100	1.5	4.5	30
孕妇(早)	+0	+0	+0	+40	+0	+0	—	+0	+2	+2	+110	+5	+0.1	+10	+0	+0.4	+1.0
孕妇(中)	+200	+0	+0	+40	+0	+0	—	+4	+2	+2	+110	+5	+0.1	+10	+0	+0.4	+4.0
孕妇(晚)	+200	+0	+0	+40	+0	+0	—	+9	+2	+2	+110	+5	+0.1	+10	+0	+0.4	+6.0
乳母	+200	+0	+400	+0	+0	+0	—	+4	+4.5	+4.5	+120	+18	+0.6	+3	+0	+0.3	+7.0

注:未制定参考值者用"—"表示。

表5 中国居民膳食微量营养素的平均需要量

年龄(岁)/生理阶段	VA(μg RAE/d) 男	女	VD(μg/d)	VB$_1$(mg/d) 男	女	VB$_2$(mg/d) 男	女	VB$_6$(mg/d)	VB$_{12}$(mg/d)	叶酸(μg DFE/d)	烟酸(mg NE/d) 男	女	VC(mg/d)	Ca(mg/d)	P(mg/d)	Mg(mg/d)	Fe(mg/d) 男	女	Zn(mg/d) 男	女	I(μg/d)	Se(μg/d)	Cu(mg/d)	Mo(μg/d)
0~	—	—	—	—	—	—	—	—	—	—	—	—	—	—	—	—	—	—	—	—	—	—	—	—
0.5~	—	—	—	—	—	—	—	—	—	—	—	—	—	—	—	—	7	7	3.0	3.0	—	—	—	—
1~	220	220	8	0.5	0.5	0.5	0.5	0.5	0.8	130	5	5	35	500	250	110	6	6	3.0	3.0	65	20	0.25	35
4~	260	260	8	0.6	0.6	0.6	0.6	0.6	1.0	150	7	6	40	650	290	130	7	7	4.5	4.5	65	25	0.3	40
7~	360	360	8	0.8	0.8	0.8	0.8	0.8	1.3	210	9	8	55	800	400	180	10	10	6.0	6.0	65	35	0.4	55
11~	480	450	8	1.1	1.0	1.1	0.9	1.1	1.8	290	11	10	75	1000	540	250	11	14	8.0	7.5	75	45	0.55	75
14~	590	440	8	1.3	1.1	1.3	1.0	1.2	2.0	320	14	11	85	800	590	270	12	14	9.5	7.0	85	50	0.6	85
18~	560	480	8	1.2	1.0	1.2	1.0	1.2	2.0	320	12	10	85	650	600	280	9	15	10.5	6.0	85	50	0.6	85
50~	560	480	8	1.2	1.0	1.2	1.0	1.3	2.0	320	12	10	85	800	600	280	9	9	10.5	6.0	85	50	0.6	85
65~	560	480	8	1.2	1.0	1.2	1.0	1.3	2.0	320	11	9	85	800	590	270	9	9	10.5	6.0	85	50	0.6	85
80~	560	480	8	1.2	1.0	1.2	1.0	1.3	2.0	320	11	8	85	800	560	260	9	9	10.5	6.0	85	50	0.6	85
孕妇(早)	—	+0	+0	—	+0	—	+0	+0.7	+0.4	+200	—	+0	+0	+0	+0	+30	—	+0	—	+1.7	+75	+4	+0.1	+7
孕妇(中)	—	+50	+0	—	+0.1	—	+0.1	+0.7	+0.4	+200	—	+0	+10	+160	+0	+30	—	+4	—	+1.7	+75	+4	+0.1	+7
孕妇(晚)	—	+50	+0	—	+0.2	—	+0.2	+0.7	+0.4	+200	—	+0	+10	+160	+0	+30	—	+7	—	+1.7	+75	+4	+0.1	+7
乳母	—	+400	+0	—	+0.2	—	+0.2	+0.2	+0.6	+130	—	+2	+40	+160	+0	+0	—	+3	—	+3.8	+85	+15	+0.5	+3

注：未制定参考值者用"—"表示。

表6　中国居民膳食微量营养素的可耐受最高摄入量

年龄(岁)/生理阶段	VA (μg RAE/d)	VD (μg/d)	VE (mg α-TE/d)	VB₆ (mg/d)	叶酸 (μg/d)	烟酸 (mg NE/d)	烟酰胺 (mg/d)	胆碱 (mg/d)	VC (mg/d)	Ca (mg/d)	P (mg/d)	Fe (mg/d)	Zn (mg/d)	I (μg/d)	Se (μg/d)	Cu (mg/d)	Mo (μg/d)	F (mg/d)	Mn (mg/d)
0~	600	20	—	—	—	—	—	—	—	1000	—	—	—	—	55	—	—	—	—
0.5~	600	20	—	—	—	—	—	—	—	1500	—	—	—	—	80	—	—	—	—
1~	700	20	150	20	300	10	100	1000	400	1500	—	20	8	—	100	2	200	0.8	—
4~	900	30	200	25	400	15	130	1000	600	2000	—	30	12	200	150	3	300	1.1	3.5
7~	1500	45	350	35	600	20	180	1500	1000	2000	—	35	19	300	200	4	450	1.7	5.0
11~	2100	50	500	45	800	25	240	2000	1400	2000	—	40	28	400	300	6	650	2.5	8
14~	2700	50	600	55	900	30	280	2500	1800	2000	—	40	35	500	350	7	800	3.1	10
18~	3000	50	700	60	1000	35	310	3000	2000	2000	3500	40	40	600	400	8	900	3.5	11
50~	3000	50	700	60	1000	35	310	3000	2000	2000	3500	40	40	600	400	8	900	3.5	11
65~	3000	50	700	60	1000	35	300	3000	2000	2000	3000	40	40	600	400	8	900	3.5	11
80~	3000	50	700	60	1000	30	280	3000	2000	2000	3000	40	40	600	400	8	900	3.5	11
孕妇(早)	3000	50	700	60	1000	35	310	3000	2000	2000	3500	40	40	600	400	8	900	3.5	11
孕妇(中)	3000	50	700	60	1000	35	310	3000	2000	2000	3500	40	40	600	400	8	900	3.5	11
孕妇(晚)	3000	50	700	60	1000	35	310	3000	2000	2000	3500	40	40	600	400	8	900	3.5	11
乳母	3000	50	700	60	1000	35	310	3000	2000	2000	3500	40	40	600	400	8	900	3.5	11

注:1. 未制定参考值者用"—"表示;2. 有些营养素未制定可耐受最高摄入量,主要是因为研究资料不充分,并不表示过量摄入没有健康风险。

《中国居民膳食指南及平衡膳食宝塔(2017)》

导读:平衡膳食宝塔是一个营养上比较理想的膳食模式,为了改善中国居民的膳食营养状况,我们大家应把它看作是一个奋斗目标,努力争取,逐步达到。近日中国营养学会推出了中国居民平衡膳食宝塔,根据中国居民膳食指南,结合中国居民的膳食把平衡膳食的原则转化成各类食物的重量,便于大家在日常生活中实行。

1. 中国居民膳食指南

(1)食物多样、谷类为主

人类的食物是多种多样的。各种食物所含的营养成分不完全相同。除母乳外,任何一种天然食物都不能提供人体所需的全部营养素。平衡膳食必须由多种食物组成,才能满足人体各种营养需要,达到合理营养、促进健康的目的,因而要提倡人们广泛食用多种食物。多种食物应包括以下五大类:第一类为谷类及薯类。谷类包括米、面、杂粮,薯类包括马铃薯、甘薯、木薯等,主要提供碳水化合物、蛋白质、膳食纤维及 B 族维生素。第二类为动物性食物。包括肉、禽、鱼、奶、蛋等,主要提供蛋白质、脂肪、矿物质、维生素 A 和 B 族维生素。第三类为豆类及其制品。包括大豆及其他干豆类,主要提供蛋白质、脂肪、膳食纤维、矿物质和 B 族维生素。第四类为蔬菜水果类。包括鲜豆、根茎、叶菜、茄果等,主要提供膳食纤维、矿物质、维生素 C 和胡萝卜素。第五类为纯热能食物。包括动植物油、淀粉、食用糖和酒类,主要提供能量。植物油还可提供维生素 E 和必需脂肪酸。谷类食物是中国传统膳食的主体。随着经济发展,生活改善,人们倾向于食用更多的动物性食物。根据 1992 年全国营养调查的结果,在一些比较富裕的家庭中动物性食物的消费量已超过了谷类的消费量。这种"西方化"或"富裕型"的膳食提供的能量和脂肪过高,而膳食纤维过低,对一些慢性病预防不利。提出谷类为主是为了提醒人们保持我国膳食的良好传统,防止发达国家膳食的弊端。另外要注意粗细搭配,经常吃一些粗粮、杂粮等。稻米、小麦不要碾磨太精,否则谷粒表层所含的维生素、矿物质等营养素和膳食纤维大部分流失到糠麸之中。

（2）多吃蔬菜、水果和薯类

蔬菜与水果含有丰富的维生素、矿物质和膳食纤维。蔬菜的种类繁多，包括植物的叶、茎、花苔、茄果、鲜豆、食用蕈藻等，不同品种所含营养成分不尽相同，甚至相差很大。红、黄、绿等深色蔬菜中维生素含量超过浅色蔬菜和一般水果，它们是胡萝卜素、维生素 B_2、维生素 C 和叶酸、矿物质（钙、磷、钾、镁、铁）、膳食纤维和天然抗氧化物的主要或重要来源。我国近年来开发的野果，如猕猴桃、刺梨、沙棘、黑加仑等也是维生素 C、胡萝卜素的丰富来源。有些水果维生素及一些微量元素的含量不如新鲜蔬菜，但水果含有的葡萄糖、果糖、柠檬酸、苹果酸、果胶等物质又比蔬菜丰富。红黄色水果，如鲜枣、柑橘、柿子和杏等是维生素 C 和胡萝卜素的丰富来源。薯类含有丰富的淀粉、膳食纤维，以及多种维生素和矿物质。我国居民近 10 年来吃薯类较少，应当鼓励多吃些薯类。含丰富蔬菜、水果和薯类的膳食，对保持心血管健康、增强抗病能力、减少儿童发生干眼病的危险及预防某些癌症等方面，起着十分重要的作用。

（3）常吃奶类、豆类或其制品

奶类除含丰富的优质蛋白质和维生素外，含钙量较高，且利用率也很高，是天然钙质的极好来源。我国居民膳食提供的钙质普遍偏低，平均只达到推荐供给量的一半左右。我国婴幼儿佝偻病的患者也较多，这和膳食钙不足可能有一定的联系。大量的研究工作表明，给儿童、青少年补钙可以提高其骨密度，从而延缓其发生骨质疏松的年龄；给老年人补钙也可能减缓其骨质丢失的速度。因此，应大力提倡奶类的生产和消费。豆类是我国的传统食品，含丰富的优质蛋白质、不饱和脂肪酸、钙及维生素 B_1、维生素 B_2、烟酸等。为提高农村人口的蛋白质摄入量及防止城市中过多消费肉类带来的不利影响，应大力提倡豆类，特别是大豆及其制品的生产和消费。应经常吃适量鱼、禽、蛋、瘦肉，少吃肥肉和荤油。鱼、禽、蛋、瘦肉等动物性食物是优质蛋白质、脂溶性维生素和矿物质的良好来源。动物性蛋白质的氨基酸组成更适合人体需要，且赖氨酸含量较高，有利于补充植物性蛋白质中赖氨酸的不足。肉类中的铁利用率较高，鱼类特别是海产鱼所含不饱和脂肪酸有降低血脂和防止血栓形成的作用。动物肝脏含维生素 A 极为丰富，还富含维生素 B_{12}、叶酸等。但有些动物脏器，如脑、肾等所含胆固醇相当高，对预防心血管系统疾病不利。我国相当一部分城市和绝大多数农村居民平均吃动物性食物的量还不够,应适当增加摄入量。但部分大城市居民食用动物性食物过多,吃谷类和蔬菜不足,这对健康不利。肥肉和荤油为高能量和高脂肪食物,摄入过多往往会引起肥胖,并是某些慢性病的危险因素,应当少吃。目前猪肉仍是我国人民的主要肉食,猪肉脂肪含量高,应发展瘦肉型猪。鸡、鱼、兔、牛肉等动物性食物含蛋白质较高,脂肪较低,产生的能量远低于猪肉。应大力提倡吃这些食物,适当减少猪肉的消费比例。进食量与体力活动要平衡,保持适宜进食量与体力活动是控制体重的两个主要因素。食物提供人体能量,体力活动消耗能量。如果进食量过大而活动量不足,多余的能量就会在体内以脂肪的形式积存,即增加体重,长期如此就会发胖;相反,若进食量不足,劳动或运动量过大,可由于能量不足引起消瘦,造成劳动能力下降。所以人们需要保持进食量与能量消耗之间的平衡。脑力劳动者和活动量较少的人应加强锻炼,开展适宜的运动,如快走、慢跑、游泳等。而消瘦的儿童则应增加进食量和油脂的摄入,以维持正常生长发育和适宜体重。体重过高或过低都是不健康的表现,可造成抵抗力下降,易患某些疾病,如老年人的慢性病或儿童的传染病等。经常运动会增强心血管和呼吸系统的功能,保持良好的生理状态、提高工作效率、调节食欲、强壮骨骼、预防骨质疏松。三餐分配要合理。一般早、中、晚餐的能量分别占总能量的 30%、40%、30% 为宜。

(4)吃清淡少盐的膳食,饮酒应限量

吃清淡膳食有利于健康,即不要太油腻,不要太咸,不要进食过多的动物性食物和油炸、烟熏食物。目前,城市居民油脂的摄入量越来越高,这样不利于健康。我国居民食盐摄入量过多,平均值是世界卫生组织建议值的两倍以上。流行病学调查表明,钠的摄入量与高血压发病呈正相关,因而食盐不宜过多。世界卫生组织建议每人每日食盐用量不超过 6g 为宜。膳食钠的来源除食盐外还包括酱油、咸菜、味精等高钠食品,及含钠的加工食品等。应从幼年就养成吃少盐膳食的习惯。饮酒应限量。在节假日、喜庆和交际的场合,人们往往饮酒。高度酒含能量高,不含其他营养素。无节制地饮酒,会使食欲下降,食物摄入减少,以致发生多种营养素缺乏,严重时还会造成酒精性肝硬化。过量饮酒会增加患高血压、中风等的危险,并可导致事故及暴力的增加,对个人健康和社会安定都是有害的。应严禁酗酒,若饮酒可少量饮用低度酒,青少年不应饮酒。

(5)吃清洁卫生、未变质的食物

在选购食物时应当选择外观好，没有泥污、杂质，没有变色、变味并符合卫生标准的食物。进餐要注意卫生条件，包括进餐环境、餐具和供餐者的健康卫生状况。集体用餐要提倡分餐制，减少疾病传染的机会。

2.特定人群膳食指南

(1)婴儿

①鼓励母乳喂养；②母乳喂养4个月后逐步添加辅助食品。

婴儿是指从出生至一周岁的孩子，这段时期是生长发育最快的一年，一年内体重增加为出生时的两倍，因此需要在营养上满足其快速生长发育的需求。母乳是婴儿唯一理想的均衡食物，而且独具免疫物质，有利于婴儿的正常生长发育。母乳喂养也有利于母子双方的亲近和身心健康。提倡、保护和支持母乳喂养是全社会的责任。希望80％以上的婴儿获得母乳喂养至少在4个月以上，最好维持一年。对于患先天性疾病，或母亲因病不能授乳的情况下，应为婴儿选择合适的、各种营养素齐全的、经卫生部门许可出售的配方奶制品或其他同类制品，并根据产品使用说明喂养。早在孕期就应做好哺乳的准备，做好乳房的保健，注意营养，保证乳房的正常发育。产后应尽早开奶，母婴同室，保持喂哺。母乳一般可满足婴儿出生后4～6个月的营养需求，但为确保婴儿发育的需要与预防佝偻病的发生，应在出生一个月后，在哺乳的同时，补充安全量的维生素A及维生素D(或鱼肝油)，但应避免过多。在母乳喂哺4～6个月至一岁断奶之间，是一个长达6～8个月的断奶过渡期。此时应在坚持母乳喂哺的条件下，有步骤地补充为婴儿所接受的辅助食品，以满足其发育需求，保证婴儿的营养，使之顺利地进入幼儿阶段。过早或过迟补充辅助食品都会影响婴儿发育，但任何辅助食物均应在优先充分喂哺母乳的前提下供给。补充断奶过渡食物，应该由少量开始到适量，还应由一种到多种试用，密切注意婴儿食后的反应，并注意食物与食具的清洁卫生。在通常的情况下，婴儿有可能对一些食物产生过敏反应或不耐受反应，例如皮疹、腹泻等。因此每开始供给孩子一种食物，都应从很少量开始，观察3天以上，然后才增加分量，或试用另一种食物。辅助食物往往从谷类，尤以大米、面粉的糊或汤开始，以后逐步添加菜泥、果泥、奶及奶制品、蛋黄、肝泥及极碎的肉泥等。这些食物应该加入适量的食用油，但不必加入食盐。

（2）幼儿与学龄前儿童

①每日饮奶；②养成不挑食、不偏食的良好饮食习惯。

1～2岁的幼儿需要特别呵护。孩子的身体发育迅速，需要吸取许多营养物质，但是他们的胃肠还不够成熟，消化力不强，例如胃的容量只有250mL左右，牙齿也正在长，咀嚼能力有限，故应增加餐次，供给富有营养的食物，食物的加工要细又不占太多空间。每日供给奶或相应的奶制品不少于350mL，也注意供给蛋和蛋制品、半肥瘦的禽畜肉、肝类、加工好的豆类以及切细的蔬菜类。在有条件的地方，每周给孩子吃一些动物血和海产品类食物。要引导和教育孩子自己进食，每日4～5餐，进餐应该有规律。吃饭时应培养孩子集中精神进食，暂停其他活动。应让孩子每日有一定的户外活动。3～5岁的孩子有的进入幼儿园，他们活动范围也要大一些，除了上面照料幼儿的原则外，食物的分量要增加，并且逐步让孩子进食一些粗粮类食物，引导孩子有良好而又卫生的饮食习惯。一部分餐次可以零食的方式提供，例如在午睡后，可以食用小量有营养的食物或汤水。应该定时测量孩子的身高和体重，并做记录，以了解孩子发育的进度，并注意孩子的血色素是否正常。应该避免在幼年出现过胖，如果有这种倾向，可能是因为偏食含脂肪过多的食物，或是运动过少，应在指导下做适当的调整，着重改变不合适的饮食行为。成人食物和儿童食物是有区别的，例如酒类绝不是孩子的食物，成人认为可用的"补品"，也不宜列入孩子的食谱。在有条件的地方，可以让孩子和小朋友共同进食，以相互促进食欲。

（3）学龄儿童

①保证吃好早餐；②少吃零食，饮用清淡饮料，控制食糖摄入；③重视户外活动。

学龄儿童指的是6～12岁进入小学阶段的孩子。他们独立活动的能力逐步加强，而且可以接受成人的大部分饮食。这一部分孩子，在饮食上，往往被家长误看作大人，其实他们仍应得到多方面的关心和呵护。一般情况下，孩子应合理食用各类食物，取得平衡膳食，男孩子的食量不低于父亲，女孩子不低于母亲。应该让孩子吃饱和吃好每天的三顿饭，尤应把早餐吃好，食量宜相当于全日量的三分之一。孩子每年的体重约增加2～2.5kg，身高每年可增高4～7.5cm。身高在这一阶段的后期增长快些，故往往直觉地认为他们的身体是瘦长型的。少数孩子饮食量大而运动量少，故应调节饮食和重视户外活动以避免发胖。《中国居民膳食指南》中,除了不应该饮用酒精饮料外,其余原则也适用于这些孩子。要引导孩子吃粗细搭配的多种食物,但富含蛋白质的食物,如鱼、禽、蛋、肉应该丰富些,奶类及豆类应该充足些,并应避免偏食、挑食等不良习惯。应该引导孩子饮用清淡而充足的饮料,控制含糖饮料和糖果的摄入,养成少吃零食的习惯。吃过多的糖果和甜食易引起龋齿,应重视口腔卫生和牙齿的保健。

(4)青少年

①多吃谷类,供给充足的能量;②保证鱼、肉、蛋、奶、豆类和蔬菜的摄入;③参加体力活动,避免盲目节食。

12岁是青春期开始,随之出现第二个生长高峰,身高每年可增加5~7cm;个别的可达10~12cm;体重每年可增长4~5kg,个别的可达8~10kg。此时不但生长快,而且第二性征逐步出现,加之活动量大,学习负担重,其对能量和营养素的需求都超过成年人。谷类是我国膳食中主要的能量和蛋白质的来源,青少年能量需要量大,每日约需400~500g,可因活动量的大小有所不同。蛋白质是组成器官及调节生长发育和性成熟的各种激素的原料。蛋白质摄入不足会影响青少年的生长发育。青少年每日摄入的蛋白质应有一半以上为优质蛋白质,为此膳食中应含有充足的动物性和大豆类食物。钙是建造骨骼的重要成分,青少年正值生长旺盛时期,骨骼发育迅速,需要摄入充足的钙。据1992年全国营养调查资料表明,我国中小学生钙的摄入量普遍不足,还不到推荐供给量的一半,为此青少年应每日摄入一定量奶类和豆类食品,以补充钙的不足。中小学生中缺铁性贫血也较普遍,有些青少年的膳食应增加维生素C的摄入以促进铁的吸收。青春发育期的女孩应时常吃些海产品以增加碘的摄入。近年来,我国有些城市小学生肥胖发生率逐年增长,已达5%~10%。其主要原因是摄入的能量超过消耗,多余的能量在体内转变为脂肪而导致肥胖。部分青少年,尤其是女孩往往为了减肥盲目节食,引起体内新陈代谢紊乱,抵抗力下降,严重者可出现低血钾、低血糖、易患传染病,甚至由于厌食导致死亡。正确的减肥办法是合理控制饮食,少吃高能量的食物,如肥肉、糖果和油炸食品等,同时应增加体力活动,使能量的摄入和消耗达到平衡,以保持适宜的体重。

(5)孕妇

①自妊娠第4个月起,保证充足的能量;②妊娠后期保持体重的正常增长;

③增加鱼、肉、蛋、奶、海产品的摄入。

妊娠是一个复杂的生理过程,孕妇在妊娠期间需进行一系列生理调整,以适应胎儿在体内的生长发育和本身的生理变化。妊娠分为三期,每三个月为一期。怀孕头三个月为第一期,是胚胎发育的初期,此时孕妇体重增长较慢,故所需营养与非孕时近似。至第二期,即第 4 个月起体重增长迅速,母体开始贮存脂肪及部分蛋白质,此时胎儿、胎盘、羊水、子宫、乳房、血容量等都迅速增长。第二期增加体重约 4～5kg,第三期约增加 5kg,总体重增加约 12kg。为此,在怀孕第 4 个月起必须增加能量和各种营养素,以满足合成代谢的需要。我国推荐膳食营养素供给量中规定孕中期能量每日增加 200kcal,蛋白质 4～6 个月时增加 15g,7～9 个月时增加 25g,钙增加至 1500mg,铁增加至 28mg,其他营养素,如碘、锌,维生素 A、维生素 D、维生素 E、维生素 B_1、维生素 B_2、维生素 C 等也都相应增加。膳食中应增加鱼、肉、蛋等富含优质蛋白质的动物性食物,含钙丰富的奶类食物,含无机盐和维生素丰富的蔬菜、水果等。蔬菜、水果还富含膳食纤维,可促进肠蠕动,防止孕妇便秘。孕妇应以正常妊娠体重增长的规律合理调整膳食,并要做些有益的体力活动。如果孕期营养低下,将使孕妇机体组织器官增长缓慢,营养物质贮存不良,胎儿的生长发育延缓,早产儿发生率增高。但孕妇体重增长过度、营养过剩对母亲和胎儿也不利,一则易出现巨大儿,增加难产的危险性;二则孕妇体内可能有大量水潴留,易发生糖尿病、慢性高血压及妊娠高血压综合征。

(6)乳母

①保证供给充足的能量;②增加鱼、肉、蛋、奶、海产品的摄入。

乳母每天约分泌 600～800mL 的乳汁来喂养孩子,当营养供应不足时,即会破坏本身的组织来满足婴儿对乳汁的需要,所以为了满足母亲分泌乳汁的需要,必须供给乳母充足的营养。乳母在妊娠期所增长的体重中约有 4kg 为脂肪,这些孕期贮存的脂肪可在哺乳期被消耗以提供能量。以哺乳期为 6 个月计算,则每日由贮存的脂肪提供的能量为 200kcal。我国推荐膳食营养素供给量建议乳母能量每日增加 800kcal,故每日还需从膳食中补充 600kcal。800mL 乳汁约含蛋白质 10g,母体膳食蛋白质转变为乳汁蛋白质的有效率为 70%,因此,我国推荐膳食营养素供给量建议乳母膳食蛋白质每日应增加 25g。人乳的钙含量比较稳定,乳母每日通过乳汁分泌的钙近 300mg。当膳食摄入钙不足时,为了维持乳汁中钙含量的恒定,就要动用母体骨骼中的钙,所以乳母应增加钙的摄入量。我国推荐膳食营养素供给量建议乳母钙摄入量每日为 1500mg。钙的最好来源为牛奶,乳母每日若能饮用牛奶 500mL,则可从中得到 570mg 钙。此外,乳母应多吃些动物性食物和大豆制品以吸收优质蛋白质,同时应多吃些海产品。海鱼脂肪富含二十二碳六烯酸(DHA),牡蛎富含锌,海带、紫菜富含碘。乳母多吃些海产品对婴儿的生长发育有益。

(7)老年人

①食物要粗细搭配,易于消化;②积极参加适度体力活动,保持能量平衡。

随着年龄的增加,人体各种器官的生理功能都会有不同程度的减退,尤其是消化和代谢功能,直接影响人体的营养状况,如牙齿脱落、消化液分泌减少、胃肠道蠕动缓慢,使机体对营养成分吸收利用下降。故老年人必须从膳食中获得足够的各种营养素,尤其是微量营养素。老年人胃肠功能减退,应选择易消化的食物,以利于吸收利用。但食物不宜过精,应强调粗细搭配。一方面,主食中应有粗粮、细粮搭配,粗粮,如燕麦、玉米所含膳食纤维较大米、小麦为多;另一方面,食物加工不宜过精,谷类加工过精会使大量膳食纤维丢失,并将谷粒胚乳中含有的维生素和矿物质丢失。膳食纤维能增加肠蠕动,起到预防老年性便秘的作用。膳食纤维还能改善肠道菌群,使食物容易被消化吸收。近年的研究还表明,膳食纤维,尤其是可溶性纤维对血糖、血脂代谢都起着改善作用,这些功能对老年人特别有益。随着年龄的增长,非传染性慢性病,如心脑血管疾病、糖尿病、癌症等发病率明显增加,膳食纤维还有利于这些疾病的预防。胚乳中含有的维生素 E 是抗氧化维生素,在人体抗氧化功能中起着重要的作用。老年人抗氧化能力下降,使非传染性慢性病的危险增加,故从膳食中摄入足够量抗氧化营养素十分重要。另外某些微量元素,如锌、铬对维持正常糖代谢有重要作用。老年人基础代谢下降,从老年前期开始就容易发生超重或肥胖。肥胖将会增加非传染性慢性病的危险,故老年人要积极参加适宜的体力活动或运动,如走路、太极拳等,以改善其各种生理功能。但因老年人血管弹性减低,血流阻力增加,心脑血管功能减退,故活动不宜过量,否则超过心脑血管承受能力,反使功能受损,增加非传染性慢性病的危险。因此老年人应特别重视合理调整进食量和体力活动的平衡关系,把体重维持在适宜范围内。

3.中国居民平衡膳食宝塔

平衡膳食宝塔共分五层,包含我们每天应吃的主要食物种类。宝塔各层位置和面积不同,这在一定程度上反映出各类食物在膳食中的地位和应占的比重。宝塔没有建议糖的摄入量。因为我国居民现在平均吃糖的量还不多,少吃些或适当多吃些可能对健康的影响不大。但多吃糖有增加龋齿的危险,尤其是儿童、青少年不应吃太多的糖和含糖食品。食盐和饮酒的问题在《中国居民膳食指南》中已有说明。

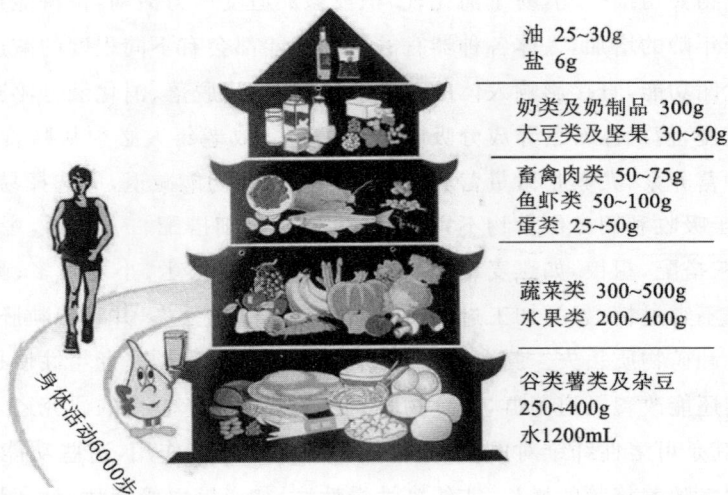

油 25~30g
盐 6g

奶类及奶制品 300g
大豆类及坚果 30~50g

畜禽肉类 50~75g
鱼虾类 50~100g
蛋类 25~50g

蔬菜类 300~500g
水果类 200~400g

谷类薯类及杂豆
250~400g
水1200mL

身体活动6000步

附图　中国居民平衡膳食宝塔

在应用平衡膳食宝塔时应注意以下几点:

（1）同类互换,调配丰富多彩的膳食

人们吃多种多样的食物不仅是为了获得均衡的营养,也是为了使饮食更加丰富多彩以满足人们的口味享受。假如人们每天都吃同样的 50g 肉、40g 豆,难免久食生厌,那么合理营养也就无从谈起了。平衡膳食宝塔包含的每一类食物中都有许多的品种,虽然每种食物都与另一种不完全相同,但同一类中各种食物所含营养成分往往大体上近似,在膳食中可以互相替换。应用平衡膳食宝塔应当把营养与美味结合起来,按照"同类互换、多种多样"的原则调配一日三餐。"同类互换"就是以粮换粮、以豆换豆、以肉换肉。例如,大米可与面粉或杂粮互换,馒头可以和相应的面条、烙饼、面包等互换;大豆可与相当量的豆制品或杂豆类互换;瘦猪肉可与等量的鸡、鸭、牛、羊、兔肉互换;鱼可与虾、蟹等水产品互换;牛奶可与羊奶、酸奶、奶粉和奶酪等互换。"多种多样"就是选用品种、形态、颜色、口感多样的食物,变换烹调方法。例如每日吃50g豆类及豆制品,掌握了"同类互换、多种多样"的原则就可以变换出数十种吃法。可以全量互换,全换成相当量的豆浆或豆干,今天喝豆浆、明天吃豆干;也可以分量互换,如1/3换豆浆、1/3换腐竹、1/3换豆腐,早餐喝豆浆、中餐吃凉拌腐竹、晚餐再喝碗酸辣豆腐汤。

（2）要合理分配三餐食量

我国多数地区居民习惯于一天吃三餐。三餐食物量的分配及间隔时间应与作息时间和劳动状况相匹配,一般早、晚餐各占30%,午餐占40%为宜,特殊情况可适当调整。通常上午的工作、学习都比较紧张,营养不足会影响学习、工作效率,所以早餐应当吃好,早餐除主食外至少应包括奶、豆、蛋、肉中的一种,并搭配适量蔬菜或水果。

（3）要因地制宜,充分利用当地资源

我国幅员辽阔,各地的饮食习惯及物产不尽相同,只有因地制宜,充分利用当地资源,才能有效地应用平衡膳食宝塔。例如牧区奶类资源丰富,可适当提高奶类摄取量;渔区可适当提高鱼及其他水产品摄取量;农村山区则可利用山羊奶以及花生、瓜子、核桃、榛子等资源。在某些情况下,由于地域、经济或物产所限无法采用同类互换时,也可以暂用豆类替代乳类、肉类;或用蛋类替代鱼、肉;不得已时也可用花生、瓜子、榛子、核桃等坚果替代肉、鱼、奶等动物性食物。

（4）要养成习惯,长期坚持

膳食对健康的影响是长期的结果。应用平衡膳食宝塔需要自幼养成习惯,并坚持不懈,才能充分体现其对健康的重大促进作用。

0～24月龄婴幼儿喂养指南

一、中国营养学会《0～6月龄婴儿喂养指南》

0～6月龄婴儿期是人一生中生长发育的第一个高峰期,婴儿对能量和营养素的需要高于其他任何时期。但婴儿消化器官和排泄器官发育尚未成熟,功能不健全,对食物的消化吸收能力及对代谢废物的排泄能力仍较低。

母乳既可提供优质、全面、充足和结构适宜的营养素,满足其生长发育的需要,又能完美地适应婴儿尚未成熟的消化能力,并促进其器官发育和功能成熟。

此外,0～6月龄婴儿需要完成从宫内依赖母体营养到宫外依赖食物营养的过渡,来自母体的乳汁是完成这一过渡最好的食物,基于任何其他食物的喂养方式都不能与母乳喂养相媲美。

纯母乳喂养能满足6月龄内婴儿全部液体、能量和营养素的需要,母乳中的营养素和多种生物活性物质构成一个特殊的生物系统,为婴儿提供全方位呵护,助其在离开母体子宫的保护后,仍能顺利地适应大自然的生态环境,健康成长。

0～6月龄婴儿处于1000日机遇窗口期的第二阶段,营养作为最主要的环境因素,对其生长发育和后续健康持续产生至关重要的影响。

母乳中适宜数量的营养既能提供婴儿充足而适量的能量,又能避免过度喂养,使婴儿获得最佳的、健康的生长速率,为一生的健康奠定基础。因此,对0～6月龄的婴儿应给予纯母乳喂养。

针对我国0～6月龄婴儿的喂养需求和可能出现的问题,基于目前已有的充分证据,同时参考世界卫生组织(WHO)、联合国儿童基金会(UNICEF)和其他国际组织的相关建议,提出《0～6月龄婴儿喂养指南》。

1.产后尽早开奶,坚持新生儿第一口食物是母乳

初乳富含营养和免疫活性物质,有助于肠道功能发展,并提供免疫保护。母亲分娩后,应尽早开奶,让婴儿开始吸吮乳头,获得初乳并进一步刺激泌乳、增加乳汁分泌。

婴儿出生后第一口食物应是母乳,有利于预防婴儿过敏,并减轻新生儿黄疸、体重下降和低血糖的发生。此外,让婴儿尽早反复吸吮乳头,是确保成功纯母乳喂养的关键。

婴儿出生时,体内具有一定的能量储备,可满足至少三天的代谢需求,开奶过程中不用担心新生儿饥饿,可密切关注婴儿体重,出生后体重下降只要不超过出生体重的7%就应坚持纯母乳喂养。

温馨环境、愉悦心情、精神鼓励、乳腺按摩等辅助因素,有助于顺利成功开

奶。准备母乳喂养应从孕期开始。

2.坚持 6 月龄内纯母乳喂养

母乳是婴儿最理想的食物,纯母乳喂养能满足 6 月龄内婴儿全部液体、能量和营养素的需要。此外,母乳有利于肠道健康微生态环境建立和肠道功能成熟,降低感染性疾病和过敏发生的风险。

母乳喂养营造母子情感交流的环境,给婴儿最大的安全感,有利于婴儿心理行为和情感发展。

母乳喂养经济、安全又方便,同时有利于避免母体产后体重滞留,并降低母体乳腺癌、卵巢癌和 2 型糖尿病的风险。

应坚持纯母乳喂养 6 个月。母乳喂养需要全社会的努力,专业人员的技术指导,家庭、社区和工作单位的积极支持。应充分利用政策和法律保护母乳喂养。

3.顺应喂养,培养良好的生活习惯

母乳喂养应顺应婴儿胃肠道成熟和生长发育过程,从按需喂养模式到规律喂养模式递进。婴儿饥饿是按需喂养的基础,饥饿引起哭闹时应及时喂哺,一般每天可喂奶 6～8 次或更多,不要强求喂奶次数和时间,特别是对于 3 月龄以前的婴儿。

婴儿出生后 2～4 周就基本建立了自己的进食规律,家长应明确感知其进食规律的时间信息。随着月龄增加,婴儿胃容量逐渐增加,单次摄乳量也随之增加,哺喂间隔则会相应延长,喂奶次数减少,逐渐形成规律哺喂的良好饮食习惯。

如果婴儿哭闹明显不符合平日进食规律,应该首先排除非饥饿原因,如胃肠不适等。非饥饿原因哭闹时,增加哺喂次数只能缓解婴儿的焦躁心理,并不能解决根本问题,应及时就医。

4.出生后数日开始补充维生素 D,不需补钙

人乳中维生素 D 含量低,母乳喂养儿不能通过母乳获得足量的维生素 D。适宜的阳光照射会促进皮肤中维生素 D 的合成,但鉴于养育方式的限制,阳光照射可能不是 6 月龄内婴儿获得维生素 D 的最方便途径。婴儿出生后数日就应开始每日补充维生素 D。纯母乳喂养能满足婴儿骨骼生长对钙的需求,不需额外补钙。推荐新生儿出生后补充维生素 K,特别是剖宫产的新生儿。

5.婴儿配方奶是不能纯母乳喂养时的无奈选择

由于婴儿患有某些代谢性疾病、乳母患有某些传染性或精神性疾病,乳汁分泌不足或无乳汁分泌等原因,不能用纯母乳喂养婴儿时,建议首选适合于0～6月龄婴儿的配方奶喂养,不宜直接用普通液态奶、成人奶粉、蛋白粉、豆奶粉等喂养婴儿。

任何婴儿配方奶都不能与母乳相媲美,只能作为纯母乳喂养失败后无奈的选择,或者6月龄后对母乳的补充。6月龄前放弃母乳喂养而选择婴儿配方奶,对婴儿的健康是不利的。

6.监测体格指标,保持健康生长

身长和体重是反映婴儿喂养和营养状况的直观指标。疾病或喂养不当、营养不足会使婴儿生长缓慢或停滞。6月龄前婴儿应每半个月测一次身长和体重,病后恢复期可增加测量次数,并选用世界卫生组织的《儿童生长曲线》判断婴儿是否得到正确、合理喂养。

婴儿生长有自身规律,过快、过慢生长都不利于儿童远期健康。婴儿生长存在个体差异,也有阶段性波动,不必相互攀比生长指标。母乳喂养儿体重增长可能低于配方奶喂养儿,只要处于正常的生长曲线轨迹,即是健康的生长状态。

二、中国营养学会《7～24月龄婴幼儿喂养指南》

本指南所称7～24月龄婴幼儿是指满6月龄(出生180天)后至2周岁(满24月龄)的婴幼儿。

对于7～24月龄婴幼儿,母乳仍然是重要的营养来源,但单一的母乳喂养已经不能完全满足其对能量以及营养素的需求,必须引入其他营养丰富的食物。

与此同时,7～24月龄婴幼儿胃肠道等消化器官的发育、感知觉以及认知行为能力的发展,也需要其有机会通过接触、感受和尝试,逐步体验和适应多样化的食物,从被动接受喂养转变到自主进食。

这一过程从婴幼儿7月龄开始,到24月龄时完成。这一年龄段婴幼儿的特殊性还在于,父母及喂养者的喂养行为对其营养和饮食行为有显著的影响。顺应婴幼儿需求喂养,有助于健康饮食习惯的形成,并具有长期而深远的影响。

7～24 月龄婴幼儿处于 1000 日机遇窗口期的第三阶段,适宜的营养和喂养不仅关系到近期的生长发育,也关系到长期的健康。针对我国 7～24 月龄婴幼儿营养和喂养的需求,以及可能出现的问题,基于目前已有的证据,同时参考 WHO 等的相关建议,提出《7～24 月龄婴幼儿喂养指南》。

1. 继续母乳喂养,满 6 月龄起添加辅食

母乳仍然可以为满 6 月龄(出生 180 天)后婴幼儿提供部分能量,优质蛋白质、钙等重要营养素,以及各种免疫保护因子等。继续母乳喂养也仍然有助于促进母子间的亲密联系,促进婴幼儿发育。因此 7～24 月龄婴幼儿应继续母乳喂养。不能母乳喂养或母乳不足时,需要以配方奶作为母乳的补充。

婴儿满 6 月龄时,胃肠道等消化器官已相对发育完善,可消化母乳以外的多样化食物。同时,婴儿的口腔运动功能,味觉、嗅觉、触觉等感知觉,以及心理、认知和行为能力也已准备好接受新的食物。此时开始添加辅食,不仅能满足婴儿的营养需求,也能满足其心理需求,并促进其感知觉、心理及认知和行为能力的发展。

2. 从富含铁的泥糊状食物开始,逐步添加达到食物多样

7～12 月龄婴儿所需能量约 1/3～1/2 来自辅食,13～24 月龄幼儿约 1/2～2/3 的能量来自辅食,而母乳喂养的婴幼儿来自辅食的铁更高达 99%。

因而婴儿最先添加的辅食应该是富含铁的高能量食物,如强化铁的婴儿米粉、肉泥等。在此基础上逐渐引入其他不同种类的食物以提供不同的营养素。

辅食添加的原则:每次只添加一种新食物,由少到多、由稀到稠、由细到粗,循序渐进。

从一种富含铁的泥糊状食物开始,如强化铁的婴儿米粉、肉泥等,逐渐增加食物种类,逐渐过渡到半固体或固体食物,如烂面、肉末、碎菜、水果粒等。每引入一种新的食物应适应 2～3 天,密切观察是否出现呕吐、腹泻、皮疹等不良反应,适应一种食物后再添加其他新的食物。

3. 提倡顺应喂养,鼓励但不强迫进食

随着婴幼儿生长发育,父母及喂养者应根据其营养需求的变化,感知觉,以及认知、行为和运动能力的发展,顺应婴幼儿的需要进行喂养,帮助婴幼儿

逐步达到与家人一致的规律进餐模式,并学会自主进食,遵守必要的进餐礼仪。

父母及喂养者有责任为婴幼儿提供多样化,且与其发育水平相适应的食物,在喂养过程中应及时感知婴幼儿所发出的饥饿或饱足的信号,并作出恰当的回应。尊重婴幼儿对食物的选择,耐心鼓励和协助婴幼儿进食,但绝不强迫进食。

父母及喂养者还有责任为婴幼儿营造良好的进餐环境,保持进餐环境安静、愉悦,避免电视、玩具等对婴幼儿注意力的干扰。控制每餐时间不超过 20min。父母及喂养者也应该是婴幼儿进食的好榜样。

4.辅食不加调味品,尽量减少糖和盐的摄入

辅食应保持原味,不加盐、糖以及刺激性调味品,保持淡口味。淡口味食物有利于提高婴幼儿对不同天然食物口味的接受度,减少偏食、挑食的风险。淡口味食物也可减少婴幼儿盐和糖的摄入量,降低儿童期及成人期发生肥胖、糖尿病、高血压、心血管疾病的风险。

强调婴幼儿辅食不额外添加盐、糖及刺激性调味品,也是为了提醒父母在准备家庭食物时也应保持淡口味,既为适应婴幼儿的需要,也为保护全家人的健康。

5.注重饮食卫生和进食安全

选择新鲜、优质、无污染的食物和清洁水制作辅食。制作辅食前须先洗手。制作辅食的餐具、场所应保持清洁。辅食应煮熟、煮透。制作的辅食应及时食用或妥善保存。进餐前洗手,保持餐具和进餐环境清洁、安全。

婴幼儿进食时一定要有成人看护,以防进食意外。整粒花生、坚果、果冻等食物不适合婴幼儿食用。

6.定期监测体格指标,追求健康生长

适度、平稳生长是最佳的生长模式。每 3 个月一次定期监测并评估 7～24 月龄婴幼儿的体格生长指标有助于判断其营养状况,并可根据体格生长指标的变化,及时调整营养和喂养。对于生长不良、超重肥胖,以及处于急慢性疾病期间的婴幼儿应增加监测次数。

儿童高铅血症和铅中毒分级和处理原则
卫生部文件　卫妇社发〔2006〕51 号印发

一、诊断与分级

儿童高铅血症和铅中毒要依据儿童静脉血铅水平进行诊断。

高铅血症:连续两次静脉血铅水平为 100～199μg/L。

铅中毒:连续两次静脉血铅水平等于或高于 200μg/L;并依据血铅水平分为轻、中、重度铅中毒。

轻度铅中毒:血铅水平为 200～249μg/L。

中度铅中毒:血铅水平为 250～449μg/L。

重度铅中毒:血铅水平等于或高于 450μg/L。

儿童铅中毒可伴有某些非特异的临床症状,如腹隐痛、便秘、贫血、多动、易冲动等;血铅水平等于或高于 700mg/L 时,可伴有昏迷、惊厥等铅中毒脑病表现。

二、处理原则

高铅血症:脱离铅污染源,进行卫生指导,实施营养干预;

轻度铅中毒:脱离铅污染源,进行卫生指导,实施营养干预;

中度和重度铅中毒:脱离铅污染源,进行卫生指导,实施营养干预,驱铅治疗。

1.脱离铅污染源

排查和脱离铅污染源是处理儿童高铅血症和铅中毒的根本办法。儿童脱离铅污染源后血铅水平可显著下降。

当儿童血铅水平在 100μg/L 以上时,应仔细询问生活环境污染状况,家庭成员及同伴是否有长期铅接触史和铅中毒病史。血铅水平在 100～199μg/L 时,往往很难发现明确的铅污染来源,但仍应积极寻找,力求切断铅污染的来源和途径;血铅水平在 200μg/L 以上时,往往可以寻找到比较明确的铅污染来源,应积极帮助寻找特定的铅污染源,并尽快脱离。

2.进行卫生指导

通过开展儿童铅中毒防治知识的健康教育与卫生指导,使广大群众知晓铅对健康的危害,避免和减少儿童接触铅污染源。同时教育儿童养成良好的卫生习惯,纠正不良行为。

3.实施营养干预

高铅血症和铅中毒可以影响机体对铁、锌、钙等元素的吸收,当这些元素缺乏时机体又对铅毒性作用的易感性增强。因此,对高铅血症和铅中毒的儿童应及时进行营养干预,补充蛋白质、维生素和微量元素,纠正营养不良和铁、钙、锌的缺乏。

4.驱铅治疗

驱铅治疗是通过驱铅药物与体内铅结合并排泄,以达到阻止铅对机体产生毒性作用的目的。

驱铅治疗只用于血铅水平在中度及以上铅中毒。

驱铅治疗时应注意:①使用口服驱铅药物前应确保脱离污染源,否则会导致消化道内铅的吸收增加。②缺铁患儿应先补充铁剂后再行驱铅治疗,因缺铁会影响驱铅治疗的效果。

中度铅中毒的处理方法如下:

用于驱铅试验阳性者。驱铅试验的具体方法为:试验前嘱患儿排空膀胱,按 $500 \sim 700 \mathrm{mg/m^2}$ 体表面积的剂量肌内注射依地酸钙钠,加 2% 利多卡因 2mL 以减少肌内注射时的疼痛。用经无铅处理的器皿连续收集 8h 尿液,测定 8h 尿量(L)和尿铅浓度(μg/L),以下列公式计算出每毫克依地酸钙钠的排铅量比值 I,$I=$尿量(L)$\times$尿铅浓度(mg/L)/依地酸钙钠(mg)。$I \geqslant 0.6$ 时,驱铅试验结果为阳性;$I < 0.6$ 时,驱铅试验结果为阴性。进行该项试验时应注意两个问题:①集尿器皿应在事先进行无铅处理,以确保尿铅测定结果准确。②8h 中应尽可能多饮水,以保证有足够的尿量,并收集 8h 内的所有尿液。

治疗首选二巯丁二酸。用法:剂量为每次 $350 \mathrm{mg/m^2}$ 体表面积,每日三次口服,连续 5 天,继而改为每日两次给药,每次药量不变,连续 14 天。每个疗程共计 19 天。

　　对无法完全脱离铅污染环境的儿童则应采用依地酸钙钠进行治疗,用量为 1000mg/m² 体表面积,静脉或肌内注射,5 天为一个疗程。

　　停药 4～6 周后复查血铅水平,如等于或高于 250μg/L,可在 1 个月内重复上述治疗;如低于 250μg/L,则按高铅血症或轻度铅中毒处理。

　　重度铅中毒的处理方法如下:

　　选择用二巯丁二酸治疗,方法同前。依地酸钙钠用量为 1000～1500mg/m² 体表面积,静脉或肌内注射,5 天为一疗程。

　　疗程结束后每 2～4 周复查一次血铅水平,如等于或高于 450μg/L,可重复上述治疗方案;如连续 2 次复查,血铅水平低于 450μg/L,且等于或高于 250μg/L,则按中度铅中毒处理。

　　血铅水平等于或高于 700μg/L,应立即复查静脉血铅,确认后立即在有能力治疗的医院住院治疗。根据患儿病史,经口摄入的,要排除消化道内大量铅污染物残留,必要时给予灌肠、洗胃等办法。采用二巯丁二酸和依地酸钙钠联合治疗。联合治疗应先用二巯丁二酸治疗 4h,当患儿出现排尿后,方可使用依地酸钙钠,否则易导致脑细胞内铅含量过高,出现铅中毒性脑病。治疗期间应检测肝肾功能、水电解质等指标。

　　联合治疗结束后复查血铅水平,如果高于或等于 700μg/L,则可立即重复联合治疗方案;如果等于或高于 450μg/L,按重度铅中毒治疗。连续驱铅治疗 3 个疗程后,应检测血中铁、锌、钙等微量元素水平,及时予以补充,并严密观察治疗效果。

参 考 文 献

1. 龙宁,刘跃辉,刘先平,罗岳西.个体化医学营养治疗对妊娠期糖尿病的影响.河北医药,2017,39(23):3595-3560.

2. 谢幸,苟文丽.妇产科学.8版.北京:人民卫生出版社,2013.

3. 吕晓娟,陈丹青.肥胖与妊娠期糖尿病关系的研究进展.国际生殖健康/计划生育杂志,2010,29(2):96-98.

4. 李晓燕,姜勇,胡楠,等.2010年我国成年人超重及肥胖流行特征.中华预防医学杂志,2012,46(8):683-686.

5. 焦亚楼,高敏,张圣.妊娠期代谢性疾病对妊娠结局的影响.河北医药,2016,38(7):1072-1073.

6. 王杰,赵丽云,朴建华,等.2009年8省(市)婴儿出生基本状况结果分析.卫生研究,2011,40(2):238-239.

7. 张琼,张知新,韩素慧,等.北京地区巨大儿高危因素及并发症分析.临床儿科杂志,2011,29(6):556-559.

8. 李亚云.孕期体重增长对妊娠结局的影响分析.齐齐哈尔医学院学报,2010,31(5):702-703.

9. 罗翠娟,沈国凤,孙东华,等.孕期体重增长适宜值的临床研究.河北医药,2016,38(6):886-888.

10. 张绍强,廖瑞容,张玲,等.孕前体质指数及孕期增重与妊高征和新生儿出生体重的关系.现代预防医学,2006,33(9):1534-1536.

11. 马润玫,杜明钰,王丹丹,等.妊娠合并糖尿病的流行病学现状.中国实用妇科与产科杂志,2007,23(6):1044.

12. 乐杰.妇产科学.7版.北京:人民卫生出版社,2008.

13. 杨慧霞.妊娠合并糖尿病--临床实践指南.北京:人民卫生出版社,2008.

14. 蔡旻.孤独症儿童饮食行为分析及改善对策.广西教育,2014(29):8-10.

15. 彭景,黄乐.孕期营养干预对防治妊娠期高血压疾病的作用.心血管病防治知识:学术版,2017,4:27-28.

16. 丁新,黄醒华.妊娠高血压综合征与营养的关系.中华围产医学杂志,2003,6
   (1):51-54.

17. 黎海芪.感知觉、行为发育与儿童进食.中华儿科杂志,2003,41(5):390-394.

18. 黄卫东.婴儿期182例婴儿喂养行为分析.中国儿童保健杂志,2007,15(6):
   662-663.

19. 梁颖,李楠,刘冬冬.天津市6～24月婴幼儿喂养行为与能量摄入研究.中国妇
   幼保健,2005,20(23):3141-3143.

20. 姜桅,曾果,汪阳,等.成都市婴儿辅食添加知识及喂养行为状况调查.中国儿
   童保健杂志,2007,15(3):321-323.

21. 李楠.当前我国儿童的营养状况.中国儿童保健杂志,2005,13(1):62-64.

22. 沈晓明,王卫平.儿科学.7版.北京:人民卫生出版社,2008.

23. 王丹华.《早产/低出生体重儿喂养建议》解读.中华儿科杂志,2009,47(7):
   514-517.

24. 静进,刘步云.孤独症儿童饮食行为与营养问题.中国实用儿科杂志,2011,26
   (3):171-172.

25. 姚海丽.食物过敏儿童饮食管理.中国实用儿科杂志,2011,26(3):173-175.

26. 黎海芪.营养性维生素D缺乏.//杨锡强,易著文.儿科学.6版.北京:人民卫
   生出版社,2004.

27. 中国超重/肥胖医学营养治疗专家共识编写委员会.中国超重/肥胖医学营养
   治疗专家共识(2016年版).中华糖尿病杂志,2016,8(9):525-534.

28. 《中华儿科杂志》编辑委员会,中华医学会儿科学分会新生儿学组,中华医学会
   儿科学分会儿童保健学组.早产/低出生体重儿喂养建议.中华儿科杂志,
   2009,47(7):508-510.

29. 周建烈,陈炜俊,吴光驰.维生素D补充的研究进展.中华儿科杂志,2009,47
   (9):714-715.

30. 《中华儿科杂志》编辑委员会,中华医学会儿科学分会儿童保健学组,全国佝偻
   病防治科研协作组.维生素D缺乏性佝偻病防治建议.中华儿科杂志,2008,46
   (3):190-191.

31. 刘湘云,陈荣华,赵正言.儿童保健学.4版.南京:江苏科技出版社,2011.